JN219368

栄養科学イラストレイテッド
食品機能学

編/深津（佐々木）佳世子

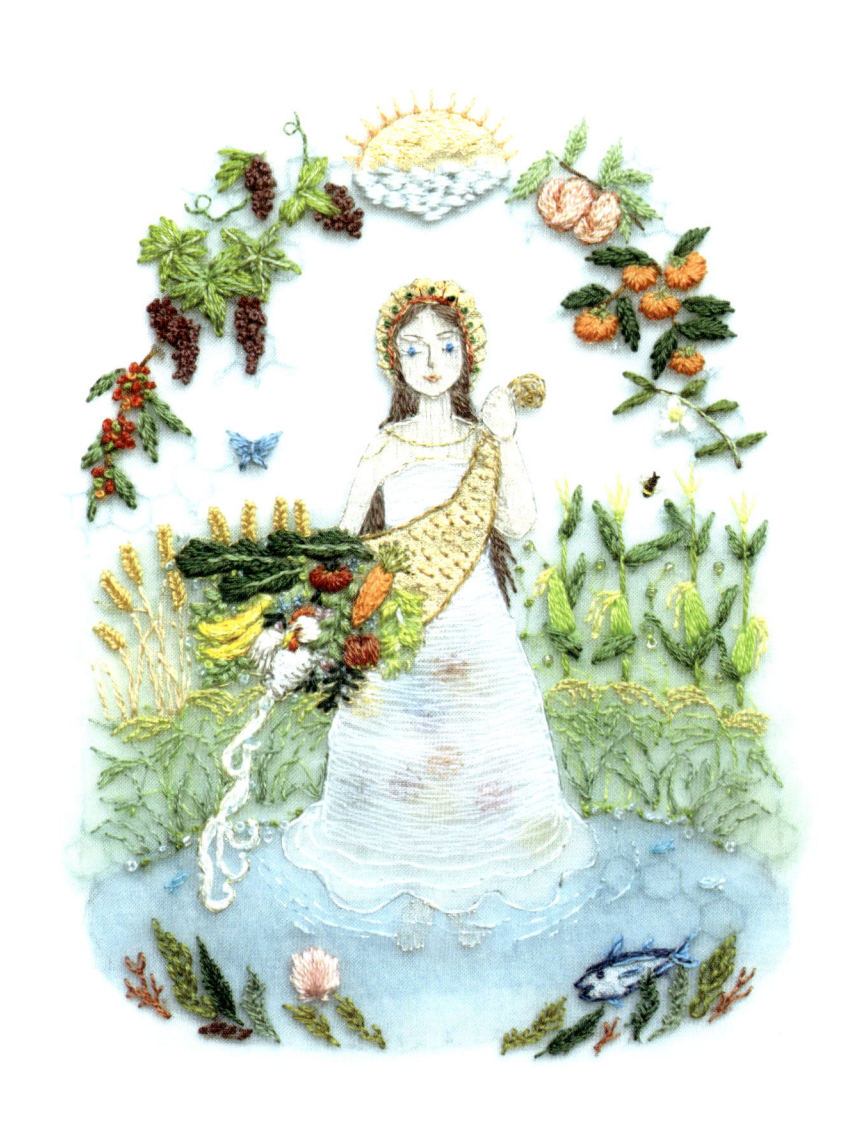

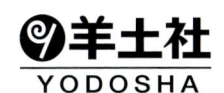

序

食品機能学は,「食」がもつ多様な働きを科学的にとらえて分類・解明し,それを私たちの健康にどう生かせるかを考える学問である.現代社会では,高齢化や生活習慣病の増加など健康に関する課題が深刻化しており,「食」を通した疾病予防に関心が高まっている.このような背景のなか,私たちが日常的に口にする食品に科学の光をあて,健康増進への活用に結びつける食品機能学は,ますます注目を集める分野となっている.

1900年代初期,世界中で恐れられていた脚気が食事改善で防げることをはじめて世に示したのも,世界ではじめて栄養研究所を設立したのも,日本である.さらに日本は1991年に特定保健用食品制度を創設することで,食品の保健機能表示を世界で最初に行った.わが国は,「食」で健康増進を目指すこの分野において先進的であったのだ.そして世界中で保健機能表示が一般的となった現代において,わが国の特定保健用食品は欧米諸国よりもハードルが高く,厳しい科学的根拠が求められている.やはり現代においても先進的といえるのである.

食品機能学を学ぶことで,「食」を科学的に理解する力が養われる.「食」は身近なものであるが,その機能に関する情報が社会に正しく伝わっていない場合も見受けられる.だからこそ,科学的根拠に基づいた食品機能の情報を正しく理解し,正しく活用し,より多くの人々の健康に役立てることが求められる.

本書は,栄養科学イラストレイテッドシリーズの一冊として,フルカラーで各ページに図表をふんだんに用いている.わかりやすさにこだわって執筆・編集を行った.栄養分野において食品機能学を学ぶ学生はもちろんのこと,薬学部,農学部などで食品学を学ぶすべての学生,食品表示検定をめざす方にも教科書・参考書として利用していただきたい.また,発展目覚ましいこの分野の研究・食品開発をめざす方,健康支援の専門家をめざす方にも十分利用していただけるよう編集した.

学びやすいよう,各章の冒頭に「Point」と「概略図」を示し,章末には「チェック問題」を備えた.楽しく読める「食べ物で健康になる!」という章末のコーナーや「コラム」も充実している.

私がはじめて食品機能学を担当した時,一次機能,二次機能,三次機能,生活習慣病,免疫,保健機能食品,制度など,すべてを網羅した教科書がなく,そのような教科書があればいいなと,オリジナルの授業資料を作成しながら考えていた.羊土社の田頭みなみ氏のご尽力により,思い描いていた教科書を誕生させることができた.心より御礼申し上げる.

本書の表紙にはギリシア神話の豊穣の象徴,コルヌコピアが刺繍画家のMarron様によって描かれている.山羊の角に見立てた籠に収穫した瑞々しい果物や野菜が入っている.感謝祭と関連づけられるコルヌコピアをもった神の姿が,食品機能学のイメージにぴったりではないか.

本書は,執筆者6名によって書かれたものである.編者として執筆者の先生方の原稿にワクワクしたり感動したりした,この思いを読者の皆さまと共有したい.そして,日進月歩のこの分野,読者の皆さまのご意見をいただきながら,さらによい教科書へと成長させていきたい.

食品機能学を学ぶと,日常の食事がただの栄養摂取ではないことに気づかされるようになり,世界が広がる.本書を通じて,読者の皆さまが,これからの分野である食品機能学をワクワクしながら学び,未来を担う力となってくださることを,願ってやまない.

2024年11月

深津(佐々木)佳世子

栄養科学イラストレイテッド

食品機能学

◆ **序** .... 深津（佐々木）佳世子

第3章 二次機能 53

第4章 三次機能 93

第5章 生活習慣病と栄養・免疫 136

第6章 食品の規格基準と表示 小林翔，深津（佐々木）佳世子 169

Column

■正誤表・更新情報

本書発行後に変更，更新，追加された情報や，訂正箇所のある場合は，下記のページ中ほどの「正誤表・更新情報」からご確認いただけます。

https://www.yodosha.co.jp/
yodobook/book/9784758113748/

■本書関連情報のメール通知サービス

メール通知サービスにご登録いただいた方には，本書に関する下記情報をメールにてお知らせいたしますので，ご登録ください。

・本書発行後の更新情報や修正情報（正誤表情報）
・本書の改訂情報
・本書に関連した書籍やコンテンツ，セミナー等に関する情報

ご登録はこちらから

※ご登録には羊土社会員のログイン/新規登録が必要です

執筆者一覧

※所属は執筆時のもの

■ 編 者

深津（佐々木）佳世子　共立女子大学家政学部食物栄養学科栄養学研究室 教授
ふかつ（ささき）かよこ

■ 執筆 （掲載順）

深津（佐々木）佳世子　共立女子大学家政学部食物栄養学科栄養学研究室 教授
ふかつ（ささき）かよこ

海野　知紀　共立女子大学家政学部食物栄養学科食品学研究室 教授
うんの　とものり

伊藤　裕才　共立女子大学家政学部食物栄養学科食品衛生学研究室 教授
いとう　ゆうさい

中川　裕子　実践女子大学生活科学部食生活科学科調理学第3研究室 准教授
なかがわ　ゆうこ

中西　陽子　日本大学医学部病態病理学系腫瘍病理学分野 准教授
なかにし　ようこ

小林　翔　山形大学農学部食料生命環境学科食品栄養科学分野 准教授
こばやし　しょう

栄養科学イラストレイテッド

食品機能学

第 1 章

食品機能学とは

Point

1. 日本における食品の定義，世界共通である食品の特性について理解する．
2. 食品の機能とは何か，また 3 つの機能についてそれぞれの特徴を理解する．
3. 日本における保健機能食品について，その制度の概略と全体像を理解する．

概略図　食品，一次機能，二次機能，三次機能とは

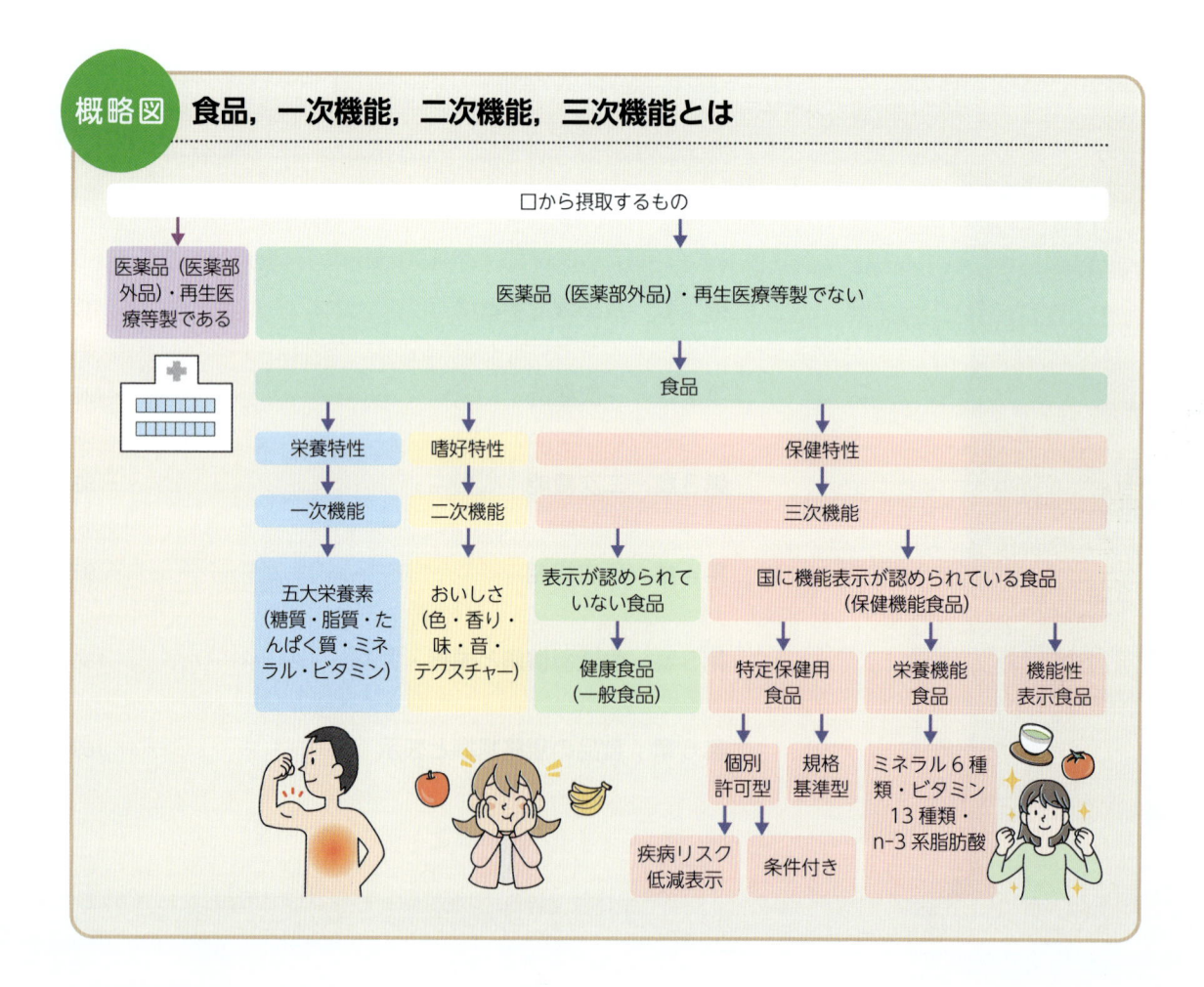

1 食品とは

本書を手にとる読者には，食物・食品・栄養について専門的に学んでいる人も多いだろう．では，「**食品とは何ですか？**」と質問されたら，どのように答えるだろうか．

A. 日本における食品の定義

じつは「食品」の定義は，国によって異なっている．

わが国では，食品衛生法において「食品とは，全ての飲食物をいう．ただし，医薬品，医薬部外品及び再生医療等製品は，これを含まない」と規定されている[1]．つまり，日本において食品とは，医薬品・医薬部外品・再生医療等製品以外の飲んだり食べたりできるものすべてを意味するのである（図1）．

ちなみにアメリカでは，食品とは「1. 人間や他の動物の飲食に使用される物品，2. チューインガム，3. 前述のような品を構成する物品」として定義されている[2]．また中国では，「食品：人の食用または飲用に提供される完成品または原料及び伝統的に食品であり薬品でもある漢方薬を指す．ただし，治療を目的とする物品は含まない」と定義[3]されている．

B. 食品の条件・特性

食品の条件には，世界共通なものとして，

- 1種類以上の栄養素を含んでいる（**栄養特性**）
- 有害物を含まない（**安全性**）
- 食べるのに好ましいおいしさをもっている（**嗜好特性**）
- 多くの人が手に入れやすい（**経済性**）

という，主に4つの性質が存在するとされている．

これらの4つの性質のなかでも，古くから食品には**栄養特性**と**嗜好特性**の2つの特性があるとされてきた．

- 栄養特性とは：栄養素の補給源としての性質

> 食品に含まれる炭水化物（糖質），脂質，たんぱく質，ミネラル，ビタミンで分類される栄養素は，エネルギーや身体の構成成分となってヒトに利用される

- 嗜好特性とは：「おいしさ」としての性質

> 食品に含まれる色素成分，香り成分，味成分などの非栄養素は，視覚，嗅覚，味覚，食感（触覚，聴覚）などヒトが楽しむ感覚に作用する

一方，中国の食品の中に漢方薬が存在することからも示される通り，どの国においても「医食同源」「体によい食べ物」の考え方は存在し，健康維持にかかわる特性が食品に備わっていることは，世界中で古くから伝承されてきた．それをここでは**保健特性**とよぼう．

- 保健特性とは：健康維持にかかわる性質

> 食品に含まれる保健機能成分は，体調調節機能を発揮することで，疾病予防，健康維持のために働く

つまり，私たちは古来より食品の特性として，「栄養特性」「嗜好特性」「保健特性」の3つの特性について認識してきたのである．

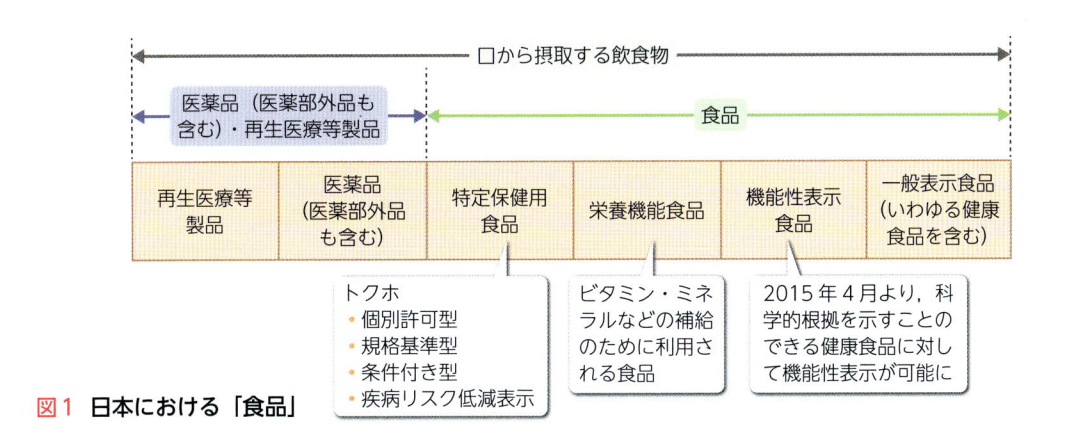

図1 日本における「食品」

口から摂取する飲食物

医薬品（医薬部外品も含む）・再生医療等製品

食品

再生医療等製品	医薬品（医薬部外品も含む）	特定保健用食品	栄養機能食品	機能性表示食品	一般表示食品（いわゆる健康食品を含む）

トクホ
- 個別許可型
- 規格基準型
- 条件付き型
- 疾病リスク低減表示

ビタミン・ミネラルなどの補給のために利用される食品

2015年4月より，科学的根拠を示すことのできる健康食品に対して機能性表示が可能に

2 食品の機能

私たちが古くから認識してきた食品の特性を,「食品の機能性」として追究していく学問が,「食品機能学」である.

食品機能学では,食品における3つの特性のうち**栄養特性**を**一次機能**,嗜好特性を**二次機能**,保健特性を**三次機能**として,取り扱っていく.それら3つの機能は,互いに重なり合っている(図2).

A. 一次機能とは

食品の**一次機能**とは,古くから考えられてきた食品の特性のうちの「栄養特性」つまり『**栄養**』機能のことである.

私たちヒトも含めた生物は,ATP(アデノシン三リン酸)という電池で動く精巧なロボットのようなものである.しかし,ATPは電池と違って,貯めておくことができない.常につくり続けて使い続けるしかないのである.驚くべきことに,ヒトは一日に自分の体重と同等にあたる大量のATPを産生して,生命を維持している.このATPは主に『栄養』と『酸素』を材料として,『代謝(細胞内の化学反応)』を通してつくられている.つまり,『栄養』は生きるために不可欠なのである(図3).

このような生命活動の維持のために必要不可欠な『栄養』としての機能を,一次機能という.具体的には,一次機能とはエネルギーを生み出し体成分をつく

る栄養素本来の機能であり,五大栄養素の働きのことである(図4).

B. 二次機能とは

食品の**二次機能**とは,古くから考えられてきた食品の特性のうちの「嗜好特性」つまり『**おいしさ**』の機能のことである.

『栄養』を摂取することに,『おいしさ』という要素は大切である.『おいしさ』は,①食欲増進,②安全な摂食,に密接に関連している.二次機能は,食品の色,味,香り,テクスチャー(舌触り),音など,感覚に対する機能である.「変な見た目」「変な匂い」など,食品の腐敗や異物の混入を見分けるうえでも重要な,安全性にも関連する機能である.二次機能には,色素成分,呈味成分,香気成分などの化学的な因子と,テク

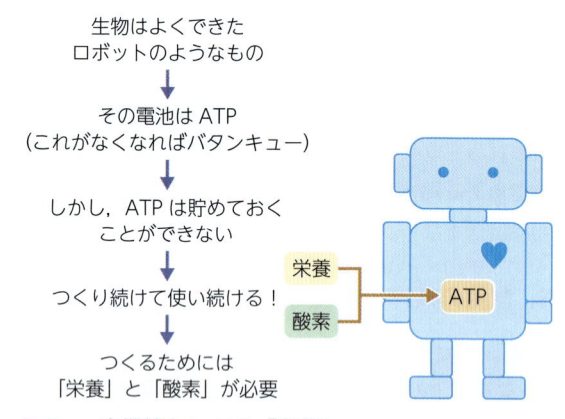

図3　一次機能としての「栄養」

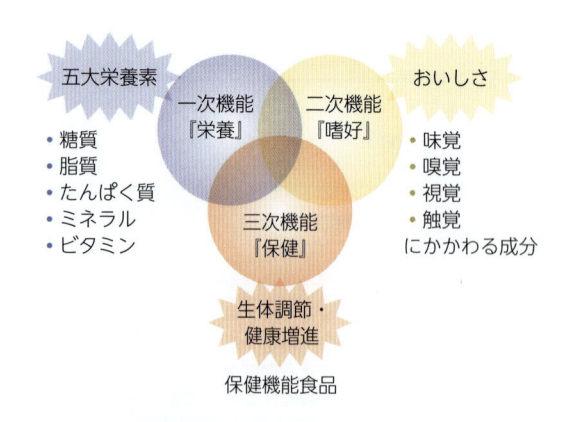

図2　食品の機能性

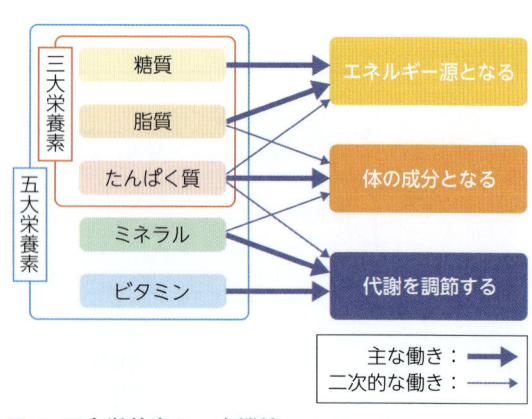

図4　五大栄養素と一次機能

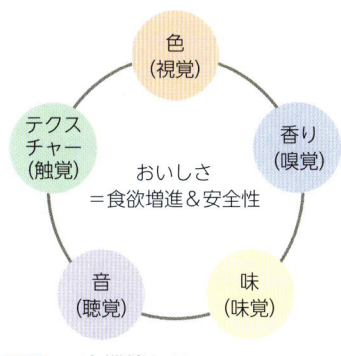

図5　二次機能とは

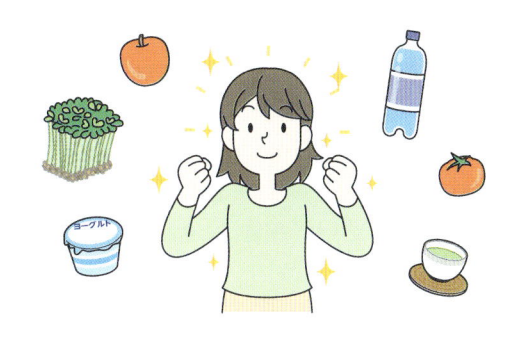

図6　生活習慣病の防御，健康維持・増進

スチャー，音などの物理的な因子が関与している．これらの因子が五感（味覚，視覚，嗅覚，触覚，聴覚）に作用して，「おいしい」「まずい」などを感じさせる（図5）．

C. 三次機能とは

　食品の**三次機能**とは，古くから考えられてきた食品の特性のうちの「保健特性」つまり『**生体調節機能**』のことである．生体調節機能は，基本的に恒常性（ホメオスタシス）とよばれるしくみと密接にかかわっており，神経系・免疫系・内分泌系の調節により健康に寄与する働きを指すことが多い．食品による生体調節機能を担う成分は，栄養機能を担う成分と異なり，食物繊維，フラボノイド類，ポリフェノール類などの非栄養素も含まれる．

　食品中には，生活習慣病の予防・回復，老化の抑制，生体防御など，健康の維持・増進に役立つ成分が多数見出されている．それらの成分を，**機能性成分**という．食品の三次機能とは，それら機能性成分を摂取することで身体の調子を整え，健康状態をよくするという保健効果を指している（図6）．

　超高齢化社会を迎え，食の欧米化とともに増え続けてきた生活習慣病の予防対策として，食品の三次機能への期待が高まっている．

　1991年，日本は世界に先駆けて三次機能を対象とした食品の法的な位置づけを行い（**特定保健用食品制度**），世界の注目を集めた．現在では，健康維持への利用をめざした三次機能の研究が，世界中で活発に行われている．

3　機能性食品とは

　機能性成分を含有し，三次機能の働きをもつ食品を，**機能性食品**という．この「機能性食品」という言葉は，1984年の文部省（現：文部科学省）特別研究「食品機能の系統的解析と展開」実施により出現した[4]．食品の三次機能は，このときはじめて提唱されたとされている．

　わが国には，「機能性食品」「健康食品」「栄養補助食品」「健康補助食品」「保健機能食品」「特定保健用食品」「栄養機能食品」「機能性表示食品」「特別用途食品」など，さまざまな名称の食品がある．それらはどのように違うのだろうか．

　前述の似たような名称の食品は，国が制度を創設して表示を認めているものと，認めていないものに大きく分けられる．「機能性食品」という言葉は，前述すべてを含む広義で用いられることもあるが，厚生労働省の定義においては「健康食品」「栄養補助食品」「健康補助食品」と同義であり，国が制度として保健機能の表示を許可している**特別用途食品，保健機能食品，特定保健用食品，栄養機能食品，機能性表示食品**とは区別される（図7）．

A. 保健機能食品

　日本では，国によって制度化されて保健機能の表示が公式に認められている食品がある．これらの食品をまとめて**保健機能食品**とよんでいる．「保健機能食品」のなかには，**特定保健用食品，栄養機能食品，機能性**

表示食品がある（図7A）.

　食品の三次機能に対する消費者の興味が時代とともに増加し，厚生労働省は2001年4月，**保健機能食品制度を創設した**[5]．「機能性食品」（≒「健康食品」）のなかで国が定めた条件を満たした食品を「保健機能食品」と称するようになった．保健機能食品は，2001年より従来の「特定保健用食品」と新しい「栄養機能食品」の2つのカテゴリーに分類されることになり，2015年4月より「機能性表示食品」も3つめのカテゴリーとして含むことになった（図8）．

　特定保健用食品制度，保健機能食品制度が施行されてから，ヒトの健康増進や維持にかかわる機能をもつ食品は，法律で規定される保健機能食品（「特定保健用食品」，「栄養機能食品」，「機能性表示食品」）と，法律で規定されない「いわゆる健康食品」に分けられることになったのである．

B. 特定保健用食品

　食品の三次機能に注目し，生活習慣病の一次予防に役立たせようと，1991年に**特定保健用食品制度**が創

A）国が制度を創設して機能の表示を認めているもの

| 特別用途食品 | 特定保健用食品 | 栄養機能食品 | 機能性表示食品 |

 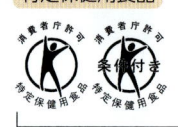

保健機能食品

B）A以外のいわゆる「健康食品」

| 機能性食品 | 栄養補助食品 | 健康補助食品 |
| 栄養強化食品 | 栄養調整食品 | サプリメント |

図7　機能性をもつ食品のわが国における分類

保健機能食品

| 特定保健用食品（トクホ） | 栄養機能食品（●●※） | 機能性表示食品 |

- 国による個別許可
- 健康の維持，増進に役立つ，または適する旨が表示されている

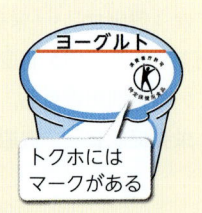

トクホにはマークがある

- 国が定める定型文で栄養成分の機能が表示されている

野菜ジュース　栄養機能食品（ビタミンC）

※●●には，カルシウム，ビタミンCなどの栄養成分名が表示されている

- 事業者責任で表示（国への届出制）
- 健康の維持，増進に役立つ，または適する旨が表示されている

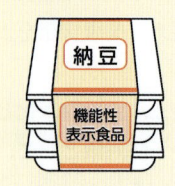

納豆　機能性表示食品

一般食品　栄養補助食品，健康補助食品，栄養調整食品…など
- 健康維持・増進に関する機能をパッケージに表示することはできない．

図8　保健機能食品には「特定保健用食品」「栄養機能食品」「機能性表示食品」がある
消費者庁：「保健機能食品について」（https://www.caa.go.jp/policies/policy/food_labeling/foods_with_health_claims/）をもとに作成

設[7] された. これによって，食品の保健機能表示が世界で最初に許可された. 特定保健用食品は当初，栄養改善法（2003年5月より**健康増進法**）で規定される**特別用途食品**の1つとして扱われていたが，2001年に保健機能制度ができてからは，「保健機能食品」の1つとしても扱われるようになった.

特定保健用食品には，設立時からの「**個別許可型**」に加え，2005年からの「**疾病リスク低減表示**」，「**条件付き特定保健用食品**」，「**規格基準型**」も設置されている（**図9**）. 個別許可型では，国に個別に機能を示す有効性や安全性に関する科学的根拠についての審査を受け，許可を必要とする. 規格基準型では，国が定めた規格基準に適合すれば，個別審査は必要がない.

1）特定保健用食品（個別許可型）

特定保健用食品（個別許可型）は，特定の保健の目的が期待できる旨の表示（「おなかの調子を整える」，「血圧が高めの方に適する」など）をする食品である. 特定保健用食品は，原則として個別許可型であり，食品ごとに特定の保健機能を示す有効性や安全性などについて，科学的根拠を示さなければならない. 個別で審査を受け，消費者庁長官から表示の許可を受けなければならない. 特定保健用食品には，消費者庁の許可証票（**図10**）がある.

2）特定保健用食品（疾病リスク低減表示）

特定保健用食品のうち，疾病リスク低減の表示を含むものを**特定保健用食品（疾病リスク低減表示）**という（2005年に表示が容認された）. 個別許可型であり，関与成分による疾病リスクの低減効果が医学的にも栄養学的にも認められ科学的根拠に基づいて確立されているものに限り表示が認められる（**図10**）. 2023年10月現在では，「若い女性の**カルシウム**摂取と将来の骨粗鬆症となるリスク」，「女性の**葉酸**摂取と神経管閉鎖障害をもつ子どもが生まれるリスク」の2つについて，疾病リスク低減表示が認められている.

3）条件付き特定保健用食品

関与成分の有効性が要求される科学的根拠のレベルにまでは届かないが，一定の有効性が確認される食品に対して，**条件付き特定保健用食品**としての表示を認めている. 有効性の科学的根拠が限定的であるため，その点について表示することを条件としており，許可証票（**図11**）も異なる.

4）特定保健用食品（規格基準型）

特定保健用食品のなかで，定められた規格基準に適合するものとして許可を受けたものを，**特定保健用食品（規格基準型）**という. 特定保健用食品としてこれまでの許可実績が十分であり科学的根拠が蓄積されている関与成分のみに限定して規格基準が定められており，適合していれば，消費者庁の審査を受けることなく，表示が認められる（**図10**）.

C. 栄養機能食品

栄養機能食品は，2001年に「保健機能食品」が創設された際に制度化された食品であり，ビタミン・ミネラルを中心とする栄養素を対象としている. コーデックス委員会[※1]の栄養素機能表示例などでは，国際的に広く定着しているもの，広く学会で認められているも

※1　**コーデックス委員会**：Codex Alimentarius Commission（CAC）. 消費者の健康保護，食品の安全基準や品質規格の国際的な統一を目的として，1963年に設立された国際機関である. 正式名称は「コーデックス・アリメンタリウス委員会」といい，ラテン語で「食品規範」を意味する. コーデックス委員会は，国連の食糧農業機関（FAO）と世界保健機関（WHO）の共同機関で，加盟国や地域機関が協力し，食品の国際基準を設定している. わが国は1966年より加盟している.

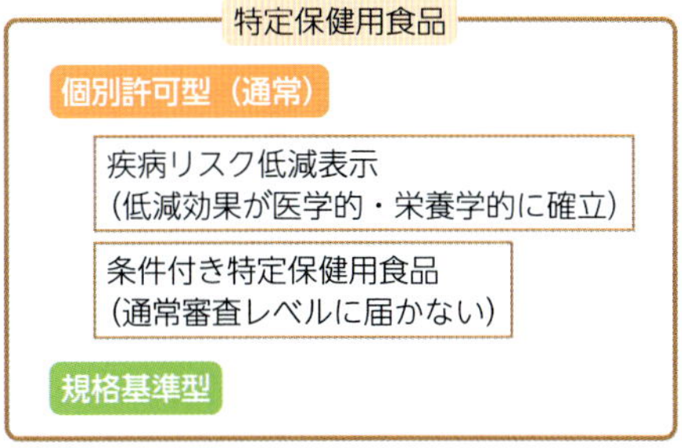

特定保健用食品

個別許可型（通常）

疾病リスク低減表示
（低減効果が医学的・栄養学的に確立）

条件付き特定保健用食品
（通常審査レベルに届かない）

規格基準型

図9　特定保健用食品

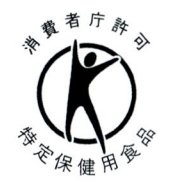

図10　特定保健用食品（個別許可型，疾病リスク低減表示，規格基準型）の許可証票（マーク）

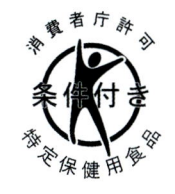

図11　条件付き特定保健用食品の許可証票（マーク）

の，国民が容易に理解できるものとされている．保健機能食品のなかでも，特定保健用食品とは異なり，栄養機能食品はすべて規格基準型である．食生活の乱れにより1日に必要な量を摂取できない場合に利用する，一般にサプリメントなどとよばれているカプセルや錠剤の形でのビタミン・ミネラル剤である．現在は，ビタミン13種類，ミネラル6種類（これらは医療用・一般用医薬品としても承認されている），n-3系脂肪酸がある（図12）．ちなみに，ビタミンK，カリウム，n-3系脂肪酸は2014年に追加された成分である．

D. 機能性表示食品

2015年まで，機能性を表示できる食品は，特定保健用食品と栄養機能食品しかなかった．このことから，機能性をわかりやすく示した商品の選択肢を増やして

消費者が商品の正しい情報を得て選択できるようにすることを目的として，2015年4月に「機能性表示食品」が，「保健機能食品」のなかに創設された．これによって，「保健機能食品」には，「特定保健用食品」，「栄養機能食品」，「機能性表示食品」の3つが含まれることとなった．機能性表示食品の対象は，疾病に罹患していない人（未成年者，妊産婦，授乳婦は除く）で，生鮮食品も含めてすべての食品に適用される．機能性表示食品は，事業者の責任において，科学的根拠に基づいた安全性や機能性について商品に表示して販売する目的で消費者庁長官へ届け出された食品であるため，個別の審査を受けていないことを明記する必要がある．

E. 特別用途食品

特別用途食品制度は，1952年の栄養改善法の成立に伴い，特殊栄養食品制度として創設されたものである．特別の用途を表示できる食品として，現在は，「病者用食品」，「妊産婦・授乳婦用粉乳」，「乳児用調製粉乳」「えん下困難者用食品」そして「特定保健用食品」がある．特別用途食品として販売するには，消費者庁長官の許可を受ける必要がある．許可基準があるものは基準を満たしているのか否かについて審査され，許可基準がないものについては個別に審査される必要がある．許可されたものには許可証票（図13）が付される．

「特定保健用食品」は，特別用途食品でもあり，保健機能食品でもある（図14）．

n-3系脂肪酸	亜鉛	カリウム	カルシウム	鉄
銅	マグネシウム	ナイアシン	パントテン酸	ビオチン
ビタミンA	ビタミンB$_1$	ビタミンB$_2$	ビタミンB$_6$	ビタミンB$_{12}$
ビタミンC	ビタミンD	ビタミンE	ビタミンK	葉酸

図12　栄養機能食品の種類

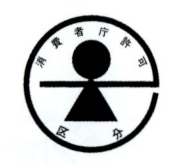

図13　特別用途食品の許可証票（マーク）

許可マークの区分欄には，乳児用食品にあっては「乳児用食品」，幼児用食品にあっては「幼児用食品」，妊産婦用食品にあっては「妊産婦用食品」，病者用食品にあっては「病者用食品」と，その他の特別の用途に適する食品にあっては当該特別の用途を記載する．

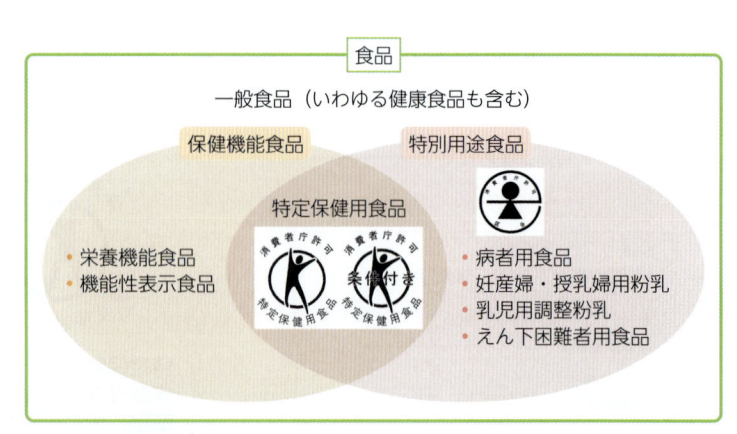

図14　保健機能食品と特別用途食品と特定保健用食品

日本は世界に先駆けて

　日本で食品機能について学ぶ皆さん，食や栄養が健康にとって重要であることを世界に先駆けて明らかにしてきた日本人研究者のことをご存知だろうか．

　その昔，脚気は世界中で恐れられていた病だった．日露戦争（1904〜1905年）の際，日本の海軍は，脚気の原因が白米主食にあると主張した軍医の高木兼寛のおかげで，ほとんど脚気患者を出さなかった．当時は食や栄養が科学的なものであるとはまだ認められておらず，脚気栄養説と脚気細菌説（脚気は細菌が原因だとする説）では，脚気栄養説が劣勢だった．しかし，脚気栄養説は正しかったのだ！脚気細菌説の森鴎外が軍医の陸軍では，20万人以上の脚気患者・27,800人の死者を出したが，脚気栄養説の高木が軍医の海軍では脚気患者40名・死者1名だった．高木兼寛は麦飯の海軍カレーを発案し，海軍での脚気を撲滅した．このことは，食や栄養で恐ろしい病気を防げることを，はじめて世界に示した功績となった．

　また1911年には鈴木梅太郎が，脚気を防ぐ成分オリザニンを世界ではじめて米ぬかから抽出した．後にこの物質は生命維持のために必要な栄養素であることがわかり，ビタミンB_1と命名された．

　世界的に多くの死者を出した脚気がビタミンB_1欠乏症だとわかったのは，食や栄養を科学的にとらえてきた日本人研究者のおかげなのだ．

　その頃，佐伯矩は栄養を学問として位置づけるために，世界ではじめて栄養研究所（後の国立健康・栄養研究所）を設立した．1934年には，栄養学会が日本医学会から独立して認められた．こうして日本では，世界に先駆けて栄養学を学問として確立するに至ったのだ．

　そして1991年，日本は世界初・三次機能を対象とした食品制度を設立した（特定保健用食品制度）．いまでは世界中で機能性食品があふれているが，日本が最初に食品に保健機能を求めたといえる．

　食や栄養について学ぶ日本の皆さん，この分野で日本の研究者が世界を率いてきたことを誇りに思いながら，あとに続いていこう！

文　献

1）食品衛生法，第一章総則，第四条第一項

2）Federal Food, Drug,and Cosmetic Act, 21 U.S.C. §321. Definitions；generally（f）

3）中華人民共和国食品安全法改正，第十章附則，第百五十条

4）「食品機能―機能性食品創製の基盤」（藤巻正生／監），学会出版センター，1988

5）保健機能食品制度の創設について，医薬発第244号，平成13年3月27日，厚生労働省，2001

6）消費者庁：「保健機能食品について」（https://www.caa.go.jp/policies/policy/food_labeling/foods_with_health_claims/）

7）内閣府：配布資料「特定保健用食品等の制度のあゆみ」，2015

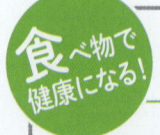

日本と諸外国における食品表示の違い

　本章では，「食品とは何ですか？」と問われたときの答えとして，『食品の定義』について触れた．法律等で明記された『食品の定義』が国によって異なることは，興味深い．

　同様に，『食品表示』についても，国によって異なる．ここでは，『食品表示』の決まりが，日本，EU，アメリカ，中国でどのように違うのかについて，書いてみたい．日本の制度の方がいいなと思うところもあれば，諸外国の方がいいなと思う項目もある．

　筆者は食品特に加工品を購入するときには，まず裏側の原材料一覧を見るクセがある．皆さんはどうだろう？…この原材料一覧，日本では添加物と原材料が明確に区分されて重量順に表示されている．そして日本では，『水』の表示は省かれている．ところが，EU，アメリカ，中国のいずれにおいても，『水』は省略されず，添加物を含めた原材料が重量順にすべて表示される．スポーツ飲料でも醤油でも，EU，アメリカ，中国では，原材料一覧の最初に，日本では書かれない『水』が書かれているのだ．また，添加物の含有量が多ければ，原材料も含めたはじめの方に記載されるしくみになっている．

　また，アレルゲンの表示に関しては，日本では『小麦，えび，かに，そば，卵，乳，落花生，くるみ』の8品目が義務だが，EUでは『穀物〔大麦，オーツ麦，小麦，ライ麦またはこれらの交雑株（スペルト小麦やコーラサン小麦など）〕，甲殻類，卵，魚類，落花生，大豆，乳，木の実（アーモンド，カシューナッツ，クイーンズランドナッツ，くるみ，ピスタチオ，ブラジルナッツ，ヘーゼルナッツ，ペカンナッツ，マカダミアナッツ），二酸化硫黄および亜硫酸塩（10 mg/kgまたは10 mg/L以上），軟体動物，ごま，マスタード，セロリ，ルピナス』が義務となっている…日本で

馴染みの薄いアレルゲンもあげられているのだ．アメリカでは『小麦，甲殻類（かに，ロブスター，えびなど），卵，魚類（バス，ヒラメ，タラなど），落花生，大豆，乳，木の実（アーモンド，くるみ，ペカンナッツ等），ごま』が義務，中国では『グルテンタンパク質を含有する穀物（小麦，ライムギ，大麦，スペルト小麦，またはこれらの交配種など），甲殻類の動物（えび，ロブスター，かになど），魚，卵，落花生，大豆，乳および乳製品（乳酸を含む），ナッツ』が**推奨表示（義務ではないことに注意！）**となっている．

　さらには，食品の消費期限・賞味期限の表示に関しても，日本と諸外国では異なる．ついついうっかり賞味期限を越えがちな筆者にとって，日本では『食品の特性に応じて消費期限・賞味期限を表示』することとなっており安心だ．EUでも『食品の特性に応じて消費期限・賞味期限を表示』となっているが，アメリカでは，『連邦レベルでは乳児用ミルクを除き表示義務なし』となっている．安心できない（笑）．ただし，州ごとに規制はあるようだ．中国では，『保存可能期間を表示』であり，消費期限・賞味期限の表示は基本的にない．

　国によって，食品表示の違いがあるので，海外旅行先・留学先では驚くこともあるかもしれない．皆さんは，日本の食品表示について，諸外国と比べてどう感じるだろう？

　食べることは生きるために必要なことであると同時に，人間が古来から紡いできた文化にも大きくかかわっている．地域や国によって，『食品』というものの捉え方や考え方が異なっているという側面は，私たちが食品の働きを学んでいく上で，とてもおもしろいワクワクできる点だなと筆者は感じている．

チェック問題

問 題

☐ ☐ **Q1** 食品の一次機能，二次機能，三次機能とは何か．

☐ ☐ **Q2** 日本の保健機能食品にはどのような制度の食品があるか．すべて答えよ．

☐ ☐ **Q3** 特定保健用食品の4つの種類についてすべて答えよ．

☐ ☐ **Q4** 栄養機能食品の種類についてすべて答えよ．

☐ ☐ **Q5** 特別用途食品の5つの種類についてすべて答えよ．

解答&解説

A1 食品の一次機能とは食品の「栄養」としての機能のことを，二次機能とは「おいしさ」としての機能，三次機能とは「生体調節機能」のことをいう．

A2 特定保健用食品，栄養機能食品，機能性表示食品．

A3 特定保健用食品（個別許可型），特定保健用食品（規格基準型），条件付き特定保健用食品，特定保健用食品（疾病リスク低減表示）．

A4 n-3系脂肪酸，亜鉛，カリウム，カルシウム，鉄，銅，マグネシウム，ナイアシン，パントテン酸，ビオチン，ビタミンA，ビタミンB$_1$，ビタミンB$_2$，ビタミンB$_6$，ビタミンB$_{12}$，ビタミンC，ビタミンD，ビタミンE，ビタミンK，葉酸．

A5 病者用食品，妊産婦・授乳婦用粉乳，乳児用調整粉乳，えん下困難者用食品，特定保健用食品．

第 2 章

一次機能

Point

1. 食品の一次機能（栄養機能）とは，われわれが生命活動を営むために必要とされる栄養素を供給する働きであることを理解する．

2. 食品の一次機能にかかわる栄養素（たんぱく質，炭水化物，脂質，ビタミン，ミネラル）の種類，性質，所在を理解する．

3. それぞれの栄養素の生理機能を把握し，不足あるいは過剰による健康障害を回避するための適切な食品選択のあり方を理解する．

概略図　食品に含まれる栄養素の分類と働き

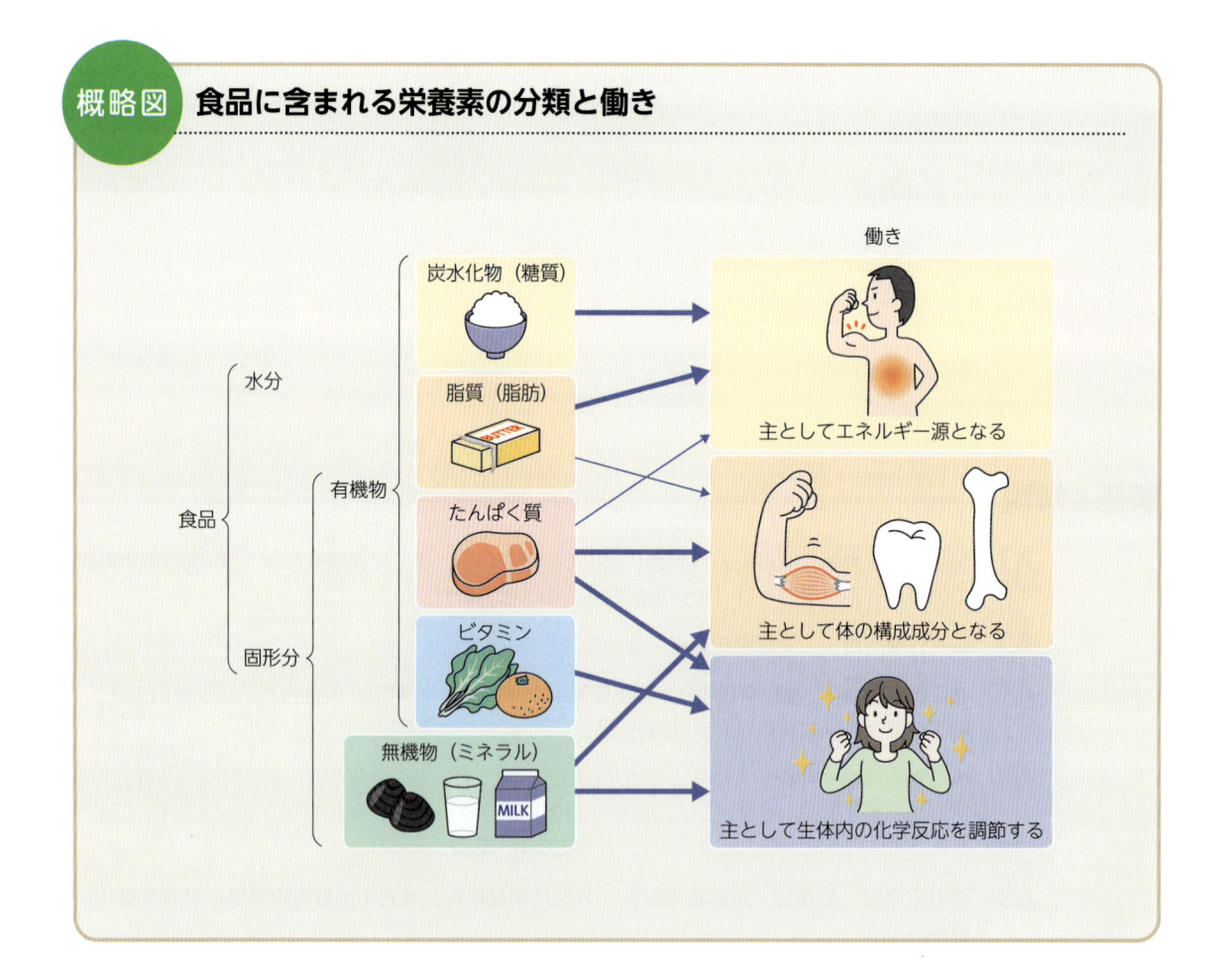

1 一次機能とは

1章にて，食品は1種類以上の栄養素を含んでいることを学んだ．われわれは，さまざまな食品を組合わせて，生きるために必要な栄養素をとり入れている．つまり，食品は，われわれが生命活動を営むために必要とされる栄養素を供給している働きを担っている．このことは，健康の維持・増進に最も重要であることから，食品の**一次機能**（**栄養機能**）とよばれる．

2 たんぱく質の栄養

たんぱく質は，約20種類のアミノ酸がおおむね50個から数千個程度結合した高分子化合物である．たんぱく質は，人体の水分を除いた質量の約半分を占め，筋肉などの組織を構成したり，酵素として生体内反応を担ったり，栄養素などの物質を輸送したり，ペプチドホルモンとして標的細胞に作用したり，生命活動の中心的な役割を果たしている．

たんぱく質はさまざまな食品に広く含まれるが，食品の種類によって，たんぱく質を構成するアミノ酸の種類や量（割合）は異なる．これがその食品のたんぱく質の栄養価の違いとなってあらわれる．「日本食品標準成分表2020年版（八訂）」では，「アミノ酸組成によるたんぱく質」と「基準窒素量に窒素−たんぱく質換算係数を乗じて計算したたんぱく質」が収載されている．前者は，食品に含まれる各アミノ酸量に基づき，アミノ酸の脱水縮合物の量（アミノ酸残基の総量）として算出される．後者は，改良ケルダール法などによって求めた基準窒素量に「窒素−たんぱく質換算係数」を乗じて算出される．

A. アミノ酸とペプチド

1）アミノ酸の構造

アミノ酸は，分子内に**アミノ基**（−NH₂）と**カルボキシ基**（−COOH）をもつ化合物の総称である（**図1A**）．図に示されている**R**を**側鎖**といい，側鎖の違いによってアミノ酸の種類と性質が決まる．カルボキシ基が結合している炭素のことをα炭素といい，その隣

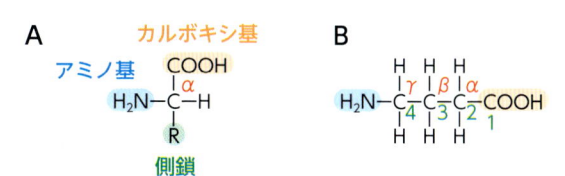

図1 アミノ酸の基本構造（A）と炭素原子の位置の表記（B）

各炭素原子は，ギリシャ文字か番号であらわす．アミノ酸の場合，カルボキシ基が結合している炭素がα炭素となる．数字ではこのカルボキシ基の炭素が1となる．Bの化合物は**γ-アミノ酪酸**（または4-アミノ酪酸：GABA）であり，血圧を低下させる特定保健用食品の関与成分である．

りの炭素から順に β，γ，δ，ε とギリシャ文字のアルファベットで区別される（**図1B**）．たんぱく質を構成するアミノ酸は，カルボキシ基が結合したα炭素にアミノ基も結合している．このようなアミノ酸を**α-アミノ酸**という．

たんぱく質を構成しているアミノ酸（グリシンを除く）は，α炭素に結合する4つの原子または原子団がすべて異なっているため，α炭素は**不斉炭素原子**となる（**図2**）．そのため，立体配置が異なる**鏡像異性体**（**光学異性体**）が存在する．鏡像関係にあるアミノ酸は，それぞれL型，D型とあらわす．天然に存在するアミノ酸のほとんどはL型である．

2）アミノ酸の種類

たんぱく質を構成するアミノ酸は，側鎖が炭化水素でできている**中性アミノ酸**（アラニンなど），側鎖にカルボキシ基を有する**酸性アミノ酸**（グルタミン酸など），側鎖にアミノ基を有する**塩基性アミノ酸**〔リシン（リジン）など〕に分類される（**図3**）．さらに，側鎖の構造によって，炭化水素部分に枝分かれ構造をもつ**分枝アミノ酸**（バリン，ロイシン，イソロイシン），硫黄原子をもつ**含硫アミノ酸**（システイン，メチオニン），ベンゼン核をもつ**芳香族アミノ酸**（チロシン，フェニルアラニン，トリプトファン）などに分類される．

食品中には，たんぱく質を構成するアミノ酸以外にも，他のアミノ酸やアミノ酸類縁化合物が存在する．トマトやかぼちゃには血圧低下作用をもつγ-アミノ酪酸（GABA），にんにくには臭気成分であるアリイン，緑茶にはうま味成分であるテアニン，イカやタコにはうま味成分でありコレステロール低下作用をもつタウリンが含まれている．

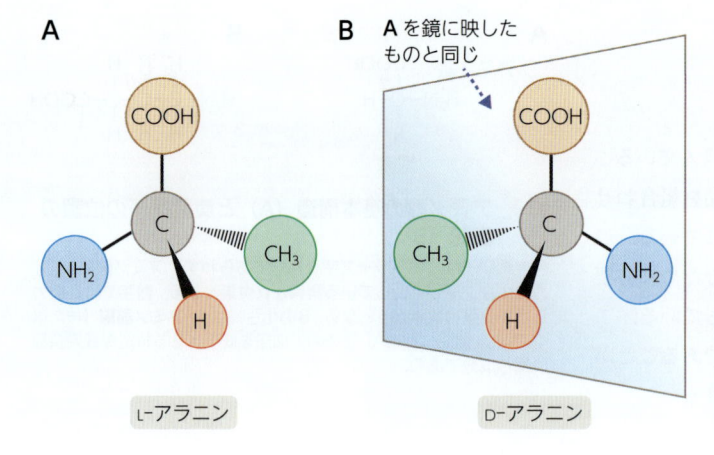

図2 α-アミノ酸の鏡像異性体
くさび型であらわされた結合の太い実線（◀）は紙面の手前側へ，破線（⫶⫶⫶）は紙面の向こう側へ向かう結合を示す．AとBは互いに鏡像異性体の関係にある．中心のCは不斉炭素原子．

3）アミノ酸の性質

アミノ酸は分子内に酸性の$-COOH$と塩基性の$-NH_2$をもつため，酸とも塩基とも反応する**両性電解質**である．水溶液中のpHによっては$-COOH$のHがH^+となって$-NH_2$に移り，$-COO^-$と$-NH_3^+$が同一分子中に存在する構造になっている．このように分子内に正（＋）と負（－）の両方の電荷をもつイオンを**両性イオン**（双性イオン）という（図4）．水溶液のpHを酸性側にすると$-COO^-$が$-COOH$となり，塩基性にすると$-NH_3^+$が$-NH_2$になる．このようにアミノ酸の解離状態は溶液のpHによって変化する．＋と－の数が等しくなるときのpHは**等電点**とよばれ，アミノ酸の種類によって等電点の値は異なる（図4）．等電点では両性イオンになっており，電気的に中性であるため，溶解度が最小となる．

4）ペプチドの構造

アミノ酸が2個以上結合した化合物を**ペプチド**という．アミノ酸が2個からなるペプチドを**ジペプチド**，3個からなるものを**トリペプチド**といい，一般的に2〜10個程度が結合したものを**オリゴペプチド**という．それ以上の多数のアミノ酸からなるものを**ポリペプチド**，おおむね50個以上のアミノ酸からなるものをたんぱく質とよぶことが多い．α-アミノ酸どうしから生じる結合を**ペプチド結合**といい，1つのアミノ酸の$-COOH$と別のアミノ酸の$-NH_2$が脱水縮合することで形成される（図5）．

B. たんぱく質

1）たんぱく質の構造

たんぱく質分子の構造は，一次構造から四次構造までの4段階で特徴づけられる（表1）．たんぱく質の二次，三次，四次構造をまとめて**高次構造**という．

①一次構造

たんぱく質を構成している**アミノ酸の配列順序**をたんぱく質の**一次構造**という．一次構造はDNAの遺伝情報に基づいて決定され，たんぱく質の種類によってアミノ酸の総数や配列順序は異なる．

②二次構造

たんぱく質のポリペプチド鎖は，右巻きのらせん構造をとることが多い．この構造は**α-ヘリックス**といい，1本のポリペプチド分子内で，あるペプチド結合の$>N-H$と別のペプチド結合の$>C=O$が**水素結合**[※1]を形成することで安定に保たれている．また，ジグザグに折れ曲がったポリペプチド鎖どうしが並んだ構造をとることもある．この構造は**β-シート**といい，ペプチド結合の$>N-H$と$>C=O$が隣り合うポリペプチド鎖間で水素結合を形成することで安定に保たれている．このような比較的狭い範囲で規則的にくり返される立体構造をたんぱく質の**二次構造**という．

③三次構造

二次構造を部分的にもつポリペプチドがさらに折り

※1 **水素結合**：電子陰性度の大きい酸素O，窒素N，フッ素Fなどの原子と水素原子Hが静電気力で引き合い，水素原子Hを介して生じる結合．たんぱく質の二次構造の場合は，1本のペプチド鎖の分子内で，あるペプチド結合のカルボニル基（$>C=O$）と別のペプチド結合のイミノ基（$>N-H$）との間で水素結合が形成されている．

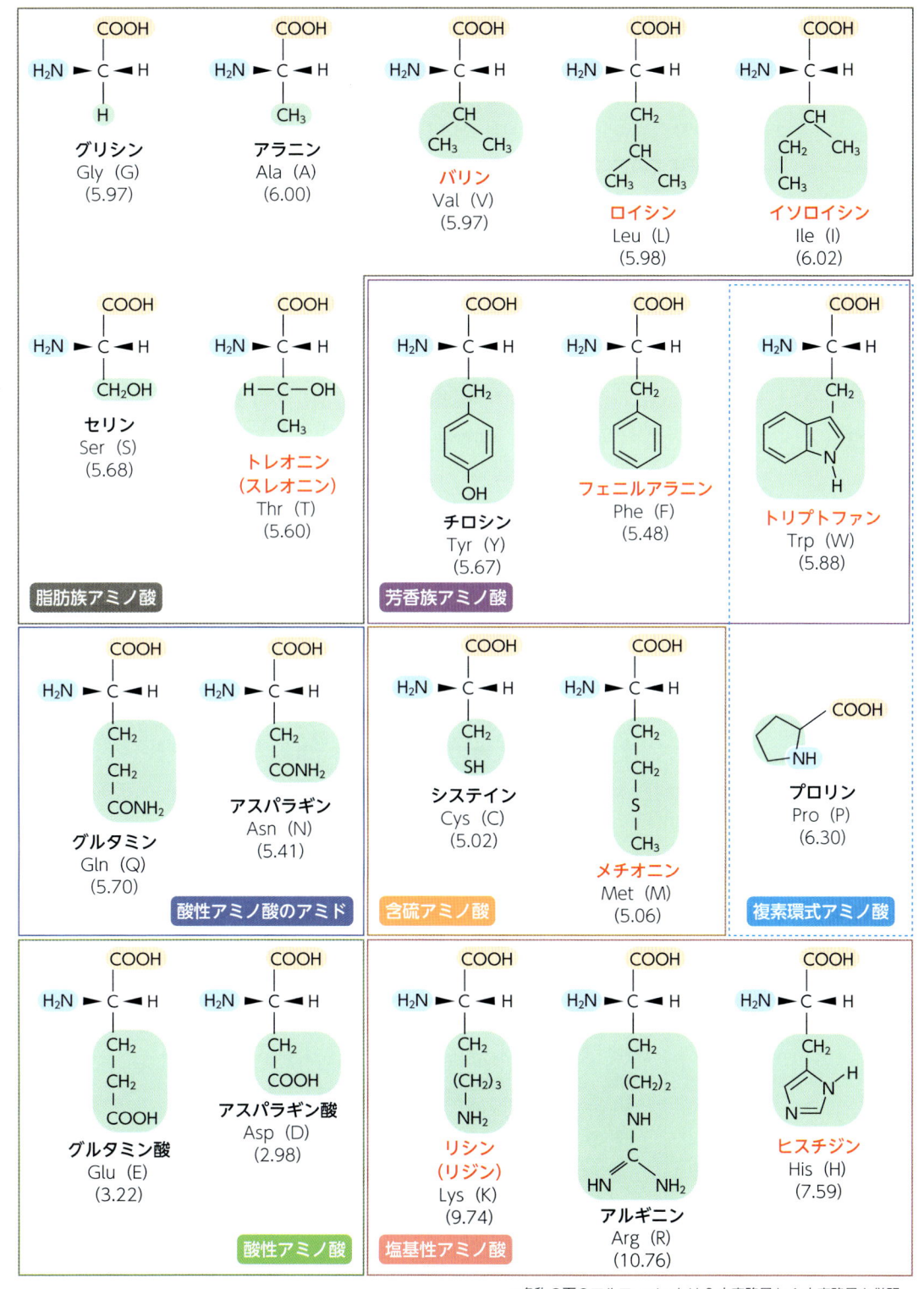

図3 たんぱく質を構成するアミノ酸の種類

「栄養科学イラストレイテッド 食品学Ⅰ 改訂第2版」
（水品善之，他／編），羊土社，2021をもとに作成

＊名称の下のアルファベットは3文字略号と1文字略号を併記，
　カッコ内の数値は等電点を示す．
＊赤色の文字のアミノ酸は不可欠アミノ酸．
＊酸性アミノ酸と塩基性アミノ酸以外のアミノ酸は中性アミノ酸．

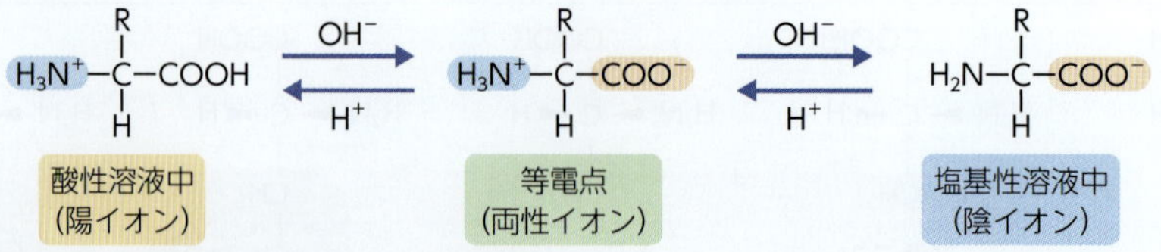

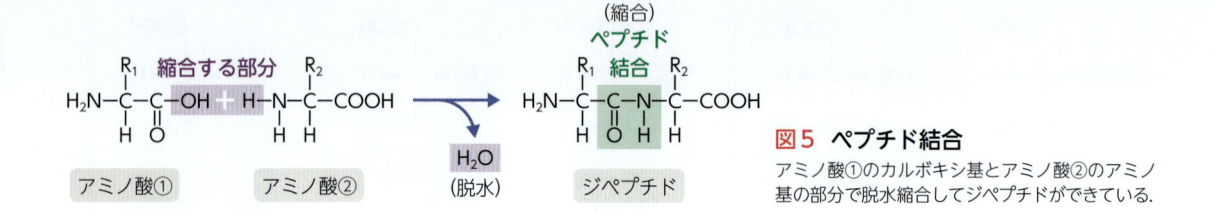

図4 水溶液中でのアミノ酸の解離

酸性溶液中（陽イオン） — 等電点（両性イオン） — 塩基性溶液中（陰イオン）

図5 ペプチド結合

アミノ酸①のカルボキシ基とアミノ酸②のアミノ基の部分で脱水縮合してジペプチドができている.

アミノ酸① 縮合する部分 アミノ酸② → H₂O（脱水） → （縮合）ペプチド結合 ジペプチド

表1 たんぱく質の構造

種類（結合の種類）	分子の形態	説明
一次構造 ・共有結合（ペプチド結合）	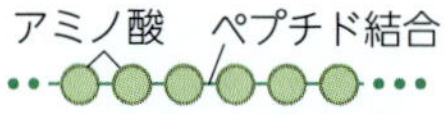 アミノ酸　ペプチド結合	アミノ酸の配列順序
二次構造 ・水素結合	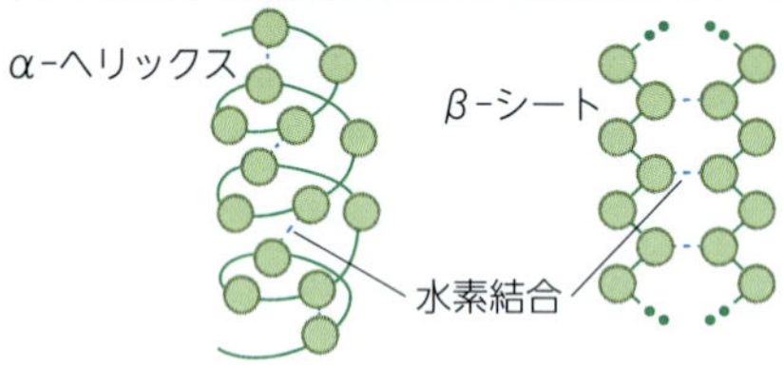 α-ヘリックス　β-シート　水素結合	水素結合によって安定化された立体構造．規則的な構造（α-ヘリックス，β-シート）がある
三次構造 ・水素結合 ・疎水結合（疎水性相互作用） ・イオン結合 ・ジスルフィド結合（S-S結合）	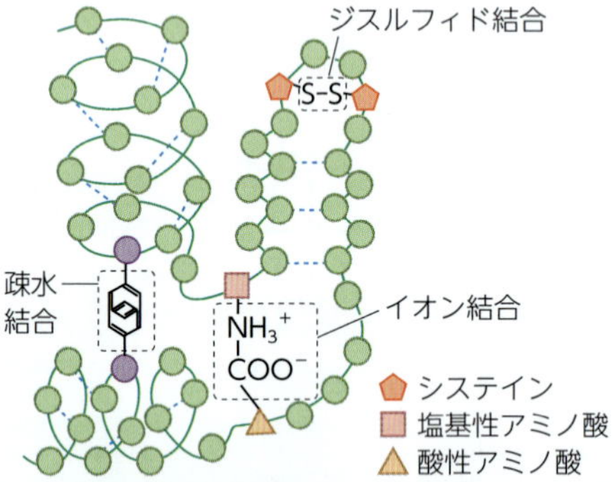 ジスルフィド結合 S-S　疎水結合　イオン結合 NH₃⁺ COO⁻　○システイン　□塩基性アミノ酸　△酸性アミノ酸	二次構造がさらに組合わされて構成される立体的な構造
四次構造 ・水素結合 ・イオン結合 ・疎水結合（疎水性相互作用）	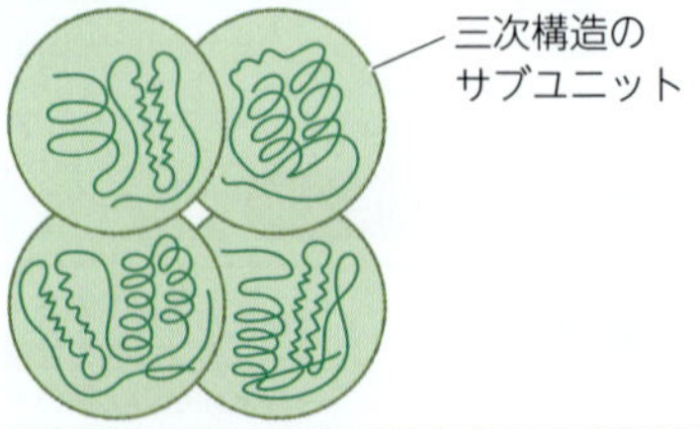 三次構造のサブユニット	三次構造を形成するポリペプチド鎖が複数集まってつくる会合体

（高次構造）

「＜はじめて学ぶ＞健康・栄養系教科書シリーズ③ 食べ物と健康Ⅰ 第2版」（喜多野宣子，他／著），化学同人，2021をもとに作成

たたまれてつくられた立体構造をたんぱく質の**三次構造**という．二次構造ではアミノ酸のペプチド結合部分の＞N−Hと＞C＝Oの間で水素結合を形成して安定化しているのに対し，三次構造ではポリペプチドを構成するアミノ酸の側鎖間で**水素結合，疎水結合（疎水性相互作用），イオン結合，ジスルフィド結合（S−S結合）**[※2]などを形成して安定化されている．

④四次構造

複数のポリペプチド鎖が集まった立体構造をたんぱく質の**四次構造**という．四次構造を形成するそれぞれのポリペプチド鎖を**サブユニット**とよぶ．血液中のヘモグロビンは，α鎖サブユニット2個とβ鎖サブユニット2個の計4個のサブユニットが会合してできている．

2）たんぱく質の分類

①構成成分による分類

たんぱく質は，加水分解したときにアミノ酸のみが得られる**単純たんぱく質**（表2）と，アミノ酸のほか

※2 **ジスルフィド結合（S−S結合）**：たんぱく質の折りたたみなどによってシステインどうしが接近し，2個のシステインの側鎖のSH基の間で水素原子がとれてできた結合．

に糖，脂質，色素，リン酸，核酸などの物質も得られる**複合たんぱく質**（表3）に大別される．さらに，熱などの物理的処理，酸，塩基などの化学的処理により生じた**誘導たんぱく質**もある．誘導たんぱく質の例として，コラーゲン原料を酸あるいは塩基にて前処理した後に温水で抽出した**ゼラチン**がある．

②形状による分類

ポリペプチド鎖の集合状態が球状に近い**球状たんぱく質**と，束になった繊維状の**繊維状たんぱく質**に分類されることもある．球状たんぱく質は，水，酸や塩基，または塩類などの水溶液に分散するが，繊維状たんぱく質は一般に水に不溶である．球状たんぱく質にはアルブミン，グロブリンなどがあり，繊維状たんぱく質にはグルテニン，ケラチン，コラーゲンなどがある．

3）たんぱく質の性質

①変性

たんぱく質は，熱，酸や塩基，重金属イオン（Cu^{2+}，Pb^{2+}など），有機溶媒（アルコールなど）の作用で，凝固したり沈殿したりする．これをたんぱく質の**変性**という．変性によりたんぱく質の分子の高次構造が変化

表2 単純たんぱく質の分類

分類	溶解性				特徴	主なたんぱく質（所在）
	水	塩溶液	希酸	希アルカリ		
アルブミン	○	○	○	○	• 熱で凝固 • 70〜80％アルコールに不溶 • 飽和硫酸アンモニウムで沈殿	ラクトアルブミン（乳）
グロブリン	×	○	○	○	• 熱で凝固 • 70〜80％アルコールに不溶 • 50％飽和硫酸アンモニウムで沈殿	オボグロブリン（卵白） ラクトグロブリン（乳） ミオシン（筋肉） アクチン（筋肉） グリシニン（大豆）
プロラミン	×	×	○	○	• 70〜80％アルコールに可溶 • イネ科植物に多い	グリアジン（小麦） ツェイン（とうもろこし） ホルディン（大麦）
グルテリン	×	×	○	○	• 熱で凝固 • 70〜80％アルコールに不溶 • 穀類（米，小麦）に多い	オリゼニン（米） グルテニン（小麦） ホルデニン（大麦）
ヒストン	○	○	○	×	• 熱凝固しない • 濃アルカリに可溶 • 塩基性たんぱく質 • 核酸と結合して核内に存在	胸腺ヒストン（胸腺）
プロタミン	○	○	○	○	• 熱凝固しない • 魚類の精子に多く存在	サルミン（さけの白子） クルペイン（にしんの白子）
硬たんぱく質	×	×	×	×	• 通常の溶液に不溶 • 加熱によって変性 • 動物の結合組織に存在	コラーゲン（軟骨・皮膚） エラスチン（腱・靭帯） ケラチン（表皮・毛・爪）

「栄養科学イラストレイテッド 食品学I 改訂第2版」（水品善之，他／編），羊土社，2021をもとに作成

表3 複合たんぱく質の分類

分類	複合成分	特徴	主なたんぱく質（所在）
糖たんぱく質	糖，アミノ糖	• 水に溶けやすい • セリン・トレオニン結合型糖鎖とアスパラギン結合糖鎖がある	オボアルブミン（卵白） オボムコイド（卵白）
リポたんぱく質	トリグリセリド，リン脂質，コレステロール	• 血中で脂質の輸送に関与 • カイロミクロン，VLDLは密度が低い	カイロミクロン，VLDL，LDL，HDL（血液） リポビテリン（卵黄）
色素たんぱく質	鉄プロトポルフィリン（ヘム鉄），リボフラビン，クロロフィル	• 鉄や銅などの金属を含む	ヘモグロビン（血液） ミオグロビン（筋肉） クロロフィルたんぱく質（緑葉） フィコシアニン（藻類）
リンたんぱく質	リン酸	• リン酸にセリン・トレオニンのヒドロキシ基が結合	カゼイン（乳） ビテリン（卵黄） ホスビチン（卵黄）
核たんぱく質	核酸（DNA，RNA）	• 核酸と複合体を形成	ヌクレオプロタミン（魚類精のう）

「栄養科学イラストレイテッド 食品学 I 改訂第2版」（水品善之，他／編），羊土社，2021をもとに作成

表4 たんぱく質の変性を利用した食品の加工・調理の例

変性要因	食品例
加熱（煮る，焼く）	ゆで卵，卵焼き，焼き肉，湯葉（ゆば），かまぼこ，ちくわ
表面張力（泡立て，撹拌）	メレンゲ，スポンジケーキ
凍結	凍り豆腐
酸	ヨーグルト（乳酸発酵），しめさば（酢の添加）
アルカリ	ピータン（炭酸ナトリウムや石灰）
金属塩	豆腐（カルシウム塩やマグネシウム塩）
酵素	ナチュラルチーズ（牛乳にキモシンの添加）

「栄養科学イラストレイテッド 食品学 I 改訂第2版」（水品善之，他／編），羊土社，2021をもとに作成

するため，たんぱく質の特有の性質や機能が失われることがある．こうしたたんぱく質の変性の例は，食品の加工や調理にも見出すことができる（表4）．

②両性電解質

たんぱく質を構成するアミノ酸の側鎖にも$-NH_2$や$-COOH$などの官能基があるため，たんぱく質も**両性電解質**である．アミノ酸と同様に，等電点では＋と－の電荷が等しくなり，たんぱく質分子の溶解度は最小となる．例えば，牛乳に含まれるカゼインの等電点はpH 4.6であるので，牛乳のpHを4.6付近に調整するとカゼインが沈殿する．

C. たんぱく質・アミノ酸の役割

摂取したたんぱく質は，胃や小腸に分泌される消化液のプロテアーゼや，小腸粘膜上皮細胞の微絨毛膜表面や細胞内に存在するペプチダーゼによって加水分解され，アミノ酸となって血液中に入る．吸収されたアミノ酸は，体内でたんぱく質やペプチドを合成する材料や，アミノ酸由来の生理活性物質や核酸などの窒素含有化合物の前駆体となる．また，アミノ酸からアミノ基がはずれたあとの炭素骨格部分はエネルギー源として利用される．

1）生命活動の担い手としての役割

体内ではアミノ酸を材料にして多様なたんぱく質がつくられている．例えば，細胞の形や細胞小器官をさえる**細胞骨格**（アクチン，チューブリンなど），化学反応を促進させる触媒としての**酵素**（トリプシン，DNAポリメラーゼなど），細胞膜で物質の出入りにかかわる**輸送たんぱく質**（チャネル，トランスポーターなど），特定の組織や器官の働きを調節する**ペプチドホルモン**（インスリン，グルカゴンなど），細胞間の情報伝達にかかわる**受容体**（インスリン受容体，グルカゴン受容体など），免疫で異物の排除に働く**抗体**（免疫グロブリン）は，生命活動を担うたんぱく質として重要な役割を果たしている．

また，アミノ酸は多くの生理活性物質の前駆体となる．例えば，脱炭酸反応によってグルタミン酸からGABA，トリプトファンからセロトニン，ヒスチジンからヒスタミンなどのモノアミン類が生成する．その他，副腎髄質ホルモンであるアドレナリンや甲状腺ホルモンであるトリヨードチロニン，チロキシンは，い

ずれもチロシンから合成される.

2) エネルギー源としての役割

　アミノ酸の炭素骨格部分はピルビン酸，アセチルCoA もしくは**クエン酸回路**（TCA回路，クレブス回路）の中間体に変換され，糖質や脂肪酸と同様にATPの産生に利用される（図6）．しかし，先述の通り，アミノ酸の本来の役割は，細胞骨格や酵素などの生体内で必要とされるたんぱく質の合成材料として使われることである．ここで体内に糖質が十分に存在する場合は，優先的に糖質がエネルギー源として利用され，たんぱく質はエネルギー源として使われなくてすむ．このことを糖質による**たんぱく質節約作用**という．一方，絶食時のように体内に糖質が十分に存在しない場合は，体たんぱく質の分解（異化）が促進し，生成したアミノ酸がエネルギー源として利用される．また，空腹時にはアミノ酸がグルコースをつくる材料としても利用される．このような糖質以外の材料からグルコースをつくり出すしくみを**糖新生**といい，糖新生系に合流してグルコースの合成材料となるアミノ酸を**糖原性アミノ酸**という．アセチルCoAは脂質代謝系に合流して脂肪酸やケトン体に転換されるため，アセチルCoAに変換されるアミノ酸は**ケト原性アミノ酸**という．ヒトの場合，ロイシンとリシンはケト原性の性質のみを有する.

D. たんぱく質の栄養価

　食品中のたんぱく質は，その種類によって栄養価（質的な良否）が異なることがある．たんぱく質の栄養価を評価する方法には，**生物学的評価法**と**化学的評価法**がある．生物学的評価法はヒトや実験動物を対象として体重増加や窒素の摂取・排出を測定する方法である．化学的評価法はたんぱく質を構成している不可欠アミノ酸の量を測定する方法である.

1) 生物学的評価法

①たんぱく質効率

　成長期の実験動物に食品たんぱく質を配合した食餌を摂取させると，栄養価の高いたんぱく質では堅調に体重が増加するが，栄養価の低いたんぱく質の場合は体重が減少することもある．たんぱく質効率は体重増加量を指標にした評価法で，体重増加量を摂取したんぱく質量で除して算出する.

$$\text{たんぱく質効率} = \frac{\text{体重増加量}}{\text{摂取たんぱく質量}}$$

②生物価と正味たんぱく質利用率

　たんぱく質に由来する窒素（N）を対象に，吸収N量あるいは摂取N量から糞・尿へのN排出量を差し引く窒素出納試験によって求める．生物価は，吸収N量

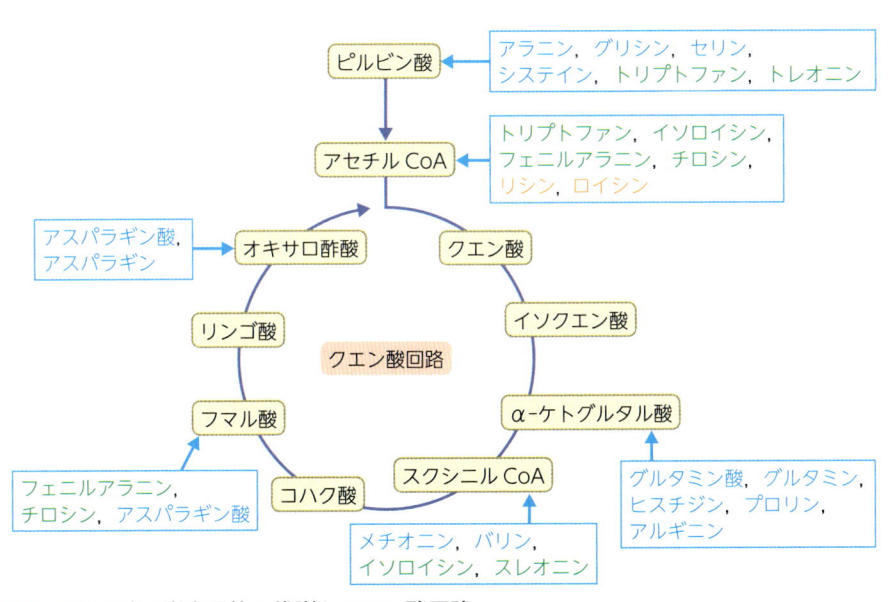

図6　アミノ酸の炭素骨格の代謝とクエン酸回路
文字の青色は糖原性，オレンジ色はケト原性，緑色は糖原性とケト原性の両方を兼ね備えたアミノ酸を示している.
「栄養科学イラストレイテッド 基礎栄養学 第4版」（田地陽一／編），羊土社，2020をもとに作成

に対する体内保留N量の割合で示される. 高い生物価を示すたんぱく質は, 効率よく体内に保留されたことを意味し, 栄養価が高いと評価される. 正味たんぱく質利用率は, 摂取N量に対する体内保留N量の割合で示される. 生物価は高いが, 正味たんぱく質利用率が低い場合には, そのたんぱく質は消化吸収率が低いことになる.

$$生物価 = \frac{体内保留N量}{吸収N量} \times 100$$

$$= \frac{吸収N量 - 尿中N量}{摂取N量 - 糞中N量} \times 100$$

$$正味たんぱく質利用率 = \frac{体内保留N量}{摂取N量} \times 100$$

$$= \frac{吸収N量 - 尿中N量}{摂取N量} \times 100$$

真の生物価, 真の正味たんぱく質利用率という場合は, 糞中N量・尿中N量から内因性糞中N量, 内因性尿中N量を差し引く.

内因性尿中N量と内因性糞中N量は, 無たんぱく質食摂食時の糞尿中へのN排出より求められる.

2) 化学的評価法

ヒトが必要とするアミノ酸のうち, 体内で合成できないか, あるいは合成できても量的に不足するアミノ酸を**不可欠アミノ酸**（必須アミノ酸）とよぶ. 成人の不可欠アミノ酸は, バリン, ロイシン, イソロイシン, トレオニン, フェニルアラニン, トリプトファン, リシン, ヒスチジン, メチオニンの9種類である. 食品たんぱく質に含まれる不可欠アミノ酸の組成が, ヒトの必要とするアミノ酸のバランスに近ければ, そのたんぱく質の栄養価は高いといえる. **アミノ酸価**（アミノ酸スコア）は, 食品たんぱく質を構成するそれぞれの不可欠アミノ酸含量を基準となる不可欠アミノ酸含量のパターン（**アミノ酸評点パターン**）と比較して算出する（**表5**）. アミノ酸評点パターンは, 2007年にFAO/WHO/UNUから提示されたものが用いられる. アミノ酸評点パターンの値と比較して, 各不可欠アミノ酸含量の比率が100%に満たないものを**制限アミノ酸**といい, そのうち最も低い比率のものを**第一制限アミノ酸**という. アミノ酸価は, この第一制限アミノ酸の比率であらわされる. 制限アミノ酸がない食品たんぱく質のアミノ酸価は100とする. 制限アミノ酸があるたんぱく質は, 制限アミノ酸がないたんぱく質（アミノ酸価が100のたんぱく質）と比較して栄養価が低いと評価される. 一般的に, 動物性のたんぱく質の場合はアミノ酸価が100のものが多く, 植物性のたんぱく質の場合はリシンが制限アミノ酸になることが多い.

表5 不可欠アミノ酸の必要量に基づくアミノ酸評点パターンから求めたアミノ酸価（アミノ酸スコア）

アミノ酸	不可欠アミノ酸の必要量[1] (mg/kg体重/日)	アミノ酸評点パターン[2] (mg/gたんぱく質)	不可欠アミノ酸量（mg/gたんぱく質）[3]		
			とうもろこし（コーングリッツ, 黄色種）	精白米（水稲穀粒, うるち米）	鶏卵（卵白, 生）
ヒスチジン	10	15	33	31	30
イソロイシン	20	30	43	47	59
ロイシン	39	59	170	96	96
リシン	30	45	20	42	77
含硫アミノ酸	15	22	54	55	71
芳香族アミノ酸	25	38	100	110	120
トレオニン	15	23	38	44	54
トリプトファン	4.0	6.0	5.8	16	18
バリン	26	39	53	69	78
アミノ酸価			44	93	100

[1] 成人（18歳以上, 男女共通）の体重維持のためのたんぱく質必要量を0.66 g/kg体重/日として計算した.

[2] FAO/WHO/UNUの報告（2007年）に基づく.（WHO Technical Report Series 935, "Protein and amino acid requirements in human nutrition" より引用）

[3] 「日本食品標準成分表（八訂）増補2023年アミノ酸成分表編」に基づく.〔「日本食品標準成分表（八訂）増補2023年」「日本食品標準成分表（八訂）増補2023年アミノ酸成分表編」「日本食品標準成分表（八訂）増補2023年炭水化物成分表編」（文部科学省科学技術・学術審議会資源調査分科会報告）より引用〕

3 炭水化物の栄養

　炭水化物は，単糖あるいはそれを最小構成単位とした重合体である．われわれは，炭水化物を穀類（飯，パン，麺，とうもろこしなど），芋類（ジャガイモ，さつまいもなど），砂糖および甘味類，果実類（バナナ，ぶどう，りんごなど）から摂取している．炭水化物は，ヒトの消化酵素で消化できる**易消化性炭水化物**と消化できない**難消化性炭水化物**に大別される．一般に易消化性炭水化物を**糖質**，難消化性炭水化物を**食物繊維**とよぶ．糖質は，生体内で主にエネルギー源として利用される．脳や赤血球はグルコースを主たるエネルギー源として利用することから，これらにグルコースを供給するためにも食事による糖質の摂取は重要とされる．

A. 糖質の分類

　糖質は，構成単位である**単糖**，単糖が数個結合した**少糖（オリゴ糖）**，さらに多数の単糖が結合した**多糖**，その他，**糖アルコール**などの誘導糖に分類される．

1）単糖類

　単糖は，糖質を構成する最小単位である．食品中には，**ペントース**（五炭糖），**ヘキソース**（六炭糖）が多く存在する．代表的なペントースには，キシロース，アラビノース，リボースなどがあり，代表的なヘキソースには，グルコース，フルクトース，ガラクトースなどがある．単糖の化学構造は鎖状構造で描かれることが多いが，ペントース以上の炭素数の単糖は，水溶液中でカルボニル基とヒドロキシ基が分子内でヘミアセタール結合を形成し，環状構造をとっている（図7）．

①グルコース（ブドウ糖）

　デンプン，セルロース，スクロースなどを構成する単糖である．また，遊離のグルコースとして果実やはちみつにも含まれている．グルコースの分子は，1個の酸素原子と5個の炭素原子が単結合で環状につながった構造であるが，水溶液中では環状構造と鎖状構造が平衡状態で存在している（図8）．

②フルクトース（果糖）

　グルコースの異性体である．スクロースを構成する単糖であるとともに，遊離のフルクトースとして果実やはちみつにも含まれている．フルクトースは，糖類のなかで最も強い甘味を呈する．グルコースに**グルコースイソメラーゼ**を作用させると，一部がフルクトースに変換する．このグルコースとフルクトースの混合物を**異性化糖**[※3]という．

③ガラクトース

　グルコースの異性体であり，ラクトース，ラフィノース，スタキオースなどのオリゴ糖，寒天などの多糖を

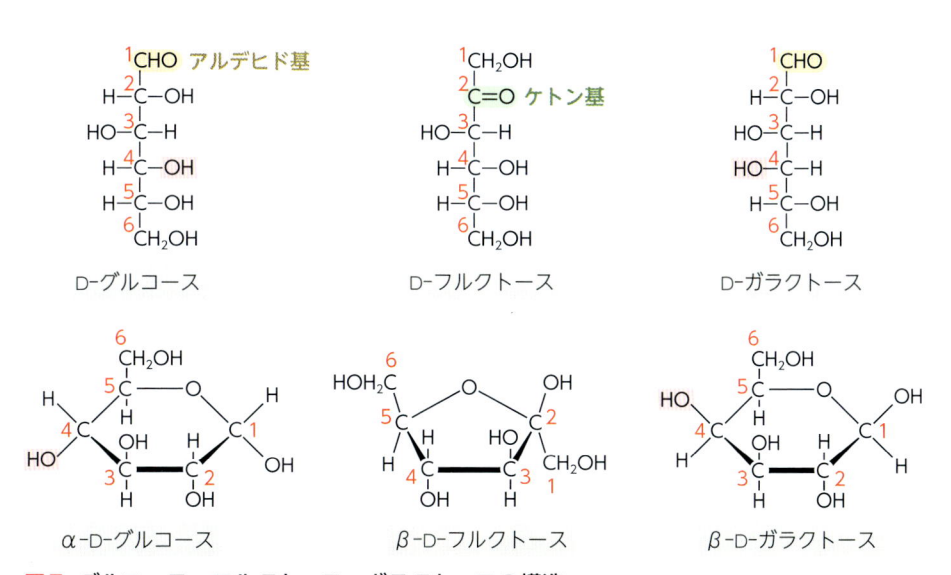

図7 グルコース，フルクトース，ガラクトースの構造
1，2，…6は，グルコース分子の中の炭素原子の番号を示している．

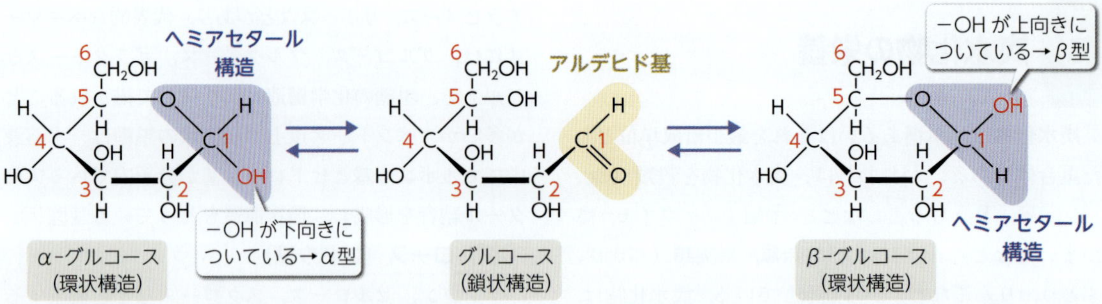

図8 水溶液中におけるグルコースの平衡状態
環状構造のうち，C5に結合している−CH₂OHとC1に結合している−OHが，環に対して反対側にある場合をα型，同じ側にある場合をβ型という．同じ1つのC原子（C1）に−OHと−O−を1個ずつもつ構造 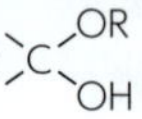 をヘミアセタール構造という．この構造があると，水溶液中でその一部がアルデヒド基をもつ鎖状構造になるので，還元性を示す．

構成する単糖である．食品中では，遊離のガラクトースとしてはほとんど存在しない．

2）少糖類（オリゴ糖）

少糖（オリゴ糖）は，2〜10個の単糖類が結合したものである．結合している単糖の数によって二糖，三糖，四糖とよばれる．食品学的には，マルトース，スクロース，ラクトースなどの二糖類が重要である（**図9**）．糖どうしの結合を**グリコシド結合**[※4]といい，結合の位置によってα-1,4グリコシド結合（**α-1,4結合**），α-1,6グリコシド結合（**α-1,6結合**）のようなさまざまな結合が存在する．

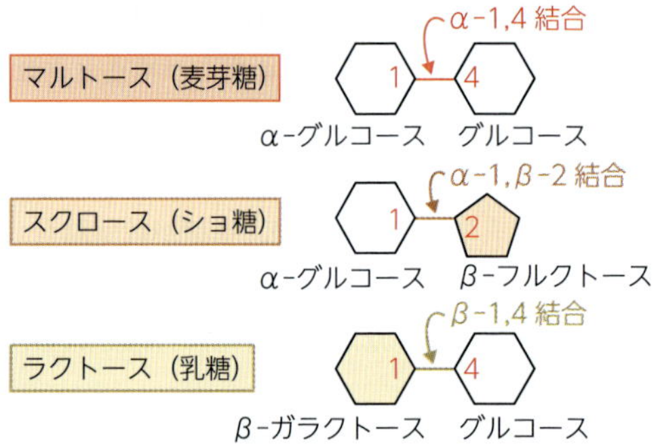

①マルトース（麦芽糖）

デンプンをアミラーゼで加水分解することで得られる．マルトース分子は，α-グルコース分子のC1に結合したヒドロキシ基（−OH）と，別のグルコース分子のC4に結合した−OHの間で脱水縮合（α-1,4結合）した構造である．マルトースを**マルターゼ**で加水分解すると2分子のグルコースが生成する．

②スクロース（ショ糖）

サトウキビやテンサイ（ビート）の搾り汁を煮詰めて精製することで得られる．スクロース分子は，α-グルコース分子とβ-フルクトース分子が脱水縮合（α-1,β-2結合）した構造である．スクロースを**スクラーゼ**（**インベルターゼ**）によって加水分解するとグルコース

図9 主な二糖類の模式図
「栄養科学イラストレイテッド 基礎栄養学 第4版」（田地陽一／編），羊土社，2020をもとに作成

とフルクトースの等量混合物が生成する．この反応を**転化**といい，転化によって生成したグルコースとフルクトースの等量混合物を**転化糖**という．

③ラクトース（乳糖）

哺乳類の乳汁中に含まれる（牛乳4〜5％，人乳6〜7％）．β-ガラクトースとグルコースが脱水縮合（β-1,4結合）した構造である．ラクトースを**ラクターゼ**によって加水分解するとガラクトースとグルコースが生成する．

3）多糖類

多糖は，多数の単糖がグリコシド結合によってつな

※3 **異性化糖**：デンプンを加水分解して得られたグルコースに異性化酵素であるグルコースイソメラーゼを作用させて，その一部をより甘味度の高いフルクトースに変換する．フルクトースの含有量が50％未満をブドウ糖果糖液糖，50％以上90％未満を果糖ブドウ糖液糖，90％以上を高果糖液糖として市販されている．砂糖と比べ安価に製造できる．

低温で甘味度が増すなどの特徴を活かし，清涼飲料の原料として利用されている．
※4 **グリコシド結合**：マルトースの場合，単糖分子のC1原子に結合した−OHと別の単糖分子のC4原子に−OHとの間で脱水縮合している．このC−O−Cの構造をグリコシド結合という．

がったものである。一般的に甘味を呈しない。多糖は，同じ種類の単糖からなる**単純多糖**（ホモ多糖）と，複数の種類の単糖や単糖以外の成分が結合した**複合多糖**（ヘテロ多糖）に大別される。デンプン，グリコーゲン，セルロースは代表的な単純多糖であり，グルコマンナン，アガロース，ペクチンは代表的な複合多糖である。なお，セルロース，グルコマンナン，アガロース，ペクチンは，難消化性炭水化物である。

①デンプン

植物中で光合成によりつくられ，穀類，イモ類，豆類などの細胞内にデンプン粒として蓄えられている。デンプンには水に可溶な**アミロース**と水に溶けにくい**アミロペクチン**がある（**図10**）。アミロースは数百〜数千個のグルコースがα-1,4結合で鎖状に連なったらせん構造を有しており，アミロペクチンは数万個のグルコースがα-1,4結合で鎖状に連なった部分に加えて，α-1,6結合によって枝分かれした構造を有している。アミロースとアミロペクチンの存在割合は食品の種類によって異なる。例えば，うるち米（ご飯として食べる普通のお米）ではアミロースが約20％，アミロペクチンが約80％からなり，もち米ではアミロースは0％，

アミロペクチンは100％である。アミロペクチン含量が多いほど，"もちもち"とした食感を呈する。

②グリコーゲン

動物体内でグルコースから合成される。かき（貝），うに，動物の肝臓や筋肉に存在する。構造や分子量はアミロペクチンと似ているが，アミロペクチンより枝分かれが多い。家畜をと殺したあとはグリコーゲンの分解が進み，食肉中のグリコーゲン量は減少する。

4）糖アルコール

糖アルコールは，植物や微生物に存在しているものもあるが，工業的には原料糖を還元（水素添加）することで製造される。**ソルビトール**はグルコースを還元することで得られ，食品添加物（甘味料）として利用されている。また，ソルビトールは，果実類（りんご，なし，プルーンなど）にも含まれている。**キシリトール**はキシロースを還元することで得られ，抗う蝕性，低カロリーの甘味料としてガムやキャンディーに用いられている。**マルチトール**（還元麦芽糖）はマルトースを還元することで得られ，低カロリーの甘味料として用いられている。

B. エネルギー源としての役割

われわれは，1日当たりに約250gの炭水化物を摂取している。そのうち約240gは穀類を代表とする植物性食品から得ている。摂取している糖質はデンプンが最も多く，次いでスクロースである。これらは消化酵素によって最終的に単糖にまで加水分解されてから血液に入る。単糖は血流にのって全身の細胞にたどり着き，その細胞内に取り込まれた後，解糖系・クエン酸回路・電子伝達系の過程を経てATPが合成される。また，細胞内に取り込まれたグルコースは，筋肉と肝臓ではグリコーゲンの合成に用いられ，脂肪組織では脂肪酸の合成にも用いられる。

1）グルコース，フルクトース，ガラクトースの代謝

細胞内に取り込まれたグルコースは，**グルコース6-リン酸**になり，その後連続した酵素反応を受け，**ピルビン酸**あるいは**乳酸**2分子にまで分解される。このグルコースからピルビン酸あるいは乳酸が生成されるまでの過程は**解糖系**とよばれる（**図11**）。解糖は細胞質基質で行われる。解糖系では**基質レベルのリン酸化**[※5]

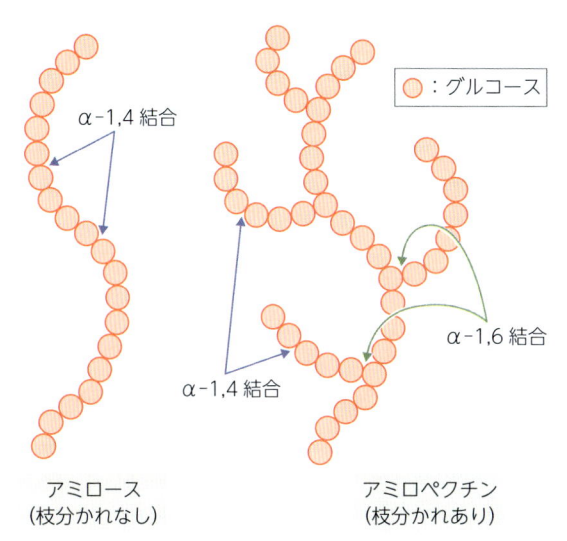

α-1,4 結合

○：グルコース

α-1,4 結合

α-1,6 結合

アミロース（枝分かれなし）　アミロペクチン（枝分かれあり）

図10　デンプンの構造（模式図）

デンプンには，グルコースが鎖状に結合した**アミロース**と鎖状の部分に加えて分枝構造をもつ**アミロペクチン**がある。実際には，グルコースが鎖状に結合した部分の立体構造は，グルコース約6分子で1回転する「らせん状」をとっている。
「健康・栄養科学シリーズ 食物と健康 食品の科学 改訂第2版」（太田英明，他/編），南江堂，2018をもとに作成

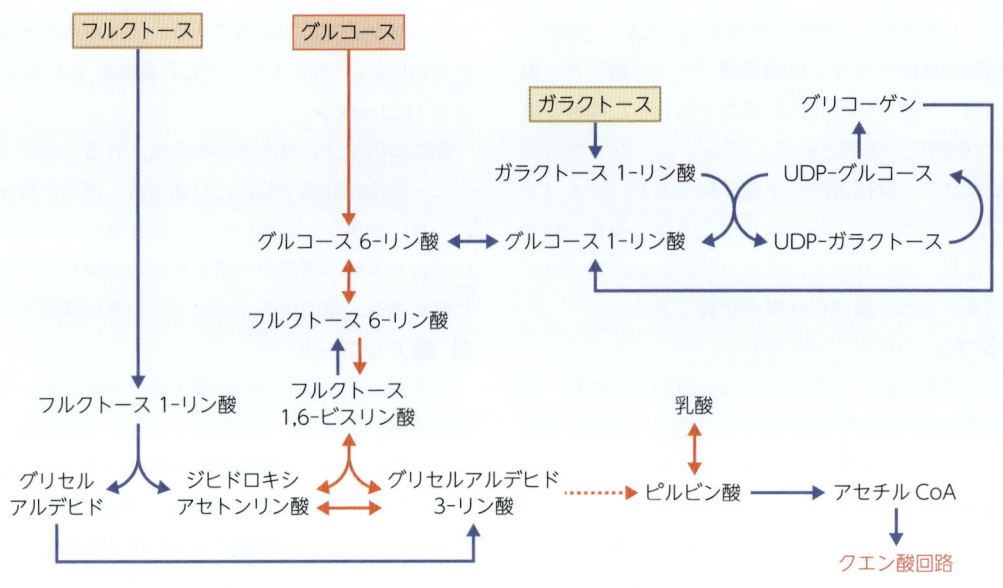

図11 グルコース，フルクトース，ガラクトースの主な代謝の概要
赤色の矢印は，解糖系の代謝経路を示している.

によって1分子のグルコースから2分子のATPを産生することができる（1分子のグルコースから4分子のATPを合成するが，2分子のATPが消費されるので，結果として2分子のATPが産生される）.

解糖系で生成したピルビン酸はミトコンドリアに入り，ピルビン酸脱水素酵素により**アセチルCoA**へと変換される．アセチルCoAは**クエン酸回路**に入り，最終的にCO_2とH_2Oにまで分解される．クエン酸回路では**NADH**と**FADH$_2$**が生成し，これらの水素がミトコンドリア内膜の**電子伝達系**における電子伝達過程に共役して，NADHから約2.5分子のATPが，FADH$_2$からは約1.5分子のATPが生成される（NADHから約3分子のATPが，FADH$_2$から約2分子のATPが生成されるとする教科書もある）．このようにNADHやFADH$_2$が酸化される過程でATPがつくられる反応を**酸化的リン酸化**[※6]という.

細胞内に取り込まれたフルクトースは，フルクトース1-リン酸になり，その後，グリセルアルデヒドとジヒドロキシアセトンリン酸に分割されて解糖系に合流

する（図11）．ガラクトースは，ガラクトース1-リン酸になり，これとUDP-グルコースとの間で変換反応が起こってUDP-ガラクトースとグルコース1-リン酸となる．UDP-ガラクトースは異性化酵素によってUDP-グルコースになる．グルコース1-リン酸はグルコース6-リン酸に転換されて解糖系に入る．いずれも解糖系に合流したあとは，グルコースの場合と同様に代謝される.

2）エネルギー源としての糖質の意義

脳は体重の2％程度の重量にすぎないが，身体が消費する総エネルギー量の約20％を消費している．1日当たりの基礎代謝量を1,500 kcalとすれば，脳のエネルギー消費量は300 kcalになり，これは約80 gのグルコース量に相当する．特別な場合を除いて脳はエネルギー源としてグルコースしか利用できず，また肝臓に蓄えられているグリコーゲン量も50〜60 g程度であるので，脳が必要とするエネルギー量を供給するためにも十分な糖質を摂取することが必要である.

赤血球はミトコンドリアをもたないため，クエン酸

※5　**基質レベルのリン酸化**：高エネルギー化合物（ホスホエノールピルビン酸など）からアデノシン二リン酸（ADP）やグアノシン二リン酸（GDP）にリン酸を転移させて，ATPまたはグアノシン三リン酸（GTP）をつくる反応を指す.

※6　**酸化的リン酸化**：電子伝達系においてNADHやFADH$_2$などが酸化される過程で生じたエネルギーを用いてADPとリン酸からATPをつくる反応を指す．解糖系で生じたNADHもミトコンドリアに運ばれてATPの合成に用いられる.

回路・電子伝達系でATPを産生することができない．そのため，赤血球におけるATPの産生は，細胞質基質で行われるグルコースのみをエネルギー源とした解糖系に依存している．

3) エネルギー換算係数

「日本食品標準成分表2020年版（八訂）」では，利用可能炭水化物（単糖当量）の値（g）にエネルギー換算係数 **3.75 kcal/g**（16 kJ/g）を乗じて，**利用可能炭水化物**[※7]に由来するエネルギー量を算出している（**表6**）．利用可能炭水化物（単糖当量，質量計）が収載されていない食品では，エネルギー量の算出に差し

[※7] **利用可能炭水化物**：「日本食品標準成分表2020年版（八訂）」では，炭水化物のうち，デンプン，グルコース，フルクトース，ガラクトース，スクロース，マルトース，ラクトース，トレハロース，80％エタノールに可溶性のマルトデキストリン，マルトトリオースなどのオリゴ糖類，イソマルトース，マルチトールを利用可能炭水化物としている．**利用可能炭水化物（質量計）**はそれぞれの利用可能炭水化物の質量の合計であり，利用可能炭水化物の摂取量を算出する場合に用いられる．**利用可能炭水化物（単糖当量）**は，それぞれの質量に係数（デンプンおよび80％エタノールに可溶性のマルトデキストリンは1.10，マルトトリオースなどのオリゴ糖類は1.07，二糖類は1.05）を乗じ，単糖の質量に換算して合計した値である．

表6 「日本食品標準成分表2020年版（八訂）」で適用されているエネルギー換算係数

成分名	換算係数（kJ/g）	換算係数（kcal/g）
アミノ酸組成によるたんぱく質/たんぱく質	17	4
脂肪酸のトリアシルグリセロール当量/脂質	37	9
利用可能炭水化物（単糖当量）	16	3.75
差引き法による利用可能炭水化物	17	4
食物繊維総量	8	2
アルコール	29	7
糖アルコール		
ソルビトール	10.8	2.6
マンニトール	6.7	1.6
マルチトール	8.8	2.1
還元水あめ	12.6	3.0
その他の糖アルコール	10	2.4
有機酸		
酢酸	14.6	3.5
乳酸	15.1	3.6
クエン酸	10.3	2.5
リンゴ酸	10.0	2.4
その他の有機酸	13	3

「日本食品標準成分表（八訂）増補2023年」「日本食品標準成分表（八訂）増補2023年アミノ酸成分表編」「日本食品標準成分表（八訂）増補2023年炭水化物成分表編」（文部科学省科学技術・学術審議会資源調査分科会報告）より引用

引き法による**利用可能炭水化物**が用いられる．この場合のエネルギー換算係数は **4 kcal/g**（17 kJ/g）が適用される．

C. 血糖調節

食後は摂取した糖質が消化・吸収され，血糖値（血液中のグルコース濃度）が上昇する（健常者の場合，食後0.5～1時間後に120～150 mg/dLに達する，**図12**）．血糖値が高くなると膵臓から**インスリン**の分泌量が増える．インスリンは，筋肉や脂肪組織へのグルコースの取り込みを促進させる．また，肝臓の細胞では解糖系やグリコーゲン合成に関与している酵素の活性を高めることで，細胞内でのグルコースの利用が促進するため，血中から肝臓の細胞へグルコースを取り込む量が増える．この結果，徐々に血糖値が低下し，食後2～3時間後には空腹時のレベルに戻る．

血糖値は，空腹時でも80～100 mg/dL前後のほぼ一定の範囲に保たれている．血糖値が60 mg/dL以下になると，脳へのグルコース供給が滞り，顔面がそう白となり，痙攣，意識喪失などの症状が現れる．このようなことが起こらないように，空腹時には，膵臓から**グルカゴン**，副腎髄質から**アドレナリン**，脳下垂体前葉から**成長ホルモン**，甲状腺から**チロキシン**の分泌量が増える．これらは肝臓の細胞内に蓄えていたグリコーゲンの分解を促進させ，血液中へのグルコースの放出が進み，血糖値が下がりすぎないようにしている．

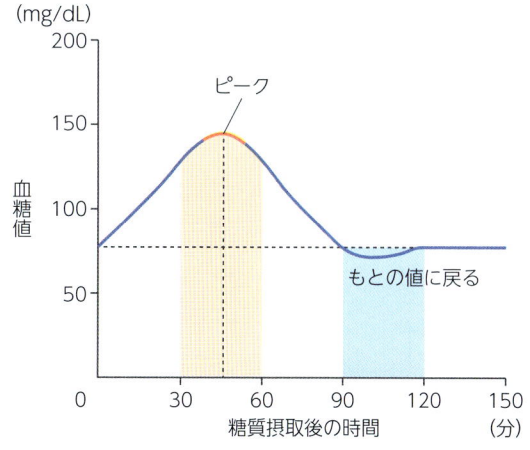

図12 血糖曲線
「栄養科学イラストレイテッド 基礎栄養学 第4版」（田地陽一/編），羊土社，2020より引用

しかし，長期間にわたる絶食時には肝臓のグリコーゲンの分解だけでは対応できないため，血糖を維持するしくみとして糖新生が活性化する．糖新生は肝臓と腎臓（主には肝臓）で行われる．糖新生の材料として，先述の糖原性アミノ酸（**アラニン**など）のほかに，**乳酸，グリセロール**（グリセリン）も用いられる．空腹時に副腎皮質から分泌が促進する**グルココルチコイド**（糖質コルチコイド）の働きによって，筋肉などの体たんぱく質の分解（異化）が進み，血液中にアミノ酸が供給される．アラニンなどの糖原性アミノ酸を材料に糖新生が行われるのは**グルコース・アラニン回路**とよばれ，乳酸を材料に糖新生が行われるのは**コリ回路**とよばれる（図13）．

D. 食物繊維

1）食物繊維の分類と種類

食物繊維は，その物理化学的な性質から，**不溶性食物繊維**と**水溶性食物繊維**に大別される．また，「日本食品標準成分表2020年版（八訂）炭水化物成分表編」では，水溶性食物繊維について，難消化性オリゴ糖を含む低分子量水溶性食物繊維と高分子量水溶性食物繊維の成分値が収載されている．

①不溶性食物繊維

セルロースは，植物の細胞壁の主成分であり，多数のβ-グルコースがβ-1,4結合で直鎖状に連なった構造を有する．デンプンとは異なり，らせん構造ではなく，単純な鎖状構造をとる．ヒトはセルロースを加水分解することができないが，ウシやヒツジなどの反芻動物やウマなどの草食動物は管腔内にセルラーゼ（セルロースを分解する酵素）を産生する微生物が生息しており，これらによってセルロースの利用を可能としている．

キチンは，えびやかになどの甲殻類の殻に含まれ，N-アセチルグルコサミンがβ-1,4結合で鎖状につながった構造を有する．キチンを水酸化ナトリウムで脱アセチル化すると，希酸に溶解するキトサンが得られる．

②水溶性食物繊維

ペクチンは，植物細胞の細胞壁内や細胞壁間に存在し，みかんの皮に3～4％，りんご，いちご，バナナに約0.7％含まれている．ペクチンはガラクツロン酸とガラクツロン酸メチルエステルがα-1,4結合で連なった構造をとる．植物体が未成熟のうちは不溶性のプロトペクチンとして存在するが，熟成の過程でペクチン分解酵素（ポリガラクツロナーゼ）やペクチンエステラーゼが働き，水溶性のペクチニン酸，ペクチン酸へと変化する．

グルコマンナンは，こんにゃくいもに含まれ，グルコースとマンノースがβ-1,4結合で連なった構造をと

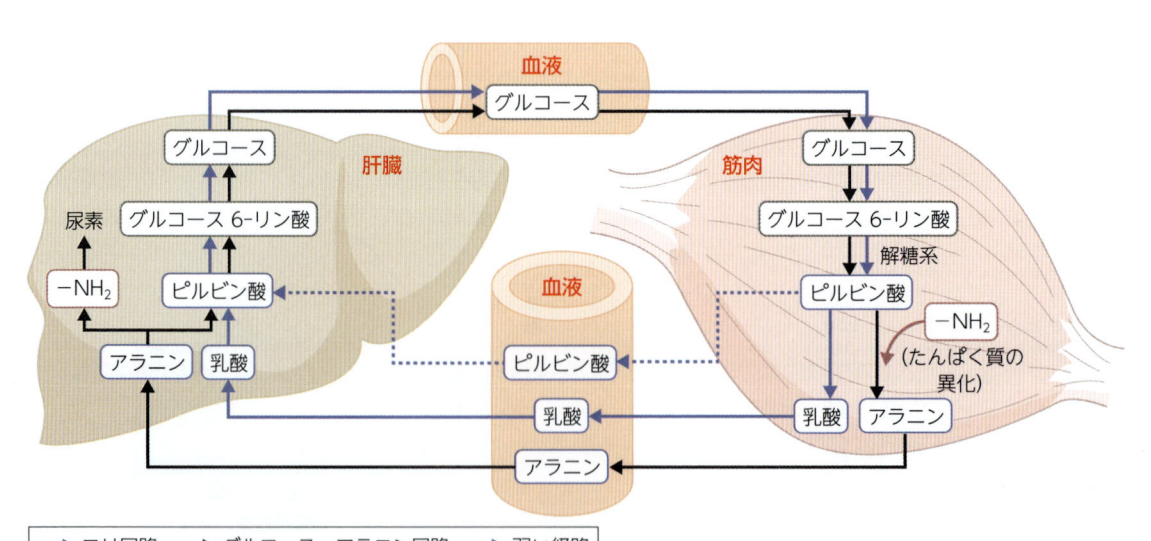

図13　糖新生（コリ回路とグルコース・アラニン回路）
「健康・栄養科学シリーズ 基礎栄養学 改訂第6版」（柴田克己，合田敏尚/編），南江堂，2020をもとに作成

る．グルコマンナンは水溶性であるが，水酸化カルシウム（消石灰）を添加してゲル化させると不溶性になる（こんにゃくは不溶性食物繊維が含まれる）．

アルギン酸は，こんぶ，わかめなどの褐藻類に含まれ，マンヌロン酸とL-グルロン酸が β-1,4結合でつながった構造をとる．アルギン酸は不溶性であるが，アルギン酸のナトリウム塩，カリウム塩は水に溶解して粘性を帯びるので，食品添加物（増粘安定剤）として用いられている．

アガロースは，てんぐさ，おごのりなどの紅藻類に多く含まれ，ガラクトースと3,6-アンヒドロ-L-ガラクトースが β-1,4結合で連なった構造をとる．アガロースはゲル化しやすく，DNAを分離する電気泳動の担体に用いられる．寒天は，アガロース（70％）とアガロペクチン（30％）の混合物である．

③難消化性オリゴ糖

ラフィノースは，大豆や甜菜（ビート）などに含まれ，スクロースのグルコース側にガラクトースが結合した非還元性の三糖である．**スタキオース**は，ラフィノースと同様に大豆に含まれ，ラフィノースのガラクトース側にもう1つガラクトースが結合した非還元性の四糖である．**フルクトオリゴ糖**は，スクロースのフルクトース側にさらにフルクトースを1〜3分子結合させた非還元糖である．ごぼうやたまねぎなどにも含まれているが，酵素的に合成したものが市販の食品素材として用いられている．**ガラクトオリゴ糖**は，ラクトースのガラクトース側にさらにガラクトースが結合した還元糖である．乳に微量含まれているが，酵素的に合成したものが市販の食品素材として用いられている．これらのオリゴ糖は大腸における腸内細菌叢を改善する作用（プレバイオティクス効果）を有しており，特定保健用食品の関与成分として用いられている．

2）エネルギー換算係数

食物繊維はヒトの消化酵素によって消化されないので，ヒトにとって食物繊維は直接的な栄養素とはならないといえる．しかし，食物繊維には主に大腸に生息する腸内細菌によって**発酵**を受けるものがある．腸内細菌は，食物繊維を材料にして**短鎖脂肪酸**（酢酸，プロピオン酸，酪酸など）を産生し，ヒトは腸内細菌が産生した短鎖脂肪酸を体内に吸収してエネルギー源として利用している．「日本食品標準成分表2020年版

（八訂）」では，食物繊維総量のエネルギー換算係数を **2 kcal/g**（8 kJ/g）としている（表6）.

4 脂質の栄養

脂質は，食品中の有機溶媒に溶ける有機化合物の総称である．したがって，脂質量の分析には，有機溶媒を用いて脂質を抽出し，回収した抽出物の質量を測定する方法が用いられる．有機溶媒で抽出される化合物には，中性脂肪（油脂）のほかに，ろう（ワックス），ステロール，リン脂質，脂溶性ビタミンなども含まれ，「日本食品標準成分表2020年版（八訂）」における「脂質」はこれらの総量として示されている．中性脂肪のうち，天然に最も多く存在するのはトリグリセリド（トリアシルグリセロール）である．「日本食品標準成分表2020年版（八訂）」では，食品に含まれる各脂肪酸をトリアシルグリセロールに換算して合計した脂肪酸の**トリアシルグリセロール当量**も収載されている．

脂質は，エネルギー源としての役割，生体膜の構成成分，ステロイドホルモンなどの材料になる働きがある．脂質の摂取量は，肉類（豚肉，牛肉，ハム・ソーセージなど）が最も多く，油脂類（主に植物性油脂）と続く．

A. 脂質の種類

脂質には，脂肪酸とアルコール類からなる**単純脂質**，脂肪酸とアルコール類以外にリン酸や糖などが含まれる**複合脂質**，脂質のうち水酸化カリウム水溶液などによってケン化[※8]されない**不ケン化物**がある．

1）単純脂質

①中性脂肪（油脂）

グリセロールに脂肪酸がエステル結合したものである．3分子の脂肪酸が結合した**トリグリセリド**，2分子の脂肪酸が結合した**ジグリセリド（ジアシルグリセロール）**，1分子の脂肪酸が結合した**モノグリセリド（モノアシルグリセロール）**がある（図14）.

[※8] **ケン化（鹸化）**：水酸化カリウムなどの塩基の水溶液によるエステルの加水分解反応のこと．油脂に水酸化カリウム水溶液を加えて加熱すると，ケン化されてグリセロールと脂肪酸のカリウム塩が生じる．分子内に脂肪酸をもたない場合は塩基によってケン化されないので，不ケン化物とよばれる．

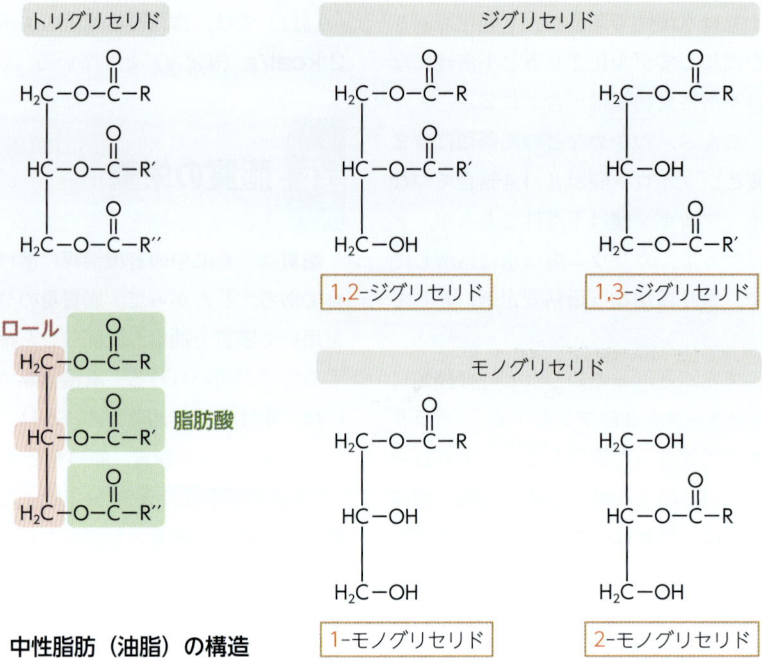

図14 中性脂肪（油脂）の構造

②ろう（ワックス）

一価の脂肪族アルコールと脂肪酸がエステル結合したものである．動植物の表皮の防御被膜として存在している．

③ステロールエステル

ステロール[9] の3位のヒドロキシ基（−OH）に脂肪酸がエステル結合したものである．血漿中のコレステロールは，約70％が**コレステロールエステル**（エステル型コレステロール），約30％が遊離型コレステロールとして存在している．

2）複合脂質

①リン脂質

リン酸を含む脂質であり，**グリセロリン脂質**と**スフィンゴリン脂質**がある．グリセロリン脂質はグリセロールに脂肪酸とリン酸が結合しており，さらにこのリン酸部分に**コリン**やエタノールアミンなどの塩基が結合している．卵黄や大豆には塩基としてコリンが結合した**ホスファチジルコリン（レシチン）**（**図15A**）が多く含まれている．リン脂質は，疎水性の脂肪酸部分と

親水性のリン酸・塩基部分から構成されているため，**両親媒性物質**[10] である．スフィンゴリン脂質は，セラミド（スフィンゴシンに脂肪酸1分子が酸アミド結合したもの）に，リン酸と塩基（コリンなど）が結合したものである．代表的なスフィンゴリン脂質であるスフィンゴミエリンは，脳や神経細胞に存在する．

②糖脂質

糖が結合した脂質であり，グリセロ糖脂質とスフィンゴ糖脂質がある．グリセロ糖脂質は，グリセロールに脂肪酸と糖（単糖あるいはオリゴ糖）が結合したものである．スフィンゴ糖脂質は，セラミドに糖が結合したものである．

3）不ケン化物

不ケン化物には，**ステロール**，脂肪族アルコール，脂溶性ビタミンなどがある．動物性の主なステロールは**コレステロール**（**図15B**）であり，鶏卵（卵黄），肝臓，バターに多く含まれる．植物性の主なステロールは**植物ステロール**[11] であり，植物性油脂（こめ油，胚芽油など）に多く含まれる．

---

[9] **ステロール**：ステロイド骨格の3位にヒドロキシ基（−OH）が存在し，17位に炭化水素鎖が結合した化合物群．
[10] **両親媒性物質**：1つの分子内に水（水相）になじむ親水基と油

（有機相）になじむ疎水基の両方をもつ分子の総称．水相と有機相の界面に吸着し，界面活性剤（乳化剤）として機能する．マヨネーズの製造では，卵黄に含まれるリン脂質が乳化剤の役割を果たしている．

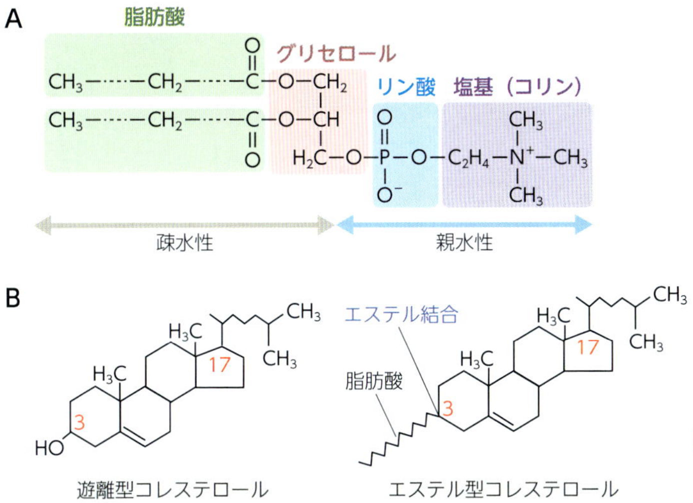

A

脂肪酸
グリセロール
リン酸　塩基（コリン）

CH_3――――CH_2―――$\overset{\overset{O}{\|}}{C}$-O-$CH_2$

CH_3――――CH_2―――$\overset{\overset{O}{\|}}{C}$-O-CH

H_2C-O-$\overset{\overset{O}{\|}}{\underset{O^-}{P}}$-O-$C_2H_4$-$\overset{\overset{CH_3}{}}{\underset{CH_3}{N^+}}$-$CH_3$

疎水性　　　　　　　　親水性

B

エステル結合

脂肪酸

遊離型コレステロール　　　エステル型コレステロール

図15 グリセロリン脂質（ホスファチジルコリン）（A）とコレステロールの構造（B）

B. 脂質を構成する脂肪酸の種類

カルボキシ基（−COOH）をもつ化合物を**カルボン酸**という．カルボン酸のうち，鎖状の炭化水素の末端にカルボキシ基1個が結合したものを**脂肪酸**という．脂肪酸の種類は，炭素原子の数，二重結合の数，二重結合の位置によって異なる．

1）炭素原子の数

脂肪酸の炭素原子の数が6個以下のものを**短鎖脂肪酸**，8〜10個のものを**中鎖脂肪酸**，12個以上のものを**長鎖脂肪酸**として分類されることが多い．

2）二重結合の数

炭化水素基が単結合のみからなるものを**飽和脂肪酸**，炭化水素基に二重結合を含むものを**不飽和脂肪酸**という．不飽和脂肪酸のうち，二重結合を1つ含むものを**一価不飽和脂肪酸**，2つ以上含むものを**多価不飽和脂肪酸**という．脂肪酸を慣用的に示すときに，「炭素数：二重結合数」で記す．例えば，オレイン酸は18：1と表記する．

3）二重結合の位置

オレイン酸の場合，カルボキシ基の反対側のメチル基の炭素を1番として数えていくと，9番目の炭素の位置にはじめて二重結合があらわれるので，n−9系の脂

※11　**植物ステロール**：高等植物に含まれるステロールの総称．エルゴステロール，β−シトステロール，カンペステロール，スチグマステロールなどがある．植物ステロールはコレステロールの腸管吸収を抑制し，血中コレステロール濃度を低下させる作用がある．また，食品添加物（乳化剤）として使用されている．

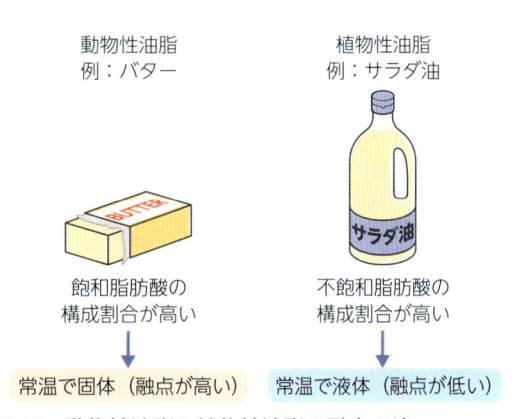

動物性油脂
例：バター

植物性油脂
例：サラダ油

飽和脂肪酸の構成割合が高い

不飽和脂肪酸の構成割合が高い

常温で固体（融点が高い）　常温で液体（融点が低い）

図16 動物性油脂と植物性油脂の融点の違い

肪酸と称する．リノール酸やアラキドン酸は6番目にはじめて二重結合があらわれるのでn-6系，α−リノレン酸，エイコサペンタエン酸（イコサペンタエン酸，EPA），ドコサヘキサエン酸（DHA）はn-3系の脂肪酸である．

C. 油脂の構造と性質

1）油脂の物理化学的性質

①融点

融点は，固体から液体になる温度である．油脂の融点は油脂を構成する脂肪酸の炭素数が多いほど高く，二重結合の数が多いほど低くなる（図16）．不飽和脂肪酸の二重結合は一般的に**シス型**の立体配座である（図17）．不飽和脂肪酸の分子は折れ曲がりの構造をと

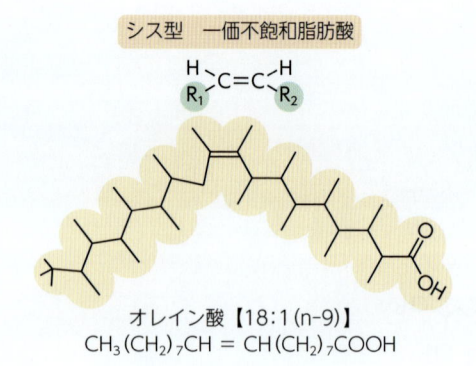

シス型　一価不飽和脂肪酸

オレイン酸【18:1 (n-9)】
$CH_3(CH_2)_7CH = CH(CH_2)_7COOH$

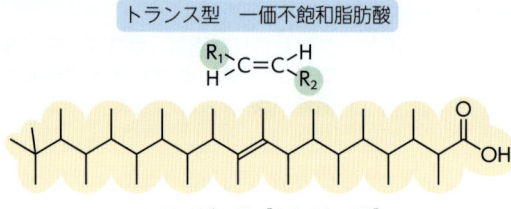

トランス型　一価不飽和脂肪酸

エライジン酸【18:1 (n-9)】
$CH_3(CH_2)_7CH = CH(CH_2)_7COOH$

図17　不飽和脂肪酸の二重結合の結合様式
オレイン酸とエライジン酸は，炭素数18，二重結合1個のn-9系不飽和脂肪酸である．シス型のオレイン酸は炭化水素鎖が折れ曲がっているが，トランス型のエライジン酸は直鎖状をとる．

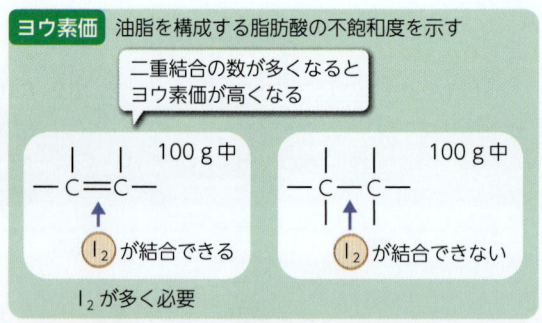

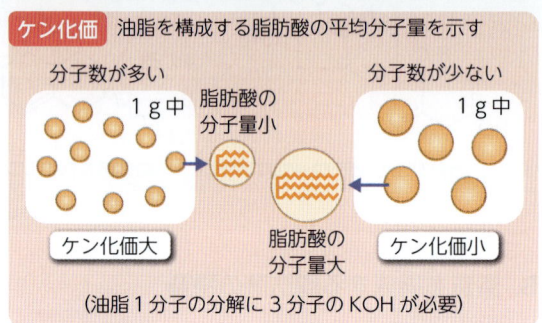

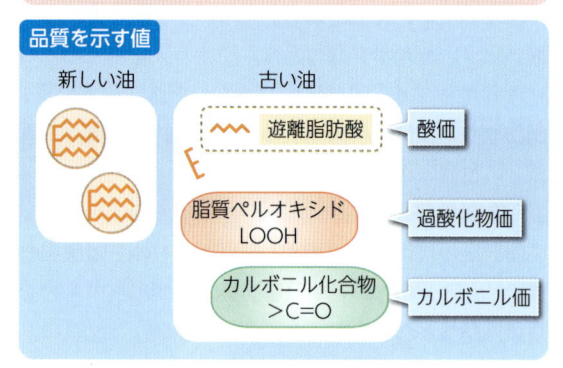

図18　ヨウ素価，ケン化価，過酸化物価
「栄養科学イラストレイテッド 食品学Ⅰ 改訂第2版」（水品善之，他/編），羊土社，2021をもとに作成

るため融点が低くなる．一方，直鎖状の分子である飽和脂肪酸は不飽和脂肪酸より融点が高い．不飽和脂肪酸の二重結合に水素を添加して飽和化すると融点が上昇する．こうして製造された油脂を**硬化油**といい，マーガリンの原料には主に植物性油脂の硬化油が用いられている．また，不飽和脂肪酸でも二重結合がトランス型の**トランス脂肪酸**[※12]は，シス型の脂肪酸と比較して融点が高い．

②発煙点，引火点

発煙点は，油脂の表面から連続的に発煙する温度である．通常の食用油脂の発煙点は200℃以上であるが，揚げ物などに長く使用して酸化が進行すると発煙点は低下する．**引火点**は，発煙点を越してさらに加熱を続

けていくと油脂が自然に引火（発火）する温度である．

2）油脂の理化学的試験法

①油脂を構成する脂肪酸の不飽和度を示す指標（ヨウ素価）

ヨウ素価は，油脂100 gに付加するヨウ素（I_2）の量をグラム数で示した値である．不飽和脂肪酸を含む油脂にヨウ素を反応させると，不飽和結合の部分にヨウ素が付加される．付加したヨウ素の量が多いほど，油脂を構成する脂肪酸には二重結合が多い（不飽和度が高い）こととなる．ヨウ素価が高い油脂は酸化されやすい（図18）．

※12　**トランス脂肪酸**：トランス型二重結合の構造をもつ不飽和脂肪酸の総称．シス二重結合をもつオレイン酸とトランス型二重結合をもつエライジン酸は同じ分子量であるが，それぞれの融点はオレイン酸が約13℃，エライジン酸が約43℃と大きく異なる．トランス脂肪酸の摂取量が多い場合は少ない場合と比較して心疾患のリスクが高まることが報告されている．WHOが2003年からトランス脂肪酸の摂取量を総摂取エネルギーの1％に相当する量より少なくすることを目標としているため，厚生労働省もトランス脂肪酸の摂取量を総摂取エネルギー量の1％相当より少なくすること，1％相当より少ない場合でもさらにできるだけ少なくすることが望ましいとしている．

②油脂を構成する脂肪酸の平均分子量を示す指標（ケン化価）

ケン化価は，油脂1gを完全にケン化するのに要する水酸化カリウム（KOH）の量をミリグラム数で示した値である．油脂を構成する脂肪酸の平均分子量が小さいほど油脂1g当たりの物質量が多くなるので，多くのKOHが消費される．長鎖脂肪酸で構成されている油脂と比較して，中鎖脂肪酸を多く含む油脂（ヤシ油など）はケン化価が高い．

③油脂の品質を示す指標（酸価，過酸化物価，カルボニル価）

酸価は，油脂1gに含まれる遊離脂肪酸を中和するのに要するKOHの量をミリグラム数で示した値である．新鮮な油脂の酸価は低いが，貯蔵，加工，酸化によってトリグリセリドから脂肪酸が遊離してくるため，酸価の値は高くなる．特に熱酸化が進んだフライ油では顕著に増加する．酸価の高い油脂は品質が低いと評価される．

過酸化物価は，油脂1kgの脂質ペルオキシド（過酸化物）の量をミリグラム等量（mgEq）で示した値である．脂質ペルオキシドの量は油脂の自動酸化の初期段階で上昇するが，後期段階になると脂質ペルオキシドが分解あるいは重合するため減少する．したがって，過酸化物価は油脂の初期酸化の程度をあらわしている．

カルボニル価は，油脂1kgに含まれるカルボニル化合物の量をミリグラム等量（mgEq）で示した値である．酸化が進み，油脂の初期段階で生成した過酸化物が分解すると，二次生成物であるカルボニル化合物（アルデヒド，ケトンなど）が生成する．カルボニル価は，油脂の酸化劣化の程度をあらわしている．

D. 油脂の酸化

油脂の酸化反応は，油脂を構成している脂肪酸に大気中の酸素分子が直接結合することで進行する．油脂の酸化反応が進むと不快臭の発生や粘度の増加が認められ，品質の低下が起こる．

1）自動酸化

自動酸化とは，常温付近で徐々に油脂の酸化が進行する反応である．自動酸化が進むと一次生成物として脂質ペルオキシド（過酸化物）が蓄積する．さらに酸化が進むと脂質ペルオキシドは分解されて，揮発性の

カルボニル化合物（アルデヒドやケトンなど）が生成される．また，脂質ペルオキシドは重合して多量体へと変化する．これらの油脂の酸化に伴う二次生成物の生成は，不快臭の発生や粘度の増加の原因となる．

自動酸化は，活性メチレン基[13]の水素原子が引き抜かれることからはじまる（図19）．光（特に紫外線）などの影響によって水素が引き抜かれた結果，不飽和脂肪酸ラジカルとなり，これに酸素分子が付加して脂質ペルオキシラジカルが生成される．この脂質ペルオキシラジカルがまた別の活性メチレン基から水素を引き抜き，それ自身は脂質ペルオキシドになる．しかし，別の不飽和脂肪酸は水素が引き抜かれたことで不飽和脂肪酸ラジカルが生成されることとなり，酸化が連鎖していく．

2）熱酸化

揚げ物や炒め物によって油脂が高温（180〜200℃）に加熱されることによって，酸化は速く進行する．熱酸化では，脂質ペルオキシドの重合や分解が進んで泡立ちや粘性が増加し，不快臭が発生する．また，加熱によって油脂の加水分解も進み，遊離脂肪酸が生成するため，酸価が上昇する．

3）酵素（リポキシゲナーゼ）による酸化

リポキシゲナーゼは豆類，穀類，野菜類などに広く存在する酵素であり，二重結合を2つ以上もつ多価不飽和脂肪酸に作用して脂質ペルオキシドを生成する反応を触媒する．豆類，穀類の保存中や加工中にリポキシゲナーゼによる酸化が進むと，嗜好性の低下を招くことがある．

4）油脂の酸化防止

油脂の酸化防止のためには，酸化を促進する因子を取り除くことが必要となる．光（特に紫外線）は酸化促進の要因になるので，遮光性の高い容器の使用や暗所に保存することが必要となる．反応に直接かかわる酸素分子の遮断には，真空包装や窒素充填包装，酸素除去剤が用いられる．化学的な酸化防止法としては，抗酸化剤（ビタミンEであるトコフェロール類など）

---

[13] **活性メチレン基**：多価不飽和脂肪酸の場合，二重結合にはさまれた箇所にメチレン基（−CH$_2$−）が存在する．このメチレン基は反応性が高く，光，熱などによって水素が引き抜かれることから，活性メチレン基とよばれる．脂肪酸の自動酸化の受けやすさはこの活性メチレン基の数に依存することから，二重結合の数が多い多価不飽和脂肪酸ほど酸化されやすい．

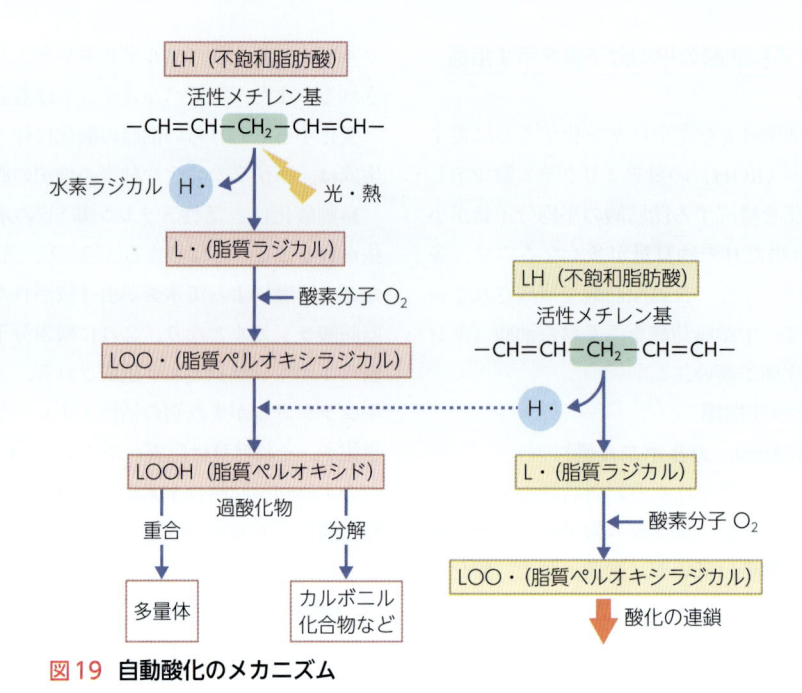

図19　自動酸化のメカニズム

が用いられる．トコフェロール類は，大豆，ごま，ひまわりなどの油糧種子に含まれており，これらから食用油脂を精製する過程でも残存するので，食用油脂の抗酸化剤として働いている．その他，リポキシゲナーゼによる酸化を防止するためには，加熱処理（ブランチング）によって酵素を失活させることも有効である．

E. 脂質の栄養

われわれは，1日当たりに約61 gの脂質を摂取している．「日本人の食事摂取基準（2025年版）」では，総エネルギー摂取量に占める脂肪由来のエネルギー比率（％エネルギー）の目標量（1歳以上の男女）を20〜30％と定めている．

食事由来の長鎖脂肪酸で構成されるトリグリセリドは，管腔内に分泌される**リパーゼ**によって主に2-モノグリセリドと遊離脂肪酸に加水分解された後，小腸粘膜上皮細胞に取り込まれる．これらは細胞内でトリグリセリドに再合成され，**カイロミクロン**としてリンパ管に吸収される．カイロミクロンは，胸管を経て左鎖骨下静脈に入り，全身へと移行する．カイロミクロンのトリグリセリドは，骨格筋や脂肪組織などの毛細血管をめぐる過程で加水分解され，グリセロールと遊離

脂肪酸として骨格筋や脂肪組織の細胞内に取り込まれる．一方，中鎖脂肪酸で構成されるトリグリセリドは，膵液リパーゼによる消化が行われた後，門脈血中に取り込まれ，肝臓に移行する．食事由来のコレステロールエステルは，コレステロールエステラーゼによって加水分解された後，小腸粘膜上皮細胞内に入り，細胞内で再エステル化され，カイロミクロンとしてリンパ管に吸収される．

1）エネルギー源としての役割

たんぱく質や炭水化物のエネルギー換算係数は約4 kcal/gであるが，脂肪は**9 kcal/g**（37 kJ/g）であり，1 g当たりのエネルギー量が大きい．加水分解によって生成したグリセロールと遊離脂肪酸のうち，グリセロールは細胞質基質における解糖系に合流し，遊離脂肪酸はミトコンドリアのマトリクスにおける**β酸化**の経路へと進む．その後，それぞれの過程を経てアセチルCoAとなり，クエン酸回路に入る（**図20**）．

2）細胞膜の構成成分としての役割

細胞膜は，リン脂質分子が疎水性部分どうしを内側（親水性の部分を外側）に向けるようにして，二層に並んだ構造をとっている．さらに，このリン脂質の二重層にたんぱく質やコレステロールが配置されている．

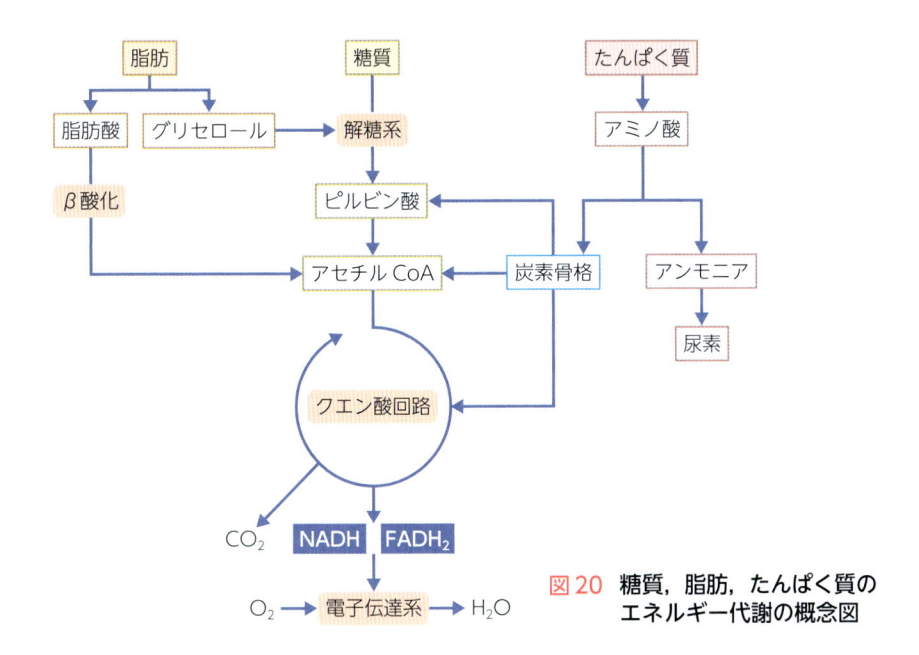

図20 糖質，脂肪，たんぱく質の
エネルギー代謝の概念図

コレステロールは，細胞膜の強度維持に関与している．また，核やミトコンドリアなどを構成する膜も，細胞膜と同じような構造をしている．

3）コレステロールの代謝

コレステロールは，アセチルCoAを出発物質にして肝臓や小腸の細胞で合成される．食事から摂取されるコレステロール量は，体内でつくられるコレステロール量のおよそ1/3〜1/7とされる．コレステロールは，先述の細胞膜を構成する成分であるとともに，胆汁酸，副腎皮質ホルモンなどのステロイドホルモン，ビタミンDなどの前駆体となる．

4）必須脂肪酸と生理活性物質

n-6系脂肪酸であるリノール酸（18：2）やn-3系脂肪酸であるα-リノレン酸（18：3）は，正常な発育や皮膚や生理機能の維持に必要である．しかし，ヒトの体内ではこれらを合成できないので，必須脂肪酸として食事からの摂取しなければならない．体内ではリノール酸からアラキドン酸（20：4），α-リノレン酸からEPA（20：5），DHA（22：6）に代謝される．

炭素数20個のn-6系脂肪酸であるジホモ-γ-リノレン酸（20：3），アラキドン酸やn-3系脂肪酸であるEPAは，さまざまな生理活性を有する**エイコサノイド**へと変換される．アラキドン酸からは炎症性のエイコサノイドが産生されるのに対し，EPAから生成される

エイコサノイドは炎症性が弱く，さらにn-3系多価不飽和脂肪酸の摂取はアラキドン酸からの炎症性のエイコサノイドの産生を抑制して，炎症やアレルギー症状の緩和に貢献すると考えられている．

5 ビタミンの栄養

ビタミンは，正常な発育と健康を維持するうえで必須の有機化合物である．また，**プロビタミン**は，体内でビタミンに変換されてビタミンとしての活性をもつものをいう．ヒトでは，ビタミンD_3やナイアシンのように一部が体内で合成されるものや，ビタミンK_2やビタミンB_6などのように腸内細菌による合成から供給を受けたりするものもあるが，それだけでは必要量に満たないため，食事から摂取する必要がある．ビタミンの種類によって摂取源となる食品は異なることから，食事のバランスを考えて適切に補給しないと欠乏状態になったり，反対に過剰状態に陥ることもある．ビタミンは，糖質，脂質，たんぱく質などの栄養素が体内で円滑に代謝するための調節を行う役割を担っている．

A. ビタミンの分類

ビタミンはその溶解性により**脂溶性ビタミン**（A,

D，E，K）と**水溶性ビタミン**（B$_1$，B$_2$，ナイアシン，B$_6$，B$_{12}$，葉酸，パントテン酸，ビオチン，C）に分類される．また，水溶性ビタミンのうち，ビタミンCを除く8種類は**ビタミンB群**と称される．

B. 脂溶性ビタミン

脂溶性ビタミンは，食事由来の他の脂質とともにカイロミクロンに取り込まれてリンパ管に吸収される．そのため，脂質量の少ない食事では脂溶性ビタミンの吸収性が低下する．必要量以上に脂溶性ビタミンを摂取した場合，主に肝臓や脂肪組織に貯蔵され，潜在的な健康障害のリスクが高まる．

1）ビタミンA

ビタミンAには，アルコール型の**レチノール**，アルデヒド型の**レチナール**，カルボン酸型の**レチノイン酸**がある．動物性食品（レバー，やつめうなぎなど）にはレチニルエステル（レチノールと脂肪酸のエステル）として，植物性食品（にんじん，ほうれん草など）には**プロビタミンAカロテノイド**（α-カロテン，β-カロテン，β-クリプトキサンチン）として存在する．「日本食品標準成分表2020年版（八訂）」では，各食品に含まれるレチノール，α-カロテン，β-カロテン，β-クリプトキサンチンの含有量と，後述の式により求められたβ-カロテン当量，レチノール活性当量（RAE）が収載されている．

$$\beta{-}カロテン当量（\mu g）$$
$$= \beta{-}カロテン（\mu g） + \frac{1}{2}\alpha{-}カロテン（\mu g）$$
$$+ \frac{1}{2}\beta{-}クリプトキサンチン（\mu g）$$

$$レチノール活性当量（\mu g\ RAE）$$
$$= レチノール（\mu g） + \frac{1}{12}\beta{-}カロテン当量（\mu g）$$

① **生理作用**：レチナールは，**ロドプシン**の構成成分として桿体細胞における光刺激反応にかかわる（**図21**）．レチノイン酸は，細胞の核内受容体と結合して細胞の増殖や分化にかかわる遺伝子の発現を調節する．

② **欠乏症**：乳幼児においてビタミンAが欠乏すると，角膜乾燥症から失明に至ることもある．成人では暗順応障害が生じ，やがて**夜盲症**になる．また，皮膚・粘膜の角化異常，免疫能の低下を引き起こす．

③ **過剰症**：**頭蓋内圧亢進**により頭痛や吐き気（悪心）が生じる．プロビタミンAカロテノイドを必要量以上に摂取した場合の過剰症は認められていない．

2）ビタミンD

ビタミンDには，植物由来（特にきのこ類）のビタミンD$_2$（**エルゴカルシフェロール**）と動物由来のビタミンD$_3$（**コレカルシフェロール**）がある．これらはそれぞれの前駆体（プロビタミンD$_2$：エルゴステロール，プロビタミンD$_3$：7-デヒドロコレステロール）から紫

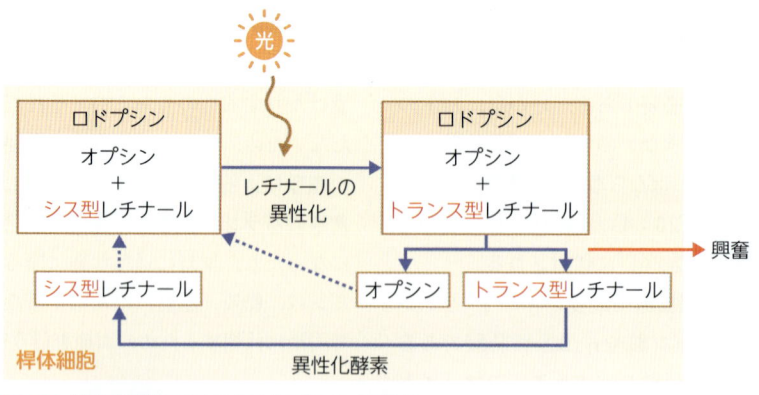

図21 桿体細胞におけるロドプシンの働き
ロドプシンのシス型レチナールは，光が当たるとトランス型レチナールに変化して，たんぱく質のオプシンから離れることによって，視細胞の電気信号が起こる．

外線の作用によって合成される．ヒトの皮膚の細胞でも日照によってビタミンD_3が合成される．ビタミンDは肝臓と腎臓でヒドロキシル化（水酸化）され，**活性型ビタミンD**である$1\alpha,25$-ジヒドロキシビタミンDに変換される．

① **生理作用**：活性型ビタミンDは，小腸の細胞内でカルシウム結合たんぱく質を合成する遺伝子の発現を促進する．カルシウム結合たんぱく質は，食事由来のカルシウムの腸管吸収を高める．血中カルシウム濃度が低下すると，体内における活性型ビタミンDの合成が促進する．

② **欠乏症**：ビタミンDが欠乏すると，乳幼児では**くる病**[14]，成人では**骨軟化症**[14]を引き起こす．また，高齢者では**骨粗鬆症**[15]のリスクが高まる．

③ **過剰症**：高カルシウム血症，腎障害，軟組織の石灰化が生じる．

3）ビタミンE

ビタミンEには，α-，β-，γ-，δ-トコフェロールがある．これらのトコフェロールのうち，血液および組織中に存在するのは大部分が**α-トコフェロール**である．α-トコフェロールは，植物性油脂やアーモンドに多く含まれる．

① **生理作用**：ビタミンEは**抗酸化作用**を有する．α-トコフェロールは生体膜に多く存在し，生体膜の多価不飽和脂肪酸の酸化を抑制する．多価不飽和脂肪酸の摂取量が多いと，ビタミンEの必要量が増える．

② **欠乏症**：未熟児においてビタミンEが欠乏すると，**溶血性貧血**が生じる．

③ **過剰症**：特に認められていない．

4）ビタミンK

ビタミンKには，濃緑色の野菜や海藻などに含まれるビタミンK_1（**フィロキノン**）と発酵食品である納豆やチーズなどに含まれるビタミンK_2（**メナキノン**）がある．ビタミンK_1は植物の葉緑体でつくられ，ビタミンK_2は微生物によって産生される．ビタミンK_2は腸

内細菌によっても合成される．

① **生理作用**：ビタミンKは，肝臓における血液凝固因子（**プロトロンビン**）の合成や，骨組織における**オステオカルシン**[16]の合成に必要である．

② **欠乏症**：ビタミンKが欠乏すると，**血液凝固時間延長**や**骨形成障害**が生じる．

③ **過剰症**：特に認められていない．

C. 水溶性ビタミン

水溶性ビタミンのうち，ビタミンB群は酵素たんぱく質と結合した状態で存在していることが多いため，消化管内でいったん遊離型になってから吸収される．体内に吸収された後に補酵素型（活性型）に変換される．ビタミンCは食品中で遊離型の状態で存在しており，そのまま吸収される．必要量以上に摂取した水溶性ビタミンは，体内に貯蔵されにくく尿中に排出されるため，過剰摂取による健康障害は起こりにくい．

1）ビタミンB_1

ビタミンB_1（**チアミン**）は，小麦胚芽，米ぬか，大豆，豚肉などに多く含まれる．チアミンとして吸収された後，体内でリン酸化されて補酵素型のチアミン二リン酸（ThDP）に変換される．

① **生理作用**：ThDPは，解糖系で生成したピルビン酸をアセチルCoAに変換するピルビン酸脱水素酵素（ピルビン酸デヒドロゲナーゼ）や，クエン酸回路における2-オキソグルタル酸脱水素酵素（α-ケトグルタル酸脱水素酵素）などの補酵素として働く．

② **欠乏症**：ビタミンB_1が欠乏すると，血中ピルビン酸や乳酸濃度が上昇する．臨床的には**脚気**[17]や**ウェルニッケ・コルサコフ症候群**[18]などの神経障害が生じる．

③ **過剰症**：特に認められていない．

2）ビタミンB_2

ビタミンB_2（**リボフラビン**）は，豚（肝臓），牛乳，卵黄などに含まれる．リボフラビンとして吸収された

※14 **くる病，骨軟化症**：カルシウムが骨に沈着せず，骨の成長障害や変形が認められる．骨成長前の小児に発症するものを**くる病**といい，骨成長後に発症するものを**骨軟化症**という．

※15 **骨粗鬆症**：エストロゲン（女性ホルモンの一種）の減少などにより骨代謝のバランスが崩れ，骨形成よりも骨破壊が上回る状態が続き，骨密度が低下することをいう．

※16 **オステオカルシン**：骨基質たんぱく質の一種で，骨芽細胞によってつくられる．ビタミンK依存的にグルタミン酸残基がγ-カルボキシル

化されることで骨組織に沈着する．

※17 **脚気**：ビタミンB_1の欠乏によって全身倦怠感や食欲不振をきたす疾患．重症化すると心不全や末梢神経障害を引き起こし，最悪の場合は死に至る．

※18 **ウェルニッケ・コルサコフ症候群**：ビタミンB_1の欠乏によっておこる脳症．特にアルコール依存症患者に多く発症する．眼球運動障害，歩行異常，記憶障害を引き起こす．

後，補酵素型のフラビンモノヌクレオチド（FMN），フラビンアデニンジヌクレオチド（FAD）に変換される．

① **生理作用**：FMNやFADは，酸化還元反応に関与する**フラビン酵素**の補酵素として，クエン酸回路，電子伝達系，脂肪酸のβ酸化にかかわっている（図22）．

② **欠乏症**：ビタミンB_2が欠乏すると，口角炎，舌炎，脂漏性皮膚炎など生じる．

③ **過剰症**：認められていない．

3）ナイアシン

ナイアシンは，**ニコチン酸**と**ニコチンアミド**の総称であり，肉類，肝臓，魚介類，豆類，きのこなどに含まれる（一般的にニコチン酸は植物性食品に，ニコチンアミドは動物性食品に含まれる）．ニコチン酸とニコチンアミドに加えて，アミノ酸の**トリプトファン**もナイアシン活性を示す．トリプトファンのナイアシンとしての活性は重量比で1/60であるので，ナイアシン当量（NE）は後述の式から求められる．体内で補酵素型のニコチンアミドアデニンジヌクレオチド（NAD^+）

や，ニコチンアミドアデニンジヌクレオチドリン酸（$NADP^+$）に変換される．

> ナイアシン当量(mgNE)
> $$= \text{ナイアシン(mg)} + \frac{1}{60}\text{トリプトファン(mg)}$$

① **生理作用**：ビタミンB_2と同様に，NAD^+は多くの酸化還元反応に関与する酵素の補酵素として働く．

② **欠乏症**：ナイアシンが欠乏すると，**ペラグラ**[19]が生じる．

③ **過剰症**：ナイアシンを長期間大量摂取すると，消化管や肝臓に障害が生じる．

4）ビタミンB_6

ビタミンB_6には，**ピリドキシン**，**ピリドキサール**，**ピリドキサミン**があり，にんにく，酵母，小麦胚芽，種実類（ピスタチオ）などに多く含まれる．体内に取り込まれた後，補酵素型のピリドキシンリン酸，ピリ

---

[19] **ペラグラ**：ナイアシンの欠乏により，手の甲や足などの日光の当たるところに発赤や水疱などの皮膚炎を引き起こしたり，消化管出血を伴う下痢や精神神経障害を引き起こす疾患．

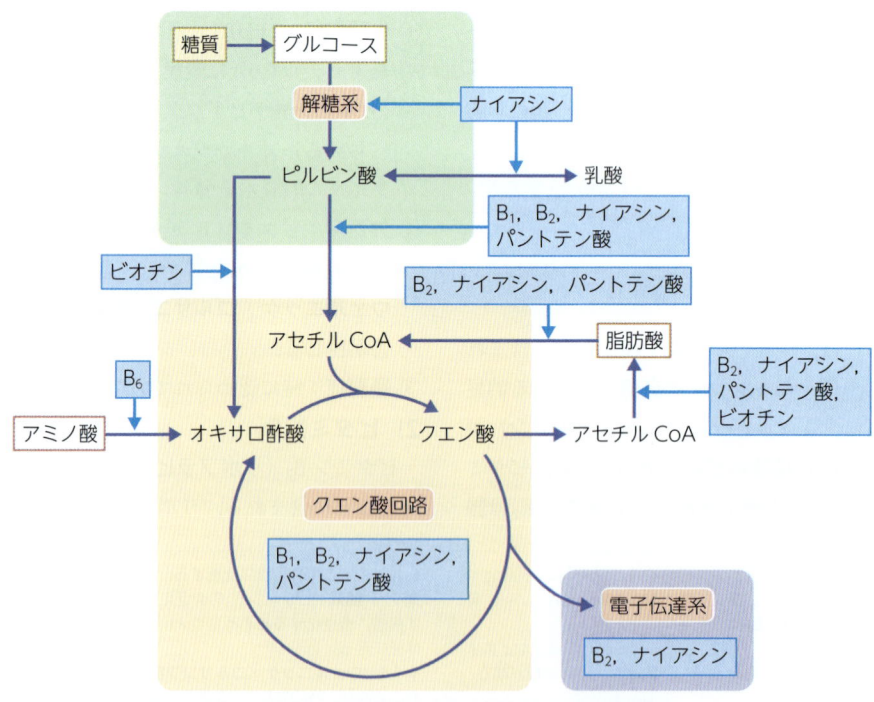

図22　エネルギー代謝におけるビタミンB群の補酵素としての働き
「栄養科学イラストレイテッド 基礎栄養学 第4版」（田地陽一/編），羊土社，2020より引用

ドキサールリン酸（PLP），ピリドキサミンリン酸に変換される．

① **生理作用**：PLPは，アミノ基転移酵素（トランスアミナーゼ）やアミノ酸脱炭酸酵素（デカルボキシラーゼ）の補酵素としてアミノ酸代謝に重要である．そのため，たんぱく質の摂取量が増加すると，ビタミンB_6の必要量が増える．

② **欠乏症**：ビタミンB_6が欠乏すると，皮膚炎，口唇炎，成長障害，てんかん様痙攣などが生じる．

③ **過剰症**：長期間の大量摂取による過剰症として，感覚性ニューロパシーの発症がみられる．

5）ビタミンB_{12}

ビタミンB_{12}は，複雑な構造のコリン環に**コバルト**が配位した紅色の化合物であり，シアノコバラミン，メチルコバラミン，アデノシルコバラミン，ヒドロキソコバラミンなどの化合物の総称である．放線菌などの一部の微生物に由来し，貝類（しじみ，あさりなど）や肝臓などの動物性食品に含まれるが，植物性食品には含まれていない．食品中ではたんぱく質と結合して存在しており，これを摂取するといったん胃液やペプシンの作用によって遊離型となり，壁細胞から分泌される**内因子**（糖たんぱく質）と結合した後に**回腸**で吸収される．

① **生理作用**：ビタミンB_{12}は，アミノ酸代謝や核酸代謝に関与する．特に，ホモシステインからメチオニンへの変換（メチル基転移）を触媒する**メチオニン合成酵素**（メチオニンシンターゼ）の補酵素として重要である．

② **欠乏症**：ビタミンB_{12}が欠乏すると，**悪性貧血**[20]（**巨赤芽球性貧血**），神経障害などがみられる．また，血漿中のホモシステイン濃度の上昇がみられ（**高ホモシステイン血症**），動脈硬化のリスクが高まる．

③ **過剰症**：胃から分泌される内因子によって吸収量が調節されるため，過剰症は認められていない．

6）葉酸

葉酸は，p-アミノ安息香酸にプテリン環が結合し，もう一方にグルタミン酸が結合した構造をもつ．ほうれん草やキャベツなどの食品中ではグルタミン酸が複数結合したポリグルタミン酸型として存在する．ポリグルタミン酸型の葉酸は，小腸粘膜でグルタミン酸1個のモノグルタミン酸型に変換されてから吸収される．生体内に取り込まれた後，5, 6, 7, 8-テトラヒドロ葉酸などの補酵素型に変換される．

① **生理作用**：葉酸は，ビタミンB_{12}とともにアミノ酸や核酸の代謝に関与する．特に，ホモシステインからメチオニンへの変換にかかわるメチル基の供与体として重要である．

② **欠乏症**：葉酸が欠乏すると，造血機能に異常が生じ，**巨赤芽球性貧血**[21]が起こる．血漿中のホモシステイン濃度の上昇（**高ホモシステイン血症**）もみられる．また，妊娠中の女性において葉酸が欠乏すると，胎児の**神経管閉鎖障害**のリスクが高まる．

③ **過剰症**：食事性葉酸の過剰摂取による健康障害の報告は存在しない．サプリメントや葉酸が強化された食品から摂取する場合においては，神経症状の発現や悪化の報告例がある．

7）パントテン酸

パントテン酸は，動物性食品（卵，肝臓，肉類，乳類など）や植物性食品（米ぬか，豆類，酵母など）に広く分布している．体内に取り込まれた後，**コエンザイムA**（CoA）に変換される．

① **生理作用**：CoAは，糖，脂質およびアミノ酸の代謝に関与している．糖代謝では，解糖系で生成したピルビン酸からアセチルCoAがつくられ，クエン酸回路に入る．脂質代謝では，アシルCoAからβ酸化によってアセチルCoAがつくられ，同様にクエン酸回路に入る．

② **欠乏症**：パントテン酸が欠乏すると，成長障害や皮膚炎などが認められる（ただし，通常の食生活では不足することはほとんどない）．

③ **過剰症**：認められていない．

8）ビオチン

ビオチンは，肝臓，卵黄，大豆，穀類などに多く含まれる．食品中ではリシン残基と結合しているものが多く，消化管で遊離型のビオチンになってから吸収さ

※20　**悪性貧血**：巨赤芽球性貧血の一種であり，胃粘膜の萎縮による内因子の低下によりビタミンB_{12}を吸収できずに欠乏することで生じる貧血．

※21　**巨赤芽球性貧血**：骨髄に巨赤芽球が出現することを特徴とする貧血．症状としては動悸，息切れなどの一般的な貧血の症状や，腹痛，下痢，末梢神経障害，精神症状などが知られている．

れる．ビオチンは，他の水溶性ビタミンと異なり，そのままの形で補酵素としての機能をもつ．

① **生理作用**：アセチルCoAカルボキシラーゼやピルビン酸カルボキシラーゼなどの補酵素として作用する．

② **欠乏症**：種々の食品に含まれることから通常の食生活では不足することはない．実験動物に生卵白を多量に与えると，ビオチンの欠乏状態となり，皮膚炎や脱毛などが認められる．これは，卵白中の糖たんぱく質である**アビジン**がビオチンと結合して，ビオチンの吸収が阻害されることによる．ただし加熱すると，アビジンが変性するため，ビオチンとの結合能は失われる．

③ **過剰症**：認められていない．

9）ビタミンC

ビタミンCには，還元型の**アスコルビン酸**と酸化型の**デヒドロアスコルビン酸**がある．これらの効力値については同等とみなされているので，両者の合計をビタミンCとしている．しかし，デヒドロアスコルビン酸がさらに酸化した2,3-ジケトグロン酸はビタミンCとしての効力を失う（**図23**）．ビタミンCは，植物性食品に多く含まれ，特に芽キャベツ，にがうり，いちご，カリフラワー，柑橘類（かんきつ）などに多く含まれる．にんじん，きゅうり，かぼちゃ，キャベツ，カリフラワーなどには**アスコルビン酸酸化酵素**（アスコルビナーゼ）が含まれている．

① **生理作用**：**抗酸化作用**を有し，ビタミンEとともに生体内の酸化障害を抑制している．また，コラーゲンたんぱく質の合成，カテコールアミンの合成，非ヘム鉄の吸収促進に関与している．

② **欠乏症**：ビタミンCが欠乏すると，コラーゲンたんぱく質の合成ができなくなるため，血管の結合組織が弱くなり，出血傾向となる．これは**壊血病**（かいけつ）として知られている．

③ **過剰症**：認められていない．

6 ミネラルの栄養

生体を構成する元素のうち，およそ96％が酸素，炭素，水素，窒素の4つの元素で占められている．これらの元素を除いた残り（4％）の元素を**ミネラル**（**無機質**）という．「日本人の食事摂取基準（2025年版）」では，ナトリウム，カリウム，カルシウム，マグネシウム，リンを**多量ミネラル**，鉄，亜鉛，銅，マンガン，ヨウ素，セレン，クロム，モリブデンを**微量ミネラル**と分類している．ミネラルの種類により摂取源となる食品が異なることから，食事のバランスを考えて適切に補給する必要がある．多量ミネラルのうち，ナトリウムは高血圧の発症に関連していることから，「日本人の食事摂取基準（2025年版）」では，減塩に向けた食塩相当量の目標量が設定されている．また，カリウムは，血圧と心血管疾患，脳卒中，冠動脈性心疾患のリスクを減らすために食事からの摂取量を増やすことをめざした目標量が設定されている．

A. 多量ミネラル

1）ナトリウム（Na）

ナトリウムは，主に食塩（**塩化ナトリウム**：NaCl）として摂取している．調味料や海産物に多く含まれ，

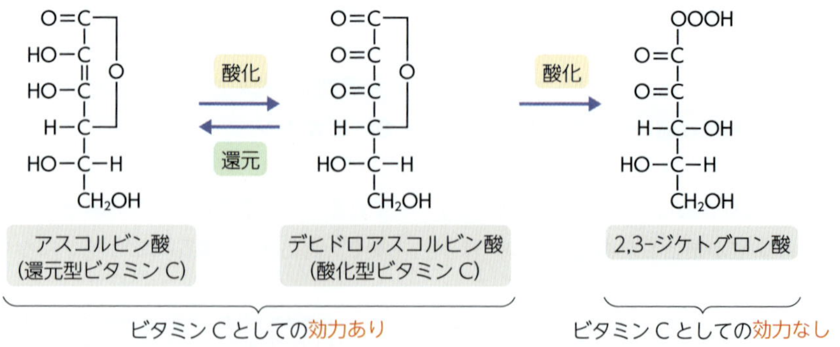

アスコルビン酸（還元型ビタミンC） ⇄（酸化／還元）⇄ デヒドロアスコルビン酸（酸化型ビタミンC） →（酸化）→ 2,3-ジケトグロン酸

ビタミンCとしての効力あり　　ビタミンCとしての効力なし

図23 アスコルビン酸の酸化反応

植物性食品（海藻は除く）には少ない．加工食品では，グルタミン酸ナトリウム，炭酸水素ナトリウム（重曹），アルギン酸ナトリウムなどのナトリウム塩が使用されている．「日本食品標準成分表2020年版（八訂）」では，食品に含まれるナトリウム量を原子吸光法で測定し，これに2.54（NaClの式量/Naの原子量）を乗じて算出した**食塩相当量**を収載している．したがって，食塩相当量にはグルタミン酸ナトリウムなどの食塩以外のナトリウム塩に由来するナトリウム量も含まれる．

$$食塩相当量(g) = ナトリウム量(mg) \times 2.54 \times \frac{1}{1000}$$
$$\left(\frac{Na + Cl}{Na} = \frac{23 + 35.5}{23} = 2.54 \right)$$

① **生理作用**：生体内ではナトリウムイオン（Na^+）として主に細胞外液（血漿，細胞間液）に分布し，浸透圧や酸塩基平衡の調節，体液量の調節などにかかわっている．

② **欠乏症**：通常の食事をしていれば，ナトリウムが不足することはないが，多量の発汗に起因する食塩の損失により，食欲不振，血圧低下などが起こる．

③ **過剰症**：ナトリウムは，高血圧の発症に関係している．ナトリウムは摂取過多になりやすく，「日本人の食事摂取基準（2025年版）」では，食塩相当量の目標量（g/日）を成人男性7.5g未満，成人女性6.5g未満としている．また，高血圧および慢性腎臓病の重症化予防のための食塩相当量は，男女とも6.0g未満としている．

2) カリウム（K）

カリウムは，海藻類，豆類，いも類，穀類，野菜，果物などの植物性食品に多く含まれる．

① **生理作用**：生体内ではカリウムイオン（K^+）として主に細胞内液に分布し，体液の浸透圧や酸塩基平衡の調節，神経や筋肉の興奮伝導に関与している．また，カリウムはナトリウムの尿中排泄を促すことから，高血圧の予防に重要とされる．

② **欠乏症**：下痢，多量の発汗，利尿剤の服用の場合以外は，カリウムが欠乏することはない．

③ **過剰症**：腎臓疾患によってカリウムの排泄能力が低下すると，高カリウム血症が引き起こされる．高カリウム血症の症状には，四肢のしびれ，不整脈，徐脈，嘔吐などがある．

3) カルシウム（Ca）

カルシウムは，牛乳，乳製品，小魚，えび，大豆，野菜，海藻類に多く含まれる．摂取したカルシウムの吸収率は成人で25〜30%程度であるが，成長期や妊娠期・授乳期では吸収率が上昇する．牛乳はカルシウムの吸収を促進するラクトースを含むため，牛乳から摂取した場合のカルシウムの吸収率は約40%と高い．その他にもカルシウムの吸収を促進する食品成分として，ビタミンD，カゼインホスホペプチド（CPP），クエン酸などが知られている．一方，ほうれん草に含まれるシュウ酸や豆類に含まれるフィチン酸はカルシウムと難溶性の塩をつくるため，カルシウムの吸収率を低下させる．

カルシウムは大豆たんぱく質やある種の多糖類と結合してゲルを形成する．硫酸カルシウム（$CaSO_4$）は豆腐の凝固剤として用いられる．低糖ジャムは果実に含まれる低メトキシルペクチンがカルシウムイオン（Ca^{2+}）と結合するとゲル化する性質を用いている．わかめなどに含まれるアルギン酸もCa^{2+}によってゲル化する．

① **生理作用**：体重の1.5〜2%を占め，その99%は骨および歯にヒドロキシアパタイト〔$Ca_5(PO_4)_3(OH)$〕として存在し，残りの約1%は血液や細胞内に含まれている．カルシウムは，骨や歯の形成，血液の凝固，筋肉の収縮，神経の興奮などに関与している．

② **欠乏症**：カルシウムが欠乏すると，くる病，骨軟化症，骨粗鬆症，高血圧，動脈硬化などを引き起こす．

③ **過剰症**：高カルシウム血症，軟組織の石灰化，泌尿器系結石，ミルクアルカリ症候群[※22]などを引き起こす．

4) マグネシウム（Mg）

マグネシウムは，**クロロフィル**の構成元素として緑色野菜に多く含まれる．また，種実類，豆類，海藻類などにも多い．食塩を除いた後の海水を煮詰めた「にがり」（主成分は塩化マグネシウム$MgCl_2$）は豆腐の凝固剤として用いられている．

※22　**ミルクアルカリ症候群**：長期にわたってカルシウムとアルカリ剤（胃薬などの制酸剤）を同時に摂取し続けた場合に引き起こされる．腎臓やその他の組織にカルシウムが沈着し，腎障害などが起こる．

① **生理作用**：生体内には約25gのマグネシウムが存在し，その50〜60%は骨に存在する．マグネシウムは，骨や歯の形成や多くの体内の酵素反応に関与している．

② **欠乏症**：マグネシウムが欠乏すると，低マグネシウム血症が引き起こされる．低マグネシウム血症の症状には，吐き気，嘔吐，眠気，脱力感，筋肉の痙攣などがある．慢性的に欠乏すると，虚血性心疾患のリスクが高まる．

③ **過剰症**：通常食品以外（サプリメントなど）からの摂取が過剰になると，下痢を誘発する．

5）リン（P）

リンは，魚介類，肉類，乳や乳製品，穀類，大豆などに多く含まれる．また，食品添加物としてリン酸が酸味料として用いられるほか，重合リン酸塩が水産練り製品や食肉加工品の保水性，結着性の向上のために用いられている．

① **生理作用**：体重の約1%を占め，その約85%がカルシウムとともにヒドロキシアパタイトとして骨や歯に含まれる．リンは，核酸，リン脂質，リンたんぱく質などの構成成分である．ATP，クレアチンリン酸などの高エネルギーリン酸化合物としてエネルギー代謝にも深く関与している．

② **欠乏症**：リンは多くの食品に含まれており，通常の食事では不足することはない．

③ **過剰症**：長期間の過剰摂取はカルシウムの腸管吸収を阻害し，低カルシウム血症を引き起こす．その結果，骨からのカルシウムの溶出が起こり，骨粗鬆症のリスクが増大する．

B. 微量ミネラル

1）鉄（Fe）

食品中の鉄は，**ヘム鉄**と**非ヘム鉄**に分類される（**図24**）．ヘム鉄は，**ミオグロビン**のヘム（Fe^{2+} とポルフィリンからなる錯体）の構成元素として肉類，赤身の魚に含まれている．一方，ヘム鉄以外の鉄を非ヘム鉄といい，豆類，緑黄色野菜，卵黄，乳製品，海藻などに含まれている．日常的に摂取している鉄の量は非ヘム鉄の方が多いが，吸収率はヘム鉄の方が高い．非ヘム鉄の吸収性は食品成分の影響を受け，ビタミンC（アスコルビン酸）や動物性たんぱく質は吸収性を高め，

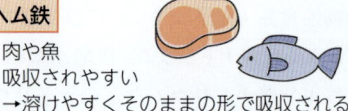
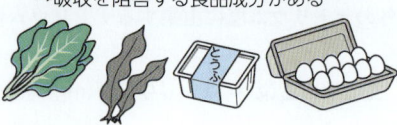

図24　食品に含まれる鉄
「栄養科学イラストレイテッド 基礎栄養学 第4版」（田地陽一／編），羊土社，2020をもとに作成

茶に含まれるポリフェノール，穀類や豆類に含まれるフィチン酸は低下させる．また，鉄の吸収性は鉄の栄養状態によっても変動し，鉄欠乏時には非ヘム鉄の吸収率が上昇する．

① **生理作用**：体内の鉄の約60〜70%は，赤血球のヘモグロビンの構成成分として存在する．ヘモグロビンは，酸素の運搬に関与している．

② **欠乏症**：鉄が欠乏すると，**鉄欠乏性貧血**を引き起こす．

③ **過剰症**：長期間の過剰摂取によって，**ヘモクロマトーシス**[23] が生じる．

2）亜鉛（Zn）

亜鉛は，肉類，かきなどの貝類，海藻類，豆類などに多く含まれている．フィチン酸は，亜鉛の腸管吸収を阻害する．

① **生理作用**：活性酸素を消去するスーパーオキシドジスムターゼ（SOD）や核酸合成にかかわるDNAポリメラーゼ，RNAポリメラーゼ，アルカリホスファターゼなどの亜鉛含有酵素の構成成分として作用する．

② **欠乏症**：亜鉛が欠乏すると，皮膚炎，味覚障害，免疫機能障害，創傷治癒障害などを引き起こす．

③ **過剰症**：大量の亜鉛の継続的な摂取は，銅や鉄の吸

※23　**ヘモクロマトーシス**：皮膚や諸臓器の細胞内に過剰の鉄が蓄積し，皮膚色素沈着，肝硬変，心不全などが生じる疾患．

収を阻害する.

3) 銅 (Cu)

銅は，肝臓，魚介類，種実類をはじめ，多くの食品に広く含まれている.

① **生理作用**：SOD，シトクロムオキシダーゼ，セルロプラスミンなどの銅含有酵素の構成成分として作用する.

② **欠乏症**：銅が欠乏すると，鉄投与に反応しない貧血，白血球減少，好中球減少などを引き起こす. 先天的な疾患である**メンケス病**[24]は，銅の腸管吸収に関する過程に異常が生じ，銅の欠乏症を引き起こす.

③ **過剰症**：先天的な疾患である**ウィルソン病**[25]は，銅の肝臓から胆汁へ排出する過程に異常が生じ，銅の過剰症を引き起こす.

4) マンガン (Mn)

マンガンは，茶，海藻類などの植物性食品に多く含まれる.

① **生理作用**：アルギナーゼ，SOD，ピルビン酸脱炭酸酵素などの構成成分として作用する.

② **欠乏症**：マンガンが欠乏すると，骨の発育障害を引き起こす.

③ **過剰症**：完全静脈栄養の症例として，マンガンの脳蓄積が生じて神経症状が現れた例がある.

5) ヨウ素 (I)

ヨウ素は，海藻類や魚介類に多く含まれる.

① **生理作用**：体内に含まれるヨウ素の70〜80％は甲状腺に存在し，甲状腺ホルモン（トリヨードチロニン，チロキシン）の構成成分として作用する. 甲状腺ホルモンは，エネルギー代謝を亢進させる.

② **欠乏症**：ヨウ素が欠乏すると，甲状腺刺激ホルモンの分泌が亢進し，甲状腺腫を引き起こす.

③ **過剰症**：甲状腺腫を引き起こす（甲状腺腫は，ヨウ素の欠乏，過剰の両方にみられる）.

6) セレン (Se)

セレンは，魚貝類，肝臓，小麦胚芽，野菜類などに含まれる. 植物性食品のセレン含有量は，土壌中のセレン濃度に影響を受ける.

① **生理作用**：グルタチオンペルオキシダーゼなどのセレノシステイン残基を有するたんぱく質として生理機能を発現する. 活性酸素の一種である過酸化水素を消去するグルタチオンペルオキシダーゼは，細胞膜での過酸化脂質の生成を抑制する.

② **欠乏症**：セレンが欠乏すると，心筋障害を起こす**克山病**（ケシャン病）を引き起こす.

③ **過剰症**：慢性セレン中毒の症状として，毛髪と爪の脆弱化・脱落がある.

7) クロム (Cr)

クロムは，穀類，肉類，魚介類などに広く含まれている. 食品に含まれるのは3価クロムである.

① **生理作用**：クロモデュリン（4つの3価クロムイオンが結合しているオリゴペプチド）の構成成分として作用する. クロモデュリンは，インスリンの作用を増強する.

② **欠乏症**：クロムが欠乏すると，耐糖能の低下がみられる.

8) モリブデン (Mo)

モリブデンは，牛乳や乳製品，豆類や穀類などに含まれている.

① **生理作用**：キサンチンオキシダーゼ，亜硫酸オキシダーゼなどの構成成分として作用する.

② **欠乏症**：長期の完全静脈栄養を行った患者において，血漿尿酸量の減少，頻脈，頻呼吸などが発症した例がある.

※24　**メンケス病**：遺伝的に銅の腸管吸収性が低く，血液や臓器中の銅濃度が低下して，知能低下，発育遅延，中枢神経障害などが生じる疾患.

※25　**ウィルソン病**：銅を肝臓から胆汁に排出することができず，肝臓，脳，角膜に銅が蓄積し，角膜のカイザー・フライシャー輪，肝機能障害，神経障害，精神障害，関節障害などが生じる疾患.

たんぱく質って体にとって非効率？

「アンモニア」と聞いて思い浮かぶのは，「刺激臭のある物質」「肥料」というイメージかもしれない．しかし，このアンモニアが化石燃料の代替となる次世代のエネルギーとして注目を集めている．その理由は，アンモニアは燃焼してもCO_2を排出しないことから「カーボンニュートラル」の実現に寄与する可能性があると考えられているためである．アンモニアを燃料として燃焼させ，発生する熱によってタービンを回転させると，熱エネルギーを電気エネルギーに変換することができる．つまり，アンモニアは立派なエネルギーなのである．

食品のエネルギー量は，ボンベ熱量計（図25）によって測定できる．水の中に沈められた気体密閉型の「ボンベ」に測定したい試料を入れ，小さな電気スパークを使って試料に点火すると，燃焼によって発生した熱が周囲の水に吸収される．この水温の上昇を測定して熱量を求めるという原理である．このボンベ熱量計で求めたエネルギー量は「物理的燃焼値」とよばれ，糖質，脂質，たんぱく質1 g当たりの物理的燃焼値を求めるとそれぞれ4.1，9.3，5.7 kcalである．一方，人間が糖質，脂質，たんぱく質を摂取したときに利用できるエネルギー量は「生理的燃焼値」とよばれ，糖質，脂質，たんぱく質の生理的燃焼値はアトウォーター係数に代表される4，9，4 kcal/gである．つま

り，物理的燃焼値と生理的燃焼値を比較すると，その差はたんぱく質において最も大きい．これは，たんぱく質がもつアミノ基が先述のアンモニアと同様にボンベ熱量ではエネルギーとしてカウントされるのに対し，人間ではエネルギーとして利用されずに最終的に尿素などの窒素化合物に変換したうえで排出されてしまうためである．つまり，人間はたんぱく質がもつエネルギー量を効率よく利用できないのである．たんぱく質は，人間にとって非効率かもしれない．

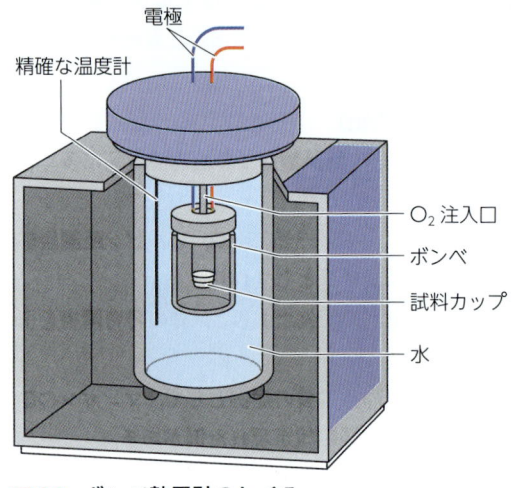

図25　ボンベ熱量計のしくみ

文　献

1）「栄養科学イラストレイテッド 基礎栄養学 第4版」（田地陽一／編），羊土社，2020
2）「栄養科学イラストレイテッド 食品学Ⅰ 改訂第2版」（水品善之，他／編），羊土社，2021
3）「＜はじめて学ぶ＞健康・栄養系教科書シリーズ③ 食べ物と健康Ⅰ 第2版」（喜多野宣子，他／著），化学同人，2021
4）「健康・栄養科学シリーズ 食べ物と健康 食品の科学 改訂第2版」（太田英明，他／編），南江堂，2018
5）「健康・栄養科学シリーズ 基礎栄養学 改訂第6版」（柴田克己，合田敏尚／編），南江堂，2020
6）「日本食品標準成分表2020年版（八訂）増補2023年」「日本食品標準成分表2020年版（八訂）増補2023年アミノ酸成分表編」「日本食品標準成分表2020年版（八訂）増補2023年炭水化物成分表編」（文部科学省科学技術・学術審議会資源調査分科会報告）
7）「日本人の食事摂取基準（2025年版）」（厚生労働省「日本人の食事摂取基準」（2025年版）」策定検討会報告書）

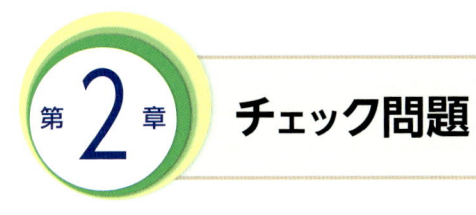

チェック問題

問　題

□ □ **Q1** たんぱく質の栄養価を化学的に評価するアミノ酸価（アミノ酸スコア）を，説明せよ.

□ □ **Q2** マルトース，スクロース，ラクトースの構成糖とグリコシド結合の様式を説明せよ.

□ □ **Q3** ある食品100 g当たりのアミノ酸組成によるたんぱく質量24.0 g，脂肪酸のトリアシルグリセロール当量が46.4 g，利用可能炭水化物（単糖当量）が10.7 g，食物繊維総量が8.5 gであった．また，有機酸類，糖アルコール類，アルコールは含まれていなかった．この食品100 g当たりのエネルギー量（kcal）を計算せよ.

□ □ **Q4** 油脂のヨウ素価，ケン化価，過酸化物価はどのような指標として用いられるか，説明せよ.

□ □ **Q5** β-カロテン当量，レチノール活性当量，ナイアシン当量，食塩相当量の算出式を答えよ.

解答&解説

A1 アミノ酸価（アミノ酸スコア）は，食品に含まれるたんぱく質の不可欠アミノ酸量を化学的に測定し，基準となる不可欠アミノ酸組成（アミノ酸評点パターン）の値と比較して算出する．アミノ酸評点パターンの値を100％として各不可欠アミノ酸量を比率であらわし，最も低い不可欠アミノ酸の比率がその食品たんぱく質のアミノ酸価となる．制限アミノ酸（アミノ酸評点パターンと比較して少ないアミノ酸）があるたんぱく質は，制限アミノ酸がないたんぱく質（つまりアミノ酸価が100のたんぱく質）と比較して栄養価が低いと評価される．

A2 マルトースはグルコース2分子がα-1,4結合した二糖である．スクロースはグルコースとフルクトースがα-1，β-2結合した二糖である．ラクトースはガラクトースとグルコースがβ-1,4結合した二糖である．

A3 それぞれのエネルギー産生栄養素にそれぞれのエネルギー換算係数（表6）を乗じて求める．
アミノ酸組成によるたんぱく質量　　　24.0 g × 4 kcal/g = 96.0 kcal
脂肪酸のトリアシルグリセロール当量　46.4 g × 9 kcal/g = 417.6 kcal
利用可能炭水化物（単糖当量）　　　　10.7 g × 3.75 kcal/g = 40.125 kcal
食物繊維総量　　　　　　　　　　　　8.5 g × 2 kcal/g = 17 kcal
以上を合算すると，この食品100 g当たりのエネルギー量は571 kcalとなる．

A4 ヨウ素価は，脂肪酸の不飽和度を示す指標として用いられる．ケン化価は，構成脂肪酸の平均分子量を示す指標として用いられる．過酸化物価は，油脂の初期酸化の程度を評価する指標として用いられる．

A5 β-カロテン当量$(\mu g) = \beta$-カロテン$(\mu g) + \dfrac{1}{2} \times \alpha$-カロテン$(\mu g) + \dfrac{1}{2} \times \beta$-クリプトキサンチン$(\mu g)$

レチノール活性当量$(\mu g RAE) = $レチノール$(\mu g) + \dfrac{1}{12} \times \beta$-カロテン当量$(\mu g)$

ナイアシン当量$(mg NE) = $ナイアシン$(mg) + \dfrac{1}{60} \times $トリプトファン$(mg)$

食塩相当量$(g) = $ナトリウム量$(mg) \times 2.54 \times \dfrac{1}{1000}$

第3章 二次機能

Point

1. 基本五味にかかわる呈味成分および味の相互作用について理解する.
2. 植物やきのこ，または発酵や調理で発生する香気成分について理解する.
3. カロテノイドやフラボノイドなど色素成分の種類と化学構造について理解する.
4. 食品の二次機能にテクスチャーがかかわることを理解する.
5. 身近な食材や誤食しがちな生物に含まれている毒性物質について理解する.

概略図 **二次機能について**

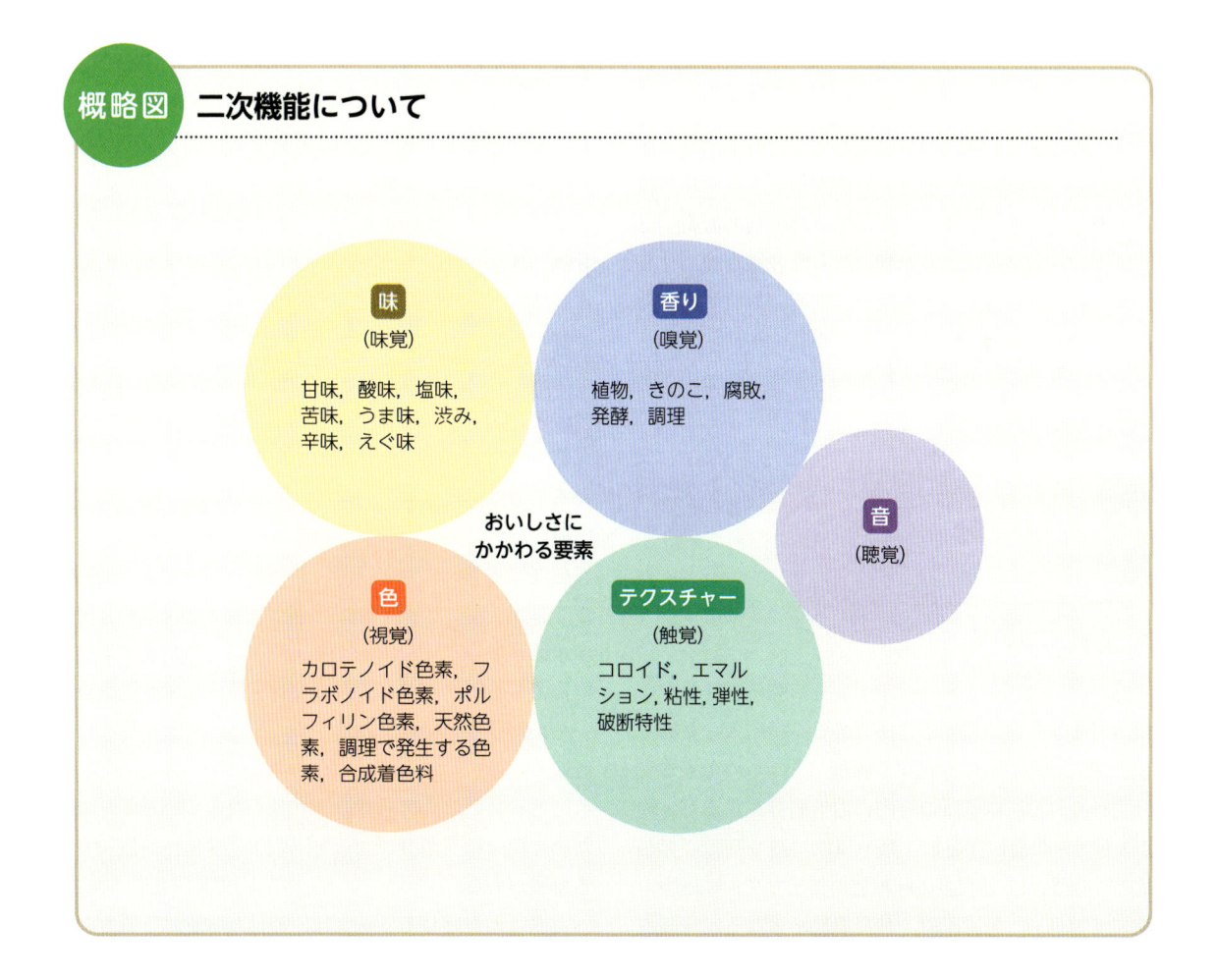

味（味覚）
甘味，酸味，塩味，苦味，うま味，渋み，辛味，えぐ味

香り（嗅覚）
植物，きのこ，腐敗，発酵，調理

音（聴覚）

おいしさにかかわる要素

色（視覚）
カロテノイド色素，フラボノイド色素，ポルフィリン色素，天然色素，調理で発生する色素，合成着色料

テクスチャー（触覚）
コロイド，エマルション，粘性，弾性，破断特性

1 二次機能とは

人は食べ物を摂取するとき，ただ栄養素を取り入れるだけでなく，感覚器官を通して味，香り，色，舌ざわりを感じ，それを楽しんでいる．これを「味わう」と表現する場合もある．食品を口に入れる前に，食品の形と色つやを感じ（**視覚**），食品の香りを感じ（**嗅覚**），口に運んで食品の味を感じ（**味覚**），舌ざわりや喉越しを感じ（**触覚**），さらには食品の弾力から生じる咀嚼音を感じている（**聴覚**）．これらの刺激が総合的に脳に伝わることで，人は食という行為に満足感と充足感を覚えるのである．食品を栄養素の供給源として考えるとき，それを食品の一次機能とよぶのに対して，食品の味や香りや色が，人の感覚器官に訴えることを食品の**二次機能**とよぶ．そのため，食品の二次機能は「感覚・嗜好機能」ともいわれる．

長い歴史のなかで，人は自らの感覚器官を刺激して食欲が増すように，食べ物の味付けや香りづけを調整し，見た目にも美味しく見えるように工夫を高めてきた．その工夫に，各地の特産物や文化的背景が絡みあうことで，その風土に根付いた食文化が形成されて現在に至っている．近年は，都市部での生活の拡充，そしてグローバル化による影響で，多種多様な加工食品が流通している．食品の企業や研究所においては，食品の嗜好性を高めるべく味・色・香り・テクスチャーなどの二次機能について，物質的・生理学的な観点から研究が行われている．

2 呈味成分

A. 味覚について

味覚は口腔に含まれた化学成分を口腔の感覚器官によって化学的に認識する方法である．口に入った物質は，主に舌の表面に存在する**味蕾**（図1）によって受け止められる．味蕾は口腔内に数千個存在するが，約2/3が舌の表面に存在し，残りは軟口蓋や咽頭に存在する．味蕾は50個程度の味細胞の集まりで，味細胞の他に支持細胞，基底細胞，神経線維からなる．味細胞

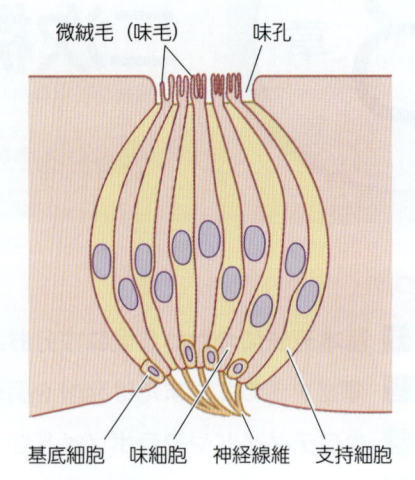

図1 味蕾の構造
©OpenStax，クリエイティブ・コモンズ・ライセンス：CC BY 4.0 DEED（https://en.wikipedia.org/wiki/Taste_bud）より一部引用（日本語は著者による記載）

には，甘味，苦味，うま味に対する受容体が存在する．味覚物質が受容体に結合して発生する信号は，神経線維によって脳に伝えられる．一方で，酸味や塩味は，イオンがイオンチャネルを通ることで信号が発生するしくみになっている．このように味蕾で感受した信号が脳へと送られると**味**として知覚される．

味の表現は，歴史や文化によってさまざまであるが，**甘味，酸味，塩味，苦味，うま味**の5つが基本味（基本五味）とされている．他にも「辛味」や「渋み」，「えぐ味」があるが，これらは味蕾では受け止められず，三叉神経の神経細胞が感知して脳に信号を伝えている．その他，カルシウムの味，こく味，脂肪の味なども，味蕾を介して信号を伝えるのではないかと報告されている[1〜3]．

興味深いことに，味覚受容体細胞が感じる閾値（最低感度）とそれに対する応答の強度は，味によって大きく違う．五味のなかでは，苦味の感度が最も高い（閾値が低い）．その理由は，苦味を感じさせる物質は毒性物質であることが多く，苦味は毒を体内に取り込まないための警報の役割もあるからである．一方，甘味は直接カロリーとなる糖分の味であるので，過剰に感じることがないように感度はより低くなっている．そのため，糖分は高濃度になると，応答（甘味）が飽和する特徴がある．

実際に人が感じる「味」は，純粋な味覚によるもの

だけではなく，同時に感じている香りや，舌触りや喉越し，さらには視覚情報や経験による記憶も含めた総合的なものではあるが，それぞれの味覚を刺激する物質を紹介する.

B. 甘味成分

1）糖類・糖アルコール

食品において甘味を与える主成分は糖類である. 糖類の甘味度は一定ではなく，単糖，二糖，オリゴ糖などで甘味度が違う. さらに同じ単糖でも糖の種類によって甘味度が違う. 一般的に甘味度は，**スクロース（ショ糖：図2）** を基準とした相対値であらわされる（**表1**）. 単糖で最も甘味度が高いものは**フルクトース（果糖）** である. フルクトースは水中において4種の構造異性体の平衡関係で成り立っているが，そのなかでも**β-D-フルクトフラノース** が最も甘味度が高い（**図3**）. 平衡関係における β-D-フルクトフラノースの存在比率は低温のときに大きくなるため，フルクトースを多く含む果実類や，スクロース（ショ糖）を加水分解した転化糖を含む食材（ジャムやはちみつなど）は，温度を下げたときに甘味度が上昇する. グルコース（ブドウ糖）が重合しているデンプンに甘味はほぼないが，咀

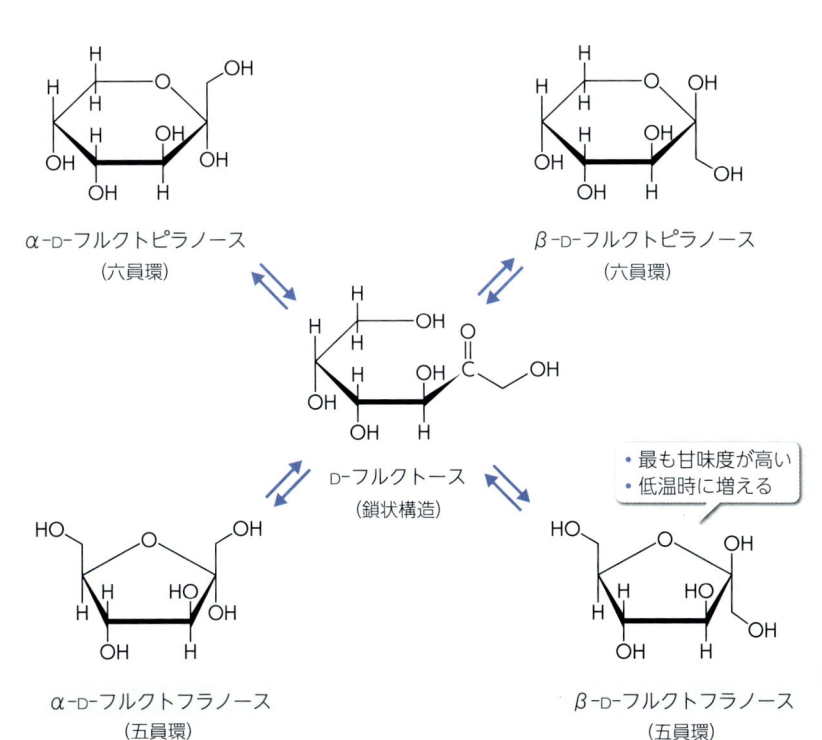

図2　スクロース（ショ糖）の構造

表1　各種甘味成分の甘味度

甘味成分	甘味度*	甘味成分	甘味度*
スクロース	1	グリチルリチン	300
グルコース	0.64～0.74	ステビオシド	150
フルクトース	1.15～1.73	ソーマチン	2,000
ガラクトース	0.32	モネリン	3,000
ラクトース	0.2	アスパルテーム	200
ソルビトール	0.5～0.7	ネオテーム	10,000
キシリトール	0.65～1	スクラロース	600
マンニトール	0.5	アセスルファムK	200
グリシン	0.9	サッカリンNa	500

＊スクロースの甘味度を1としたときの相対値.
「甘味の基礎知識」（前橋健二／著），日本醸造協会誌，2011をもとに作成

α-D-フルクトピラノース
（六員環）

β-D-フルクトピラノース
（六員環）

D-フルクトース
（鎖状構造）

・最も甘味度が高い
・低温時に増える

α-D-フルクトフラノース
（五員環）

β-D-フルクトフラノース
（五員環）

図3　水中における D-フルクトースの平衡関係

嚼の際に口腔内の唾液アミラーゼによってオリゴ糖から二糖〔マルトース（麦芽糖）〕に加水分解されることで甘味度が高まる．米飯を咀嚼していると，しだいに甘味が増すのはそのためである．二糖にはマルトース，ラクトース（乳糖，乳中の炭水化物），トレハロースなどがあるが，これら二糖類の甘味度はスクロースの半分以下である．

糖アルコールは，糖のアルデヒド基やケトン基を還元してアルコール（ヒドロキシ基）にした化合物である（**図4**）．糖アルコールは解糖系では代謝されないのでカロリーは低下するものの，分子構造は糖に近いので，甘味は維持される．そのため糖アルコールは低カロリーの甘味料として利用される．特に，糖アルコールは口腔内の歯周病原因菌に利用されないので，歯磨き粉の甘味づけによく用いられる．グルコースを還元してできるアルコールは**ソルビトール**とよばれる．他にキシロースを還元したキシリトールや，二糖マルトースの還元糖だけをアルコール体にした**マルチトール**がある．乾燥こんぶの表面に白く析出するマンニトールは，単糖マンノースが還元された糖アルコールである．**エリトリトール**（**エリスリトール**）は，グルコースを原料にして，菌による発酵で製造された4炭素のアルコールである．ガムや歯磨き粉などの甘味づけに用いられている．

2）アミノ酸

アミノ酸のなかでは，グリシン，アラニン，プロリ

ンなどに甘味がある．グリシンやアラニンは，エビやホタテなどの甘味の原因物質である．エビやイカなどの海産無脊椎動物では，D体のアラニンも甘味に貢献している場合がある．

3）テルペン類

植物由来のテルペン[※1]成分にも甘味が強いものがある．甘草（カンゾウ，英名：リコリス）の根から分離される**グリチルリチン**（グリチルリチン酸，**図5**）は，トリテルペンであるグリチルレチン酸の配糖体である．グリチルリチンの甘味は立ち上がりが遅く後味が長く，欧米ではキャンディーの甘味づけによく使われる．グリチルリチンのナトリウム塩は，日本ではみそやしょうゆの甘味づけに用いられる．南米原産のステビアの葉に含まれる**ステビオシド**（**図5**）は，ジテルペンであるステビオールの配糖体であり，スクロースの200倍近い甘味度をもつ．「ステビア抽出物」の名前で食品添加物の甘味料として認可されている．

4）たんぱく質

植物由来のたんぱく質にも強力な甘味をもつものが存在する．アフリカ原産の植物 *Thaumatococcus daniellii* 由来のソーマチンや，ミラクルフルーツ由来のミ

※1 **テルペン**：イソプレン（炭素数5）を単位とした炭化水素の化合物群である．植物，菌類，細菌類などによって生合成される．炭素数が10のものをモノテルペン，15のものをセスキテルペン，20のものをジテルペン，30のものをトリテルペンとよぶ．代表的なテルペン類は，植物の香気成分やカロテノイド，ヘム，ステロイドであり，さまざまな生理活性を有する．

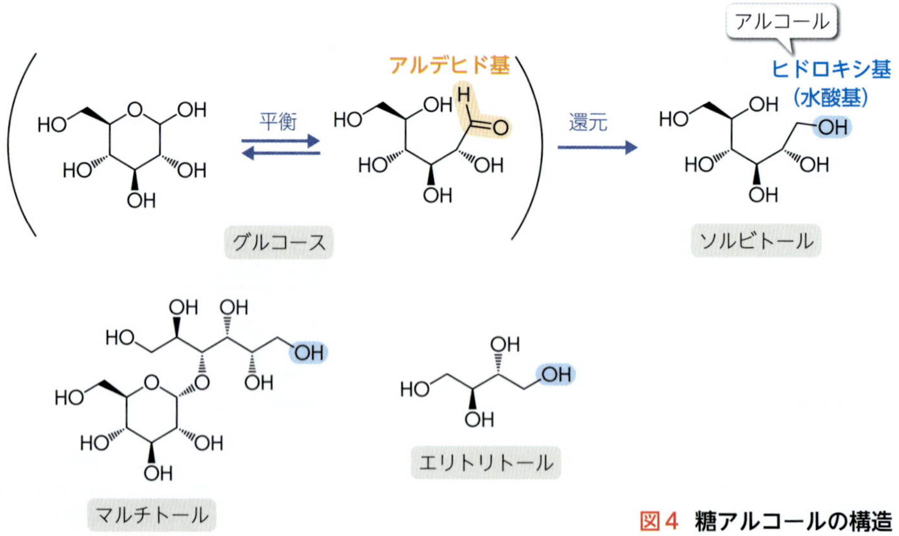

図4 **糖アルコールの構造**

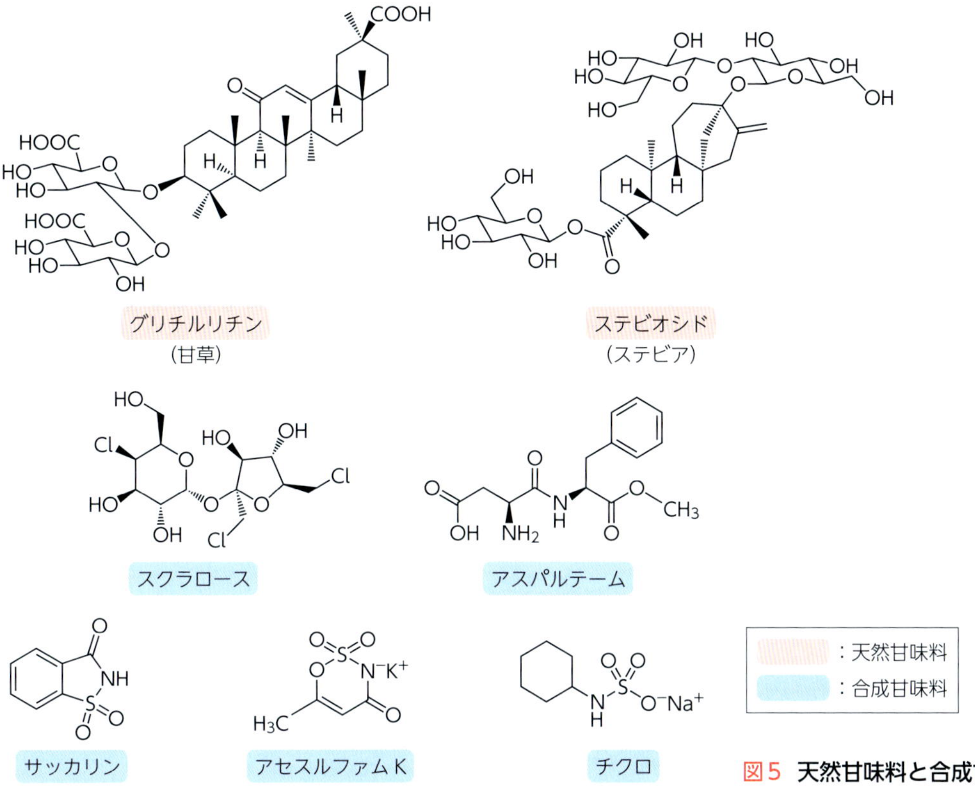

グリチルリチン
(甘草)

ステビオシド
(ステビア)

スクラロース

アスパルテーム

サッカリン

アセスルファム K

チクロ

: 天然甘味料
: 合成甘味料

図5 **天然甘味料と合成甘味料の構造**

ラクリン，その他にモネリン，クルクリンなどが知られている．これらも食品添加物の甘味料として認可されている．

5）合成甘味料

近年，強い甘味をもち，かつ低カロリーの合成甘味料（図5）が多方面で利用されている．**スクラロース**は，スクロースの構造をベースに，複数のヒドロキシ基を塩素で置換した構造である．**アスパルテーム**はアミノ酸から合成されたさわやかな甘味をもつ合成甘味料である．アスパルテームはフェニルアラニンとアスパラギン酸のジペプチドのメチルエステル体であり，消化管内では消化酵素によってアミノ酸に加水分解される．アスパルテームを改良したネオテームやアドバンテームは，アスパルテームよりもはるかに強い甘味度をもつ合成甘味料である．その他，**サッカリン**および，それを水溶性の塩としたサッカリン Na や，**アセスルファム K** も合成甘味料として用いられている．**チクロ（サイクラミン酸）**は，かつて食品添加物として認可されていたが，発がん性や催奇性が疑われたため

に，アメリカや日本での認可は取り消された．しかしその後，無害であることが報告され，EU や中国では今でも使用が続けられている．

C. 酸味成分

酸味は，**水素イオン**（H^+）が味蕾のイオンチャネル型受容体を通過することで感じとられる．水素イオンを解離する酸成分は有機酸と無機酸に分けられるが，有機酸には酸味だけでなく化合物独特の味やにおいがあるので，純粋な酸味とは違った呈味性もある．**クエン酸，リンゴ酸，酒石酸**は，果実の酸味を呈する主要な有機酸である（図6）．クエン酸はカルボキシ基を3つ含むトリカルボン酸で，柑橘類や梅干しに多量に含まれる．リンゴ酸はジカルボン酸であり，りんごやぶどうの酸味成分である．ぶどうにはジカルボン酸の酒石酸が多く含まれる．熟成した赤ワインで沈殿する澱は，酒石酸のカリウム・カルシウム塩である．食酢の酸味である**酢酸**は，酢酸菌による好気的な酢酸発酵によってエタノールから生成される．ヨーグルトや漬

物の酸味である**乳酸**は，乳酸菌による嫌気的な乳酸発酵でピルビン酸から生成される．

　無機酸としては，リン酸や炭酸およびその塩類が酸味料として用いられている．

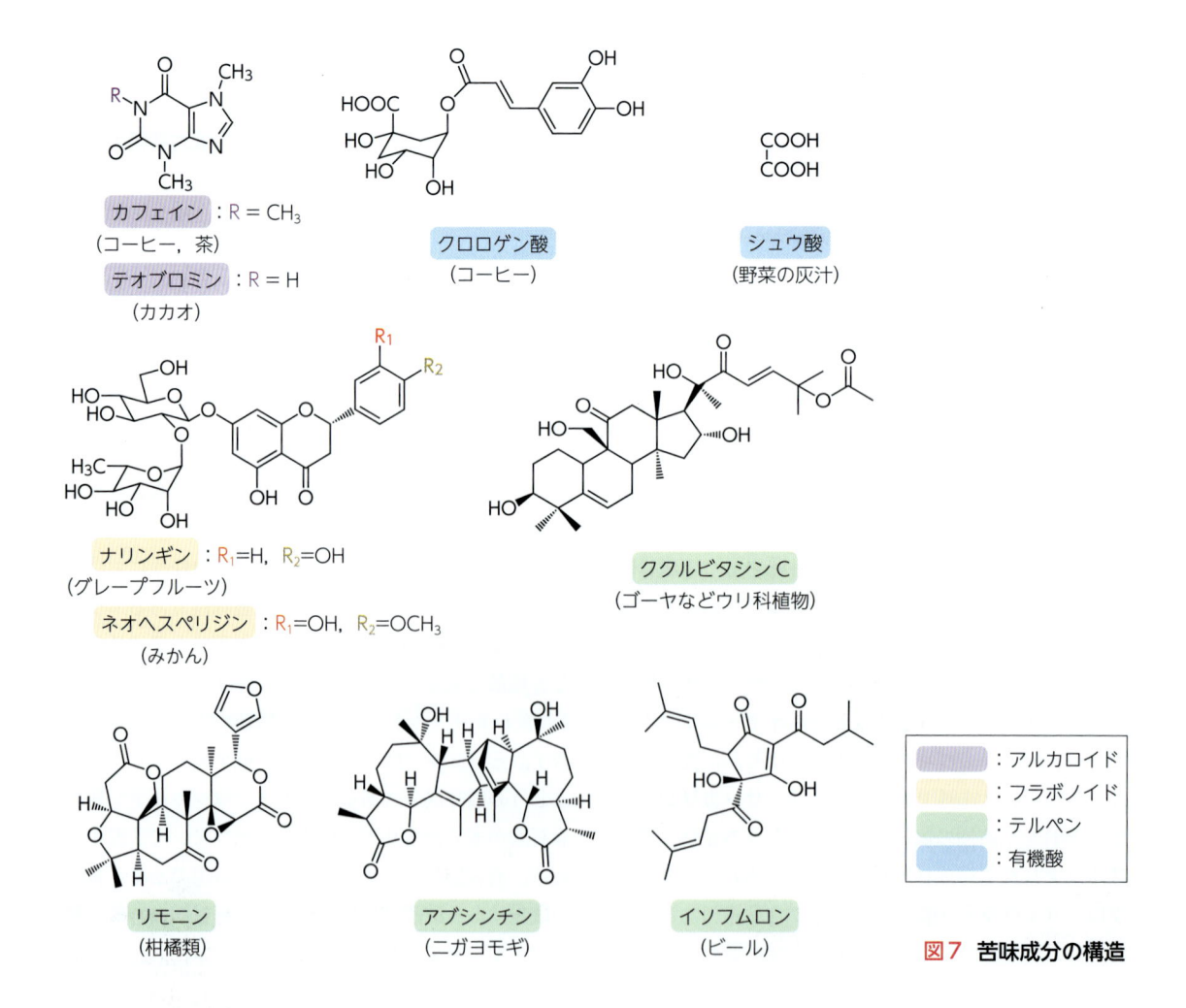

図6　有機酸の構造

D. 塩味成分

　塩味の主な原因物質は，塩化ナトリウムの**ナトリウムイオン**（Na⁺）である．ナトリウムイオンが味蕾のイオンチャネル型受容体を通して細胞内に流入することにより，塩味のシグナルが脳に伝わる．近年はナトリウムイオンだけでなく，**塩化物イオン**（Cl⁻）も塩味の表現にかかわることがわかってきた．塩化物イオンはある種の甘味も表現することが提示されている．

E. 苦味成分

1）アルカロイド

　コーヒーの苦味は，プリン骨格をもったアルカロイド（含窒素化合物）の**カフェイン**である（図7）．カフェインはコーヒーから発見されたが，茶（チャノキ）にも多く含まれ，緑茶や紅茶などの苦味にも貢献する．

図7　苦味成分の構造

カフェインの類縁体である**テオブロミン**（図7）は，カカオに多く含まれており，ビターチョコレートの苦味を表現する．

2）フラボノイド

グレープフルーツなどの柑橘系果実の苦味成分は，フラボノイド配糖体の**ナリンギン**である（図7）．ナリンギンはナリンゲニンに，グルコースとラムノースからなる二糖のネオヘスペリドースが結合した配糖体であるが，酵素ナリンギナーゼによってラムノースを加水分解して除去することで苦味が大きく減じる．ナリンギンおよびナリンギナーゼは食品添加物として利用される．みかんのフラボノイド配糖体である**ネオヘスペリジン**（図7）もネオヘスペリドースを結合した苦味物質である（フラボノイドについて詳細は後述）．

3）テルペン

ゴーヤやメロンやキュウリなどのウリ科植物の苦味成分は，**ククルビタシン類**である（図7）．ククルビタシンはステロイド骨格をもつトリテルペン（炭素数30）である．柑橘類の苦味成分にはモノテルペンの**リモニン**が知られている．リモニンは特に種に含まれている．食品添加物の苦味料にニガヨモギ抽出物がある．成分はセスキテルペンラクトン類の**アブシンチン**である（図7）．魚類の内臓の苦味は，胆汁酸によるものである．ビールの苦味成分は，ホップ由来のイソα酸（主に**イソフムロン**）である．ホップ果実のルプリン器官には，もともとα酸（フムロン）が含まれているが，ホップを加えた麦汁の加熱過程において構造が変化してイソα酸となる．

4）アミノ酸・有機酸

アミノ酸の苦味成分として，バリン，ロイシン，イソロイシン，フェニルアラニン，チロシン，アルギニン，リシン，メチオニンがあげられる．このなかでメチオニンは，ウニ独特の苦味を表現するといわれる．植物（特にほうれんそう）の苦味やえぐ味の成分（灰汁成分）として**シュウ酸**が知られる（図7）．コーヒー独特の苦味にはカフェインの他に**クロロゲン酸**も貢献している（図7）．クロロゲン酸はカフェ酸とキナ酸からなるエステル化合物である．

5）無機成分

無機成分の苦味としては「にがり」がある．にがりは天然の海水から塩を得る際に副産物として得られ，その主成分は塩化マグネシウムである．にがりは豆腐の凝固剤として用いられている．

F．うま味成分

最初のうま味成分である**グルタミン酸**が日本人によって発見されたことは有名な話である．発見したのは東京帝国大学（当時）の**池田菊苗**氏である．日本料理の独特のおいしさに興味をもった池田菊苗氏は，出汁に使う乾燥こんぶを大量に煮だし，その煮汁からうま味成分としてグルタミン酸の塩を分離した．「うま味」という味覚概念を提唱したのも池田菊苗氏である[4]．うま味が5番目の味覚という概念は世界的になかなか定着しなかったが，2000年にグルタミン酸の受容体が味蕾の味細胞表面に発見されたことで，海外でもUmamiとして認知されるようになった[5]．こんぶは生体の段階で遊離状態のグルタミン酸とアスパラギン酸を多量に含み，その含量は乾燥重量の1〜3％にも達する．**アスパラギン酸**もグルタミン酸ほどではないが，うま味をもつ成分である．グルタミン酸をそのまま味わうと，グルタミン酸から解離する水素イオンの影響で酸味を感じる．そのため，うま味は減退する．池田菊苗氏はグルタミン酸の塩をいくつか試した結果，塩味をもつナトリウムの塩とすることで，より強くうま味を感じることを発見した[6]．これが調味料としての**グルタミン酸ナトリウム**（monosodium glutamate：MSG）の開発につながった（図8）．グルタミン酸はこんぶだけでなく，トマトや鶏肉やシイタケにも含まれており，和食に限らず西洋料理のうま味にも貢献している．

かつお出汁や煮干し出汁（カタクチイワシ）やあご出汁（トビウオ）などの魚類系および肉類系のうま味成分は，核酸の**5′-イノシン酸**（IMP）である．5′-イノシン酸はATPの代謝によって生成する（ATP→ADP→AMP→IMP）．干しシイタケのうま味成分は，同じく核酸の**5′-グアニル酸**（GMP）である．5′-グアニル酸は，干しシイタケを水で戻すときに細胞より抽出されたリボ核酸が，シイタケ由来のヌクレアーゼによって分解されることで生成する．5′-イノシン酸や5′-グアニル酸の二ナトリウム塩は食品添加物の調味料として用いられている（図8）．核酸系のうま味物質は，グルタミン酸ナトリウムと併用することで，うま味が増強される（相乗効果）．

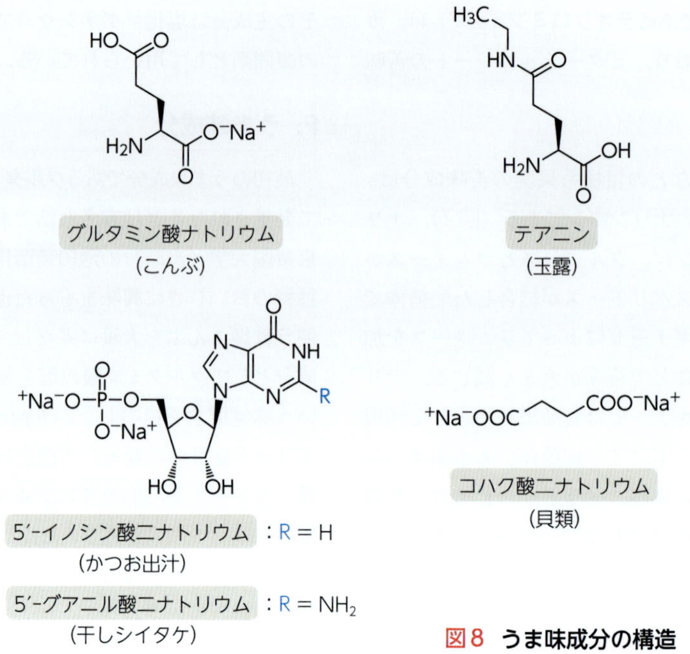

グルタミン酸ナトリウム
（こんぶ）

テアニン
（玉露）

5′-イノシン酸二ナトリウム ：R＝H
（かつお出汁）

5′-グアニル酸二ナトリウム ：R＝NH$_2$
（干しシイタケ）

コハク酸二ナトリウム
（貝類）

図8　うま味成分の構造

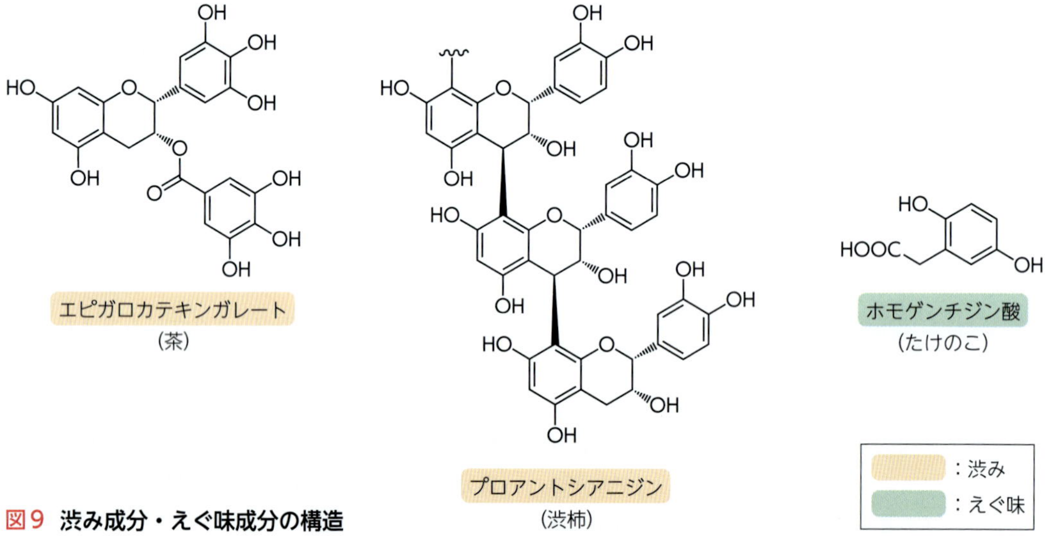

エピガロカテキンガレート
（茶）

プロアントシアニジン
（渋柿）

ホモゲンチジン酸
（たけのこ）

　：渋み
　：えぐ味

図9　渋み成分・えぐ味成分の構造

煎茶（玉露）のうま味成分は，アミノ酸の誘導体である**テアニン**である（図8）．テアニンはグルタミン酸のγ位のカルボキシ基がエチルアミド化された物質である．アサリやハマグリなど貝類のうま味成分は，有機酸の1種である**コハク酸**である（図8）．

G. 渋み成分

　渋みは口腔内の表面が縮むような感覚（収斂）を伴うので触覚の一種とも考えられている．茶の渋み成分は，フラボノイドのカテキン類である．カテキン単体よりも，没食子酸（gallic acid）とのエステル体（**エピガロカテキンガレート**）の方が渋みは強い（図9）．渋柿の渋みは，カテキンが炭素−炭素結合で重合した

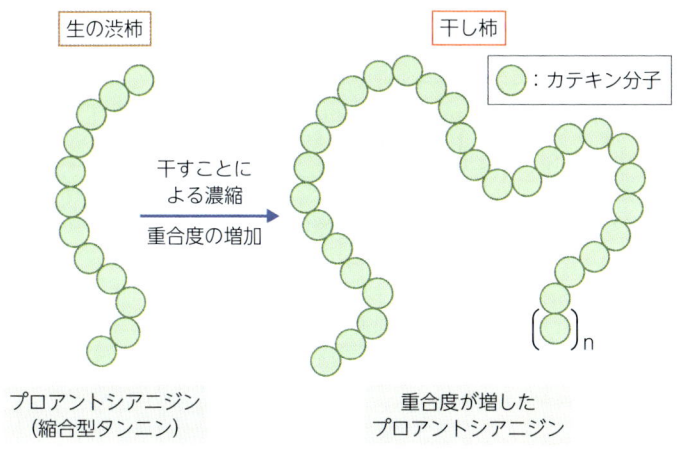

生の渋柿

干し柿

◯：カテキン分子

干すことに
よる濃縮

重合度の増加

プロアントシアニジン
（縮合型タンニン）

水溶性＝渋みを感じさせる

重合度が増した
プロアントシアニジン

不溶性＝渋みを感じさせない

図10　柿の「渋抜き」のメカニズム

プロアントシアニジンによる（図9）．縮合型タンニンともよばれる．渋柿中のプロアントシアニジンは水溶性であり，舌表面のたんぱく質に結合して変性させることで渋みを感じさせる．これを**収斂作用**という．渋柿をエタノールに漬けると渋みが減じるが，これはエタノールの酸化で発生したアセトアルデヒドが，プロトアントシアニジンをさらに重合して不溶化するためである．渋柿を干して干し柿にすることでも渋みは抜けるが，これは成分が濃縮されることでプロアントシアニジンの重合度が増して不溶化するためである（図10）．なお，プロアントシアニジンという名前は，本物質を酸で分解したときに，単量体のカテキン構造に対応したアントシアニジン（デルフィニジン）が生成することに由来する．

H. 辛味成分

　トウガラシの辛味成分は**カプサイシン**である（図11）．カプサイシンは脂溶性のバニロイド（バニリル基をもつ化合物）であり，口腔から喉のバニロイド受容体に結合して，痛覚神経（温度感覚受容体）を局所的に刺激することで辛味を感じさせる．ショウガの辛味成分はカプサイシンに近い構造の**ジンゲロール**である（図11）．ジンゲロールのヒドロキシ基が脱水すると**ショウガオール**となる．四川料理で用いられる花椒の辛味成分は**サンショオール類**である（図11）．コショウの辛味は脂溶性アルカロイドの**ピペリン**である（図11）．

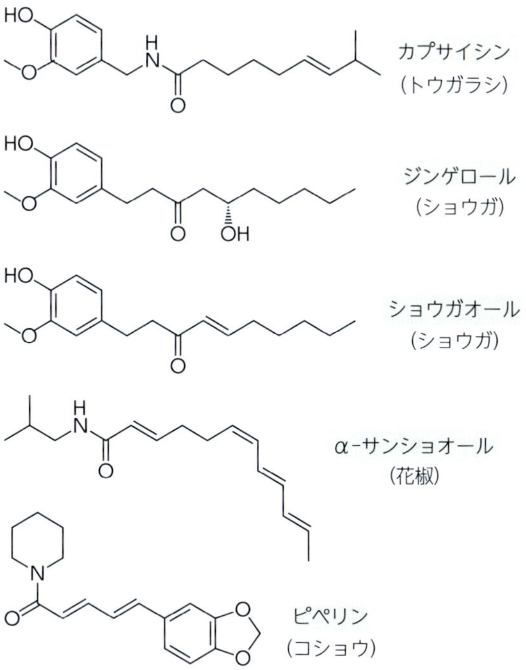

カプサイシン
（トウガラシ）

ジンゲロール
（ショウガ）

ショウガオール
（ショウガ）

α-サンショオール
（花椒）

ピペリン
（コショウ）

図11　辛味成分の構造

　アブラナ科のワサビや辛子や大根の辛味は，**アリルイソチオシアネート**である（図12）．アリルイソチオシアネートは低極性で揮発性が高いため，特に鼻腔の痛覚神経を刺激する．アリルイソチオシアネートは植物の細胞内にはじめから存在するわけではなく，**シニグリン**のような配糖体として存在する（図12）．ワサビをすりおろすなどして細胞を破砕すると，シニグリ

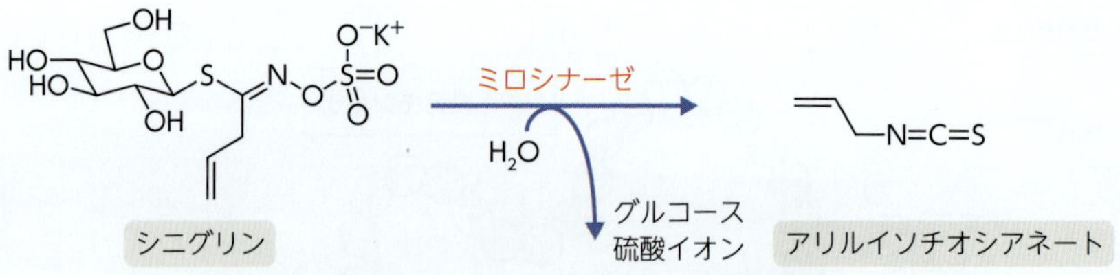

図12 大根の辛味成分アリルイソチオシアネートの生成経路

表2 味の相互作用

相互作用	味の組合わせ	味覚現象	現象例
【対比効果】 主となる味がもう一方の味によって引き立てられる現象	甘味 + 塩味	甘味を強める	しるこに少量の塩を加えると甘味が増す すいかに少量の塩をつけて食べると甘く感じる
	うま味 + 塩味	うま味を強める	だし汁に塩を加えるとうま味が増す
	甘味 → 酸味 （継続摂取）	酸味を強める	甘いお菓子の後にみかんを食べると酸っぱさが増す
	苦味 → 甘味 （継続摂取）	甘味を強める	苦いコーヒーの後に甘いお菓子を食べるとより甘く感じる
【抑制効果（相殺効果）】 一方の味がもう一方または両方の味を弱める現象	酸味 + 甘味	酸味を弱める	夏みかんに砂糖をかけると酸っぱさが減る
	酸味 + 甘味 酸味 + 塩味	酸味を弱める	酢に砂糖や食塩を加えると酸味が抑えられてまろやかになる
【相乗効果】 同種の味をもつ味成分を同時に摂取したとき，それぞれを別々に摂取した場合の呈味力の和よりも味が増強される現象	甘味 + 甘味	甘味が増強される	スクロースとサッカリン，合成甘味料のアセスルファムカリウムとアスパルテームを混合すると甘味が増す（食品への甘味の付与に利用）
	うま味 + うま味	うま味が増強される	こんぶとかつおでとった出汁のうま味は，こんぶ出汁またはかつお出汁よりもうま味が強い（L-グルタミン酸ナトリウム + 5′-イノシン酸ニナトリウム）
【変調効果】 異種の味を継続摂取したときに，本来の味とは異なる味に感じられる現象		無味を甘味に変える	酸味，苦味，濃い塩味を体験した後の水は甘く感じる
【順応効果】 同じ系統の味を食べ続けることで，その味の感度が鈍くなる現象		甘味を弱める	甘いお菓子を食べ続けると甘味を感じにくくなる

「食品学Ⅰ 改訂第2版」（水品善之，他/編），p112，羊土社，2021をもとに作成

ンが酵素ミロシナーゼと会合し，酵素反応によってシニグリンが分解されることでアリルイソチオシアネートが発生する．これが辛子やワサビ，大根をすり下ろすと辛味がたつ理由である．

I. えぐ味成分

えぐ味は，渋みのもつ収斂味と苦味が同時に感じられるような複合的な味である．野菜のえぐ味としては先にあげた**シュウ酸**が知られている（**図7**）．また，たけのこのえぐ味成分は，アミノ酸であるチロシンからの代謝産物の**ホモゲンチジン酸**である（**図9**）．

J. 味の相互作用

食べ物を摂食したとき，当然だが感じられる味覚は1種類ではない．複数の味覚物質を同時に，あるいは時間差をつけて摂取した際に，ある味覚が他の味覚を増強したり，または抑制したりする場合がある．この味覚現象を「**味の相互作用**」とよぶ．すいかに塩をかけて食べるとより甘く感じられる現象，出汁に塩を添加するとよりうま味が引き立つ現象，こんぶとかつおの両方からとった出汁は，単独の出汁よりもうま味が強く感じられる現象などは，味の相互作用によるものである．味の相互作用はその効果から，**対比効果，抑制効果，相乗効果，変調効果，順応効果**に分類される（**表2**）．

こんぶ出汁のグルタミン酸とかつお出汁のイノシン酸の相乗作用のメカニズムは，分子構造学的に研究が進められている．味蕾の味細胞においてグルタミン酸とイノシン酸は同じ受容体たんぱく質の別々の部位で感受される．イノシン酸が先に受容体に結合すると，受容体の立体構造が微妙に変化し，その結果グルタミン酸の受容体への親和性が高まり，シグナルが増強されることでうま味を強く感じるようになる[7]．

3 香気成分

人が食事をするとき，食物から漂う**香気成分**が鼻腔に入り，臭細胞によって感知される．香気成分がいい匂いである場合は食欲を促進し，逆の場合は食欲を減退させる．次に食べ物が摂食されると，香気成分は口腔から喉を通して鼻腔内に入る．鼻腔内に入った香気成分は嗅上皮上の嗅細胞の嗅覚受容体に結合する．受容体に結合することでイオンチャネルが開き，細胞内にナトリウムイオンとカリウムイオンが流入して細胞が脱分極化する．その電位差が脳に電気信号として伝わる．嗅覚受容体と香気成分の結合は厳密な1：1対応ではなく，類似した分子構造をもつ化合物ならば受容体に結合できる．

最近の知見によると，ヒトの嗅細胞には400種類近い受容体が存在するといわれ，これら受容体がそれぞれ複数の分子構造を認識する．そのため匂いの感じ方の組合わせは膨大となる．このように嗅細胞は環境から漂う多様な匂いに対して，成分組成と濃度をプロファイルして脳に信号を送ることができる．

香気成分は基本的に**揮発性が高く**なくてはならない．そのため**香気成分は低分子で低極性**であり，テルペン類や脂肪鎖をもつ化合物が多い．またアルデヒドやケトンなどのカルボニル基，ヒドロキシ基，アリル基やエステル（ラクトン）構造をもつものも多い．

A. 植物の香気成分

植物の香気成分は人にとって最もなじみ深い天然の香りである．植物の葉や花や果実には独特の香り（アロマ）が存在し，人は歴史のなかでそれらを感じて，よい香りがするものを選別して身につけたり食したり，

または精油を採取して化粧品に利用してきた．

1）柑橘類

柑橘類の果実は独特のさわやかな香りを有する．最も代表的な香気成分は柑橘類の皮に多く含まれている**リモネン**である．リモネンは単環式のモノテルペン化合物（炭素数10）であるが，不斉炭素を1つ含むため2つの鏡像異性体が存在する（図13）．レモン臭が強い異性体は，D体の***R*-（＋）-リモネン**である．L体の*S*-（－）-リモネンのレモン臭は非常に弱い．リモネンは食品の香りづけに利用されるだけでなく，スチレンポリマーを溶かす性質からプラスチック用の接着剤にも利用される．柑橘類それぞれの香りは，リモネン以外の微量成分が貢献している．みかんにはテルペノイドの**γ-テルピネン**や**リナロール**が含まれている（図13）．グレープフルーツには**ヌートカトン**というセスキテルペン（炭素数15）の二環性のケトン化合物が含まれている（図13）．レモンにはモノテルペンの**シトラール**（シス-トランス異性体の関係である**ゲラニアール**と**ネラール**の混合物）といったアルデヒド類が含まれている（図13）．ゆずからはゆず独特の香りを表現する**ユズノン**というケトン化合物が報告されている（図13）[8]．

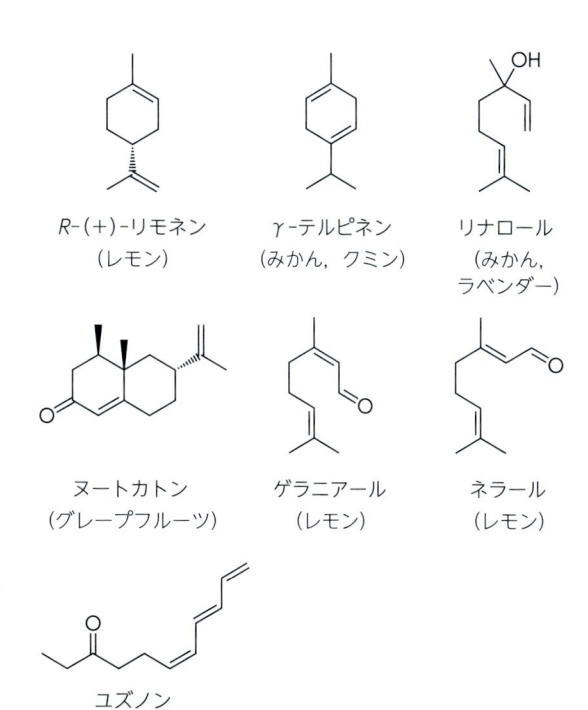

R-（＋）-リモネン（レモン）　　γ-テルピネン（みかん，クミン）　　リナロール（みかん，ラベンダー）

ヌートカトン（グレープフルーツ）　　ゲラニアール（レモン）　　ネラール（レモン）

ユズノン（ゆず）

図13 柑橘類の香気成分の構造

2）果実

　果実のもつ甘く熟した香りはエステル類であることが多い．例えば，バナナやメロンの果実臭は**酢酸イソアミル**，酢酸プロピル，酢酸エチル，**ブタン酸エチル**などの酢酸とアルコールのエステルである（図14）．ももの特徴的な甘い香りは，分子内エステル（ラクトン構造）をもつ**γ-ウンデカラクトン**である（図14）．

3）その他

　アルデヒドは香気を感じさせる重要な官能基である．シソ（ペリル）の香気成分は，モノテルペンの**ペリルアルデヒド**である（図15）．サフランの香りは，カロテノイドの分解物でアルデヒドをもつ**サフラナール**である．パクチー（コリアンダー，香菜）の独特の香気成分は，***trans*-2-ドデセナール**や**デカナール**などの脂肪鎖アルデヒドである（図15）．

　シナモンの香りは**桂皮アルデヒド（シンナムアルデヒド）**である（図15）．バニラの豆から調整されるバニラの香りはアルデヒドをもつ**バニリン**である（図

15）．クローブ（丁子）の香りはバニリンに似た**オイゲノール**である（図15）．アニスの香りは**アニトール**によるものである．これらはフェニルアラニンやチロシンから生合成される．ドリアンの特徴的な臭気成分は，揮発性の硫黄化合物であると報告されている[9]．

B. きのこの香気成分

　きのこも独特の強い香りをもっている．シイタケの香りは，硫黄元素を5つも含む特異な7員環化合物の**レンチオニン**である（図16）．ただし，レンチオニンは生のシイタケにはほとんど含まれておらず，干しシイタケを水戻しにする段階で，前駆体のレンチニン酸から酵素反応によって生成する．マツタケの香りは，**桂皮酸メチル**（シナモンの成分である桂皮酸のメチルエステル）と脂肪族アルコールの**マツタケオール（1-オクテン-3-オール）**である（図16）．マツタケオールはマツタケだけでなく，シイタケやマッシュルームにも含まれており，独特のきのこ臭を表現する．

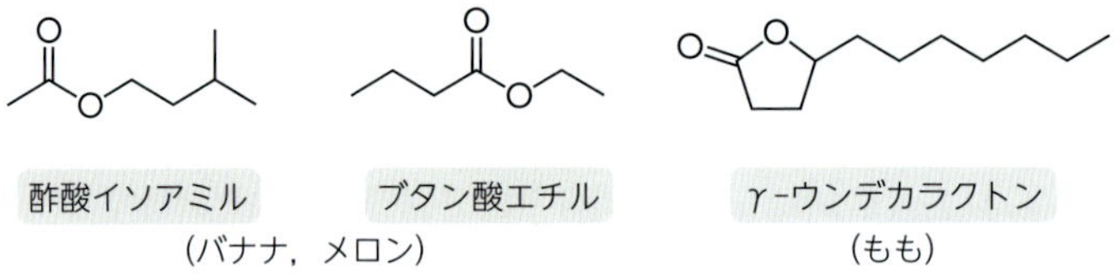

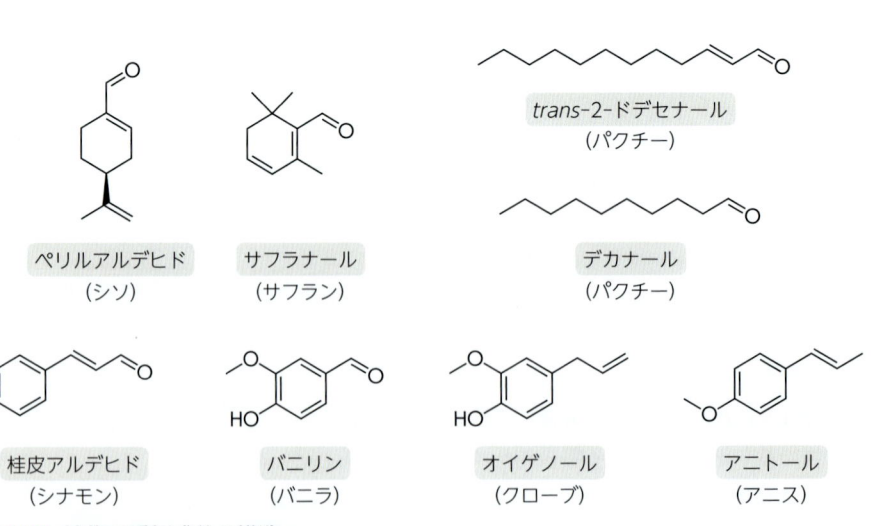

酢酸イソアミル　　ブタン酸エチル
（バナナ，メロン）

γ-ウンデカラクトン
（もも）

図14　果実類の香気成分の構造

***trans*-2-ドデセナール**
（パクチー）

ペリルアルデヒド　　サフラナール
（シソ）　　　　　　（サフラン）

デカナール
（パクチー）

桂皮アルデヒド　　バニリン
（シナモン）　　　（バニラ）

オイゲノール　　　アニトール
（クローブ）　　　（アニス）

図15　植物の香気成分の構造

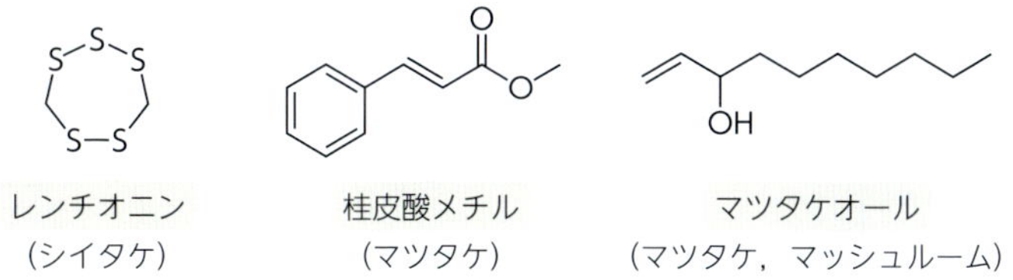

レンチオニン
（シイタケ）

桂皮酸メチル
（マツタケ）

マツタケオール
（マツタケ，マッシュルーム）

図16　きのこ類の香気成分の構造

C. 腐敗や発酵食品の匂い成分

　香りは必ずしもよい匂いだけではない．特に鮮度の下がりやすい魚介類では，その匂いが鮮度そのものをあらわしている．海産の魚介類の生臭さは**トリメチルアミン**である（**図17**）．もともと魚介類の体内には無臭の**トリメチルアミンオキシド**が存在するが，死後に鮮度が下がり微生物が増殖すると，微生物の酵素反応でトリメチルアミンオキシドは還元され，トリメチルアミンが放出される．これが海産魚独特の生臭さの原因となる．サメやエイのような軟骨魚類は，生体内に多量の**尿素**をもっている．尿素も無臭であるが，死後に微生物の酵素ウレアーゼによって分解され**アンモニア**が生成する．サメやエイの切り身が早々にアンモニア臭を発するのはこのためである．なお淡水魚にはトリメチルアミンオキシドはほとんど含まれていない．淡水魚独特の生臭さは，環状アミン化合物の**ピペリジン**である（**図17**）．

　アンモニアは悪臭であるが，あえてその匂いを利用した加工食品が世界には存在する．朝鮮料理のホンオフェやアイスランドのハウカットルはサメやエイを発酵したもので，アンモニア臭がたいへん強いが，それが独特の風味となっている．アンモニアによる強いアルカリ性が保全性も高めている．世界一臭い食品といわれるシュールストレミング（スウェーデン）や日本のくさやは，低濃度の塩水の中で魚を発酵させたものである．その独特の臭気は，特定の細菌の代謝によって発生したアンモニアや硫化水素，揮発性の有機酸類である．大豆を納豆菌によって発酵させた納豆の臭気成分は，**ジアセチル**，短鎖分岐鎖脂肪酸（**イソ吉草酸**など），ピラジン類などから複雑に構成されている（**図17**）．バターやヨーグルトの匂いは**アセトイン**やその酸化体のジアセチルがかかわっている．

　水道水のカビ臭さや淡水魚の泥臭さは，細菌（特に

トリメチルアミンオキシド
（無臭）
→ 還元 $\frac{1}{2}O_2$ →
トリメチルアミン
（海産魚の生臭さ）

尿素
（無臭）
ウレアーゼ　H_2O　CO_2　$2NH_3$
アンモニア
（サメやエイの切り身の匂い）

ピペリジン
（淡水魚の生臭さ）

ジェオスミン
（カビ臭）

ジアセチル
（発酵食品）

イソ吉草酸
（発酵食品）

アセトイン
（発酵食品）

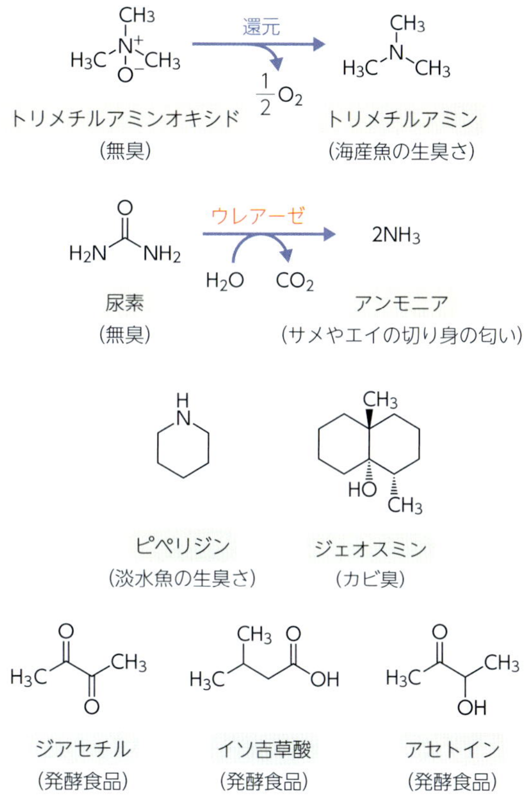

図17　腐敗や発酵で発生する匂い物質の構造

放線菌）や藍藻類が生成する**ジェオスミン**である（**図17**）．水道水ではジェオスミン濃度の基準が設けられている．

D. 調理で発生する香気成分

　食材の細胞を破砕することで発生する香気の例は調理でよく知られる．ニンニクの独特の香りの成分は，**アリシン**などの硫化化合物であるが，もともとアリシンは，ニンニクの細胞には含まれていない．ニンニクの組織細胞には**アリイン**というシステインのアリル誘

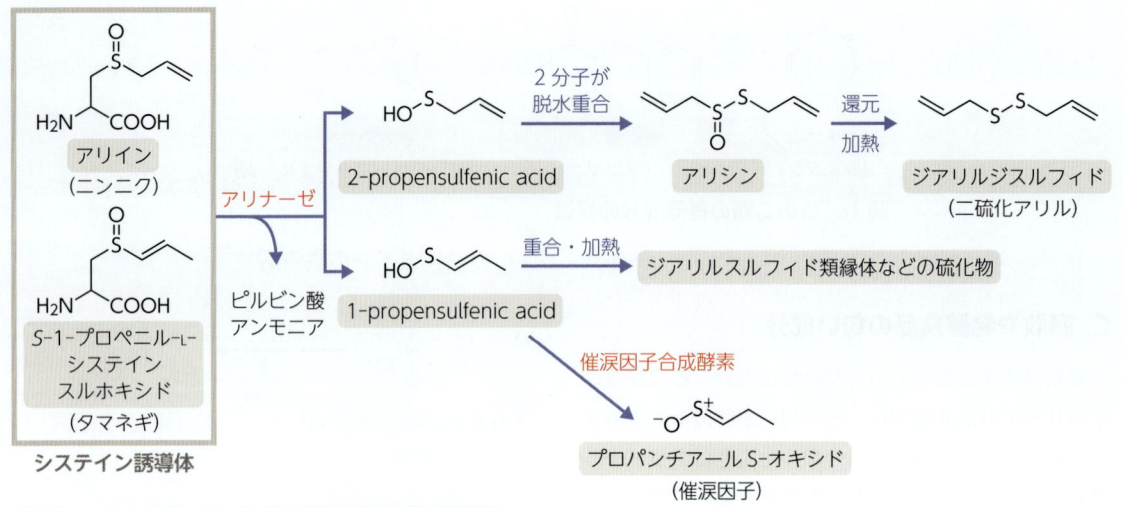

図18 ニンニクやタマネギの香気成分の生成経路

導体が存在する（図18）．調理や摂食によってニンニクの細胞組織が壊されると，細胞外酵素の**アリナーゼ**の触媒によってアリインが分解されて2-propensulfenic acid が生じる．この 2-propensulfenic acid の2分子が自発的に脱水重合することで香気成分アリシンになる（図18）．さらにアリシンは加熱によって容易に還元されて，調理中のニンニクの臭気成分の1つである**ジアリルジスルフィド（二硫化アリル）**へと変化する（図18）．ニンニクと同じネギ属であるタマネギも同様に，アリイン類似のシステイン誘導体からアリナーゼによって1-propensulfenic acid を経由して香気成分が生成する．この際，別の酵素（催涙因子合成酵素）の触媒によってタマネギ特有の**催涙因子（プロパンチアール-S-オキシド）**も生成する（図18）．

ワサビや辛子をすり下ろしたときに生じる辛味成分は**アリルイソチオシアネート**である．これは配糖体であるシニグリンが酵素ミロシナーゼの触媒によって分解されて発生する．大根の辛味成分も同様の機構で発生するイソチオシアネート化合物である．

加熱調理の際にアミノカルボニル反応が進行すると，ストレッカー分解※2 などの過程でロースト臭をもつ**ピラジン類**が生成する（図19）．またスクロースを加熱してカラメル反応が進行した場合は，**シクロテンやマ**

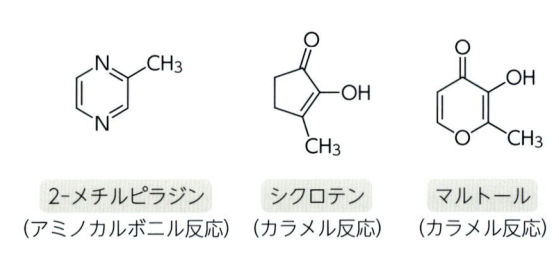

図19 加工で発生する香気成分

ルトール**などの甘くほろ苦い香気成分が生成する（図19）．マルトールの名はビール製造での焦がした麦芽（モルツ）に由来する．

4 色素成分

視覚は，人においしさを感じさせる初期の因子となる．特に色味は食品の鮮度を直接的にあらわすだけでなく，その色合いは食欲を刺激するため重要である．緑黄色野菜の緑色や黄色，果物の黄色や赤色や紫色，肉の赤色，さらには加工で生じる褐色や黒色など，食材や食物にはさまざまな色が存在する．**色**は，化学成分が特定の可視波長を吸収した後に反射した残りの光を網膜で受け止めることで知覚される．例えば，吸収されずに全反射すれば白であり，500 nm 近辺を吸収すれば赤，600 nm 近辺を吸収すれば青く知覚される．

※2 **ストレッカー分解**：アミノカルボニル反応の副反応の1つであり，α-アミノ酸とα-ジカルボニル化合物が反応して，香気成分であるアルデヒドやピラジンを発生する．

また広範囲の波長を吸収すると茶〜黒く知覚される．化学成分がどの波長を吸収するかは成分の化学構造に依存する．ここでは主要な色素成分について紹介する．

A. カロテノイド色素

植物における**カロテノイド**は，光合成においてクロロフィルが吸収できない波長域の光を吸収する補助色素として働く．カロテノイドはテルペノイドの一種であり，炭素骨格は8つのイソプレン単位（C5）が結合したC40を基本としている（テトラテルペノイド）．カロテノイドは脂溶性であり，二重結合が連続したポリエン構造が450〜500 nmの可視光を吸収する．そのためカロテノイドは**黄色から赤色を呈する**．ポリエン構造は天然物に関していえば大半がトランス型である．カロテノイドのポリエン構造は，光や酸素の影響を受けて変化しやすいので，光や熱の影響で容易にシス−ト

ランス異性化する．カロテノイドは，構造的な観点から炭素と水素のみで構成される炭化水素系の**カロテン類**と，ヒドロキシ基やケトンなどの酸素を含有した**キサントフィル類**に大別される．生体内において，キサントフィルのヒドロキシ基は脂肪酸などでエステルに修飾されている場合が多い．

1）カロテノイドの生合成

植物におけるカロテノイドの生合成は，イソプレンにリン酸が2つ結合した**イソペンテニル二リン酸（IPP）**からはじまる（図20）．その後IPPが順次縮合してゲラニルゲラニル二リン酸（GGPP）となり，GGPPが2分子縮合してフィトエンとなる．フィトエンはまだ無色であるが，脱水素酵素と異性化酵素によって赤色の**リコペン**へと変化する（図20）．リコペンの末端が環状化してイオノン環を形成することで，さまざまなカロテノイドが発生する．両端ともに β 型のイオノン

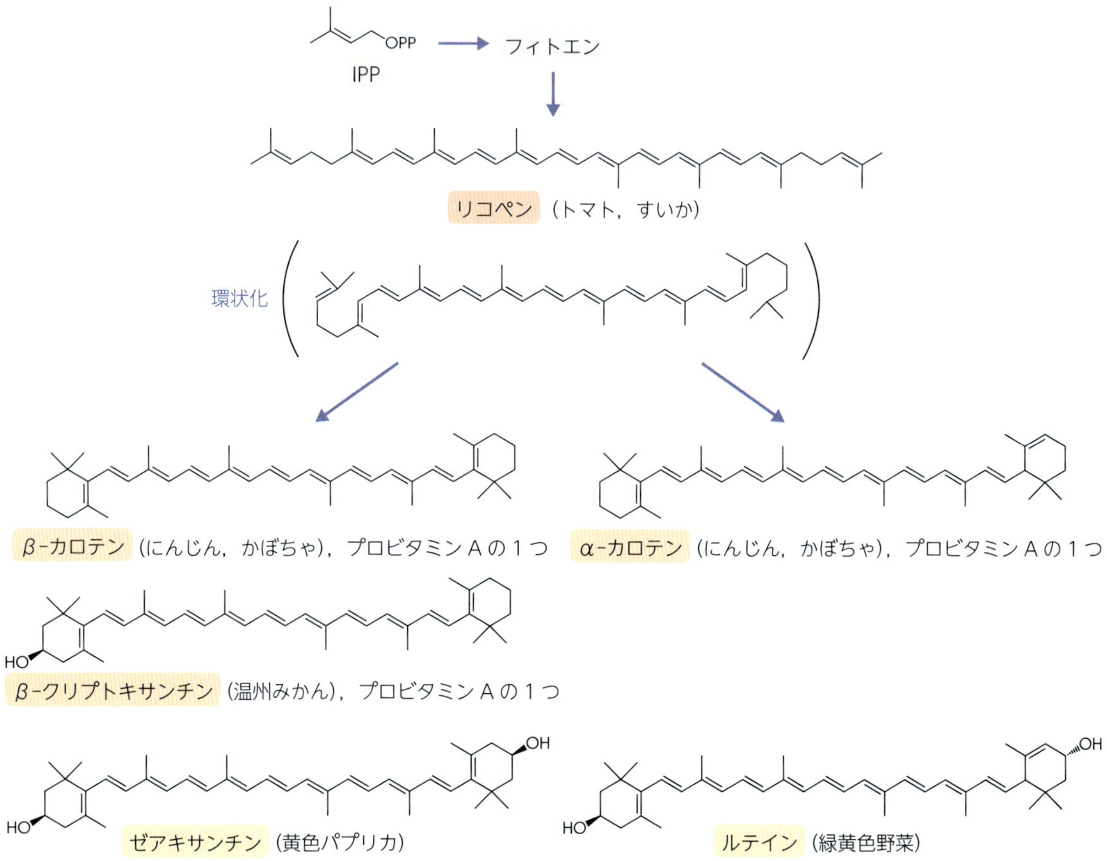

図20　カロテノイドの構造①

環となった場合は**β-カロテン**となり，さらに酵素反応でヒドロキシ基が1つ導入されると**β-クリプトキサンチン**，さらにもう1つ導入されると**ゼアキサンチン**となる．また，リコペンの両末端がそれぞれβ型のイオノン環とε型のイオノン環に巻いたときは**α-カロテン**となる．α-カロテンにヒドロキシ基が2つ導入されると**ルテイン**となる（**図20**）．

2）植物のカロテノイド

高等植物において最も存在量が多いカロテノイドは**ルテイン**である．2番目に多いカロテノイドは**β-カロテン**である．西洋にんじんやかぼちゃの橙色は，β-カロテンとα-カロテンによるものである．温州みかんにはβ-クリプトキサンチンが多い．黄色パプリカの黄色色素はゼアキサンチンである．ルテインは緑黄色野菜に多く，特にトウモロコシに多い．トマトの赤色はリコペンによる．すいかの果肉と金時にんじんの赤色もリコペンである．緑黄色野菜やトウモロコシが鶏の飼料となった場合，卵黄に飼料由来のルテインやゼアキサンチンやβ-クリプトキサンチンが濃縮される．これは卵黄の成分の脂溶性が高いことによる．そのため，カロテノイドが少ない飼料で飼育すると卵黄の色は薄くなる．また，トウガラシや赤パプリカの赤色色素である**カプサンチン**（**図21**）は，**ゼアキサンチン**から数段階を経て生合成される．

3）藻類のカロテノイド

水中で繁茂する藻類は高等植物とは別の生合成経路をもち，植物では一般的ではないケトン基をイオノン環に導入したキサントフィルが存在する．その代表的なものが赤色の**アスタキサンチン**である（**図21**）．アスタキサンチンは強い抗酸化活性をもつことで知られており機能性食品としても注目されている．商業的にアスタキサンチンはヘマトコッカス藻という淡水産の緑藻類を主原料として生産される．ヘマトコッカス藻は栄養成分が豊富なときは緑色だが，栄養（特に窒素）が枯渇するとアスタキサンチンを生合成して赤く変色する．これは耐久胞子となる際の紫外線対策（サンスクリーン）と考えられている．他にも藻類には陸上植物がもたない独自のカロテノイドが存在し，褐藻類（こんぶやわかめ）の茶褐色を呈する**フコキサンチン**が知られている（**図21**）．

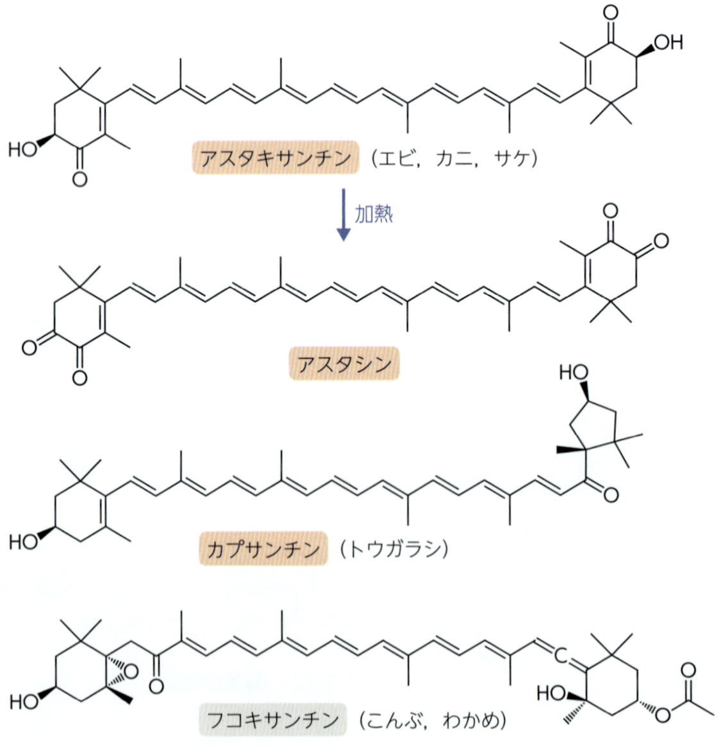

アスタキサンチン （エビ，カニ，サケ）

加熱

アスタシン

カプサンチン （トウガラシ）

フコキサンチン （こんぶ，わかめ）

図21 カロテノイドの構造②

4）甲殻類・魚類のカロテノイド

　藻類のアスタキサンチンは食物連鎖によって微小な甲殻類であるオキアミなどに蓄積し，さらに高次の水生動物の体色となる．マダイの体表の赤色や，サケの筋肉のオレンジ色は，餌由来のアスタキサンチンによるものである．イクラの赤色もアスタキサンチンである．甲殻類（エビやカニ）の甲羅の青灰色〜青緑色は，アスタキサンチンとたんぱく質の複合体である**カロテノプロテイン**によるものである．純粋なカロテノプロテインは青紫色を呈する場合が多いが，加熱するとたんぱく質の変性によってアスタキサンチン本来の赤色を呈するようになる．エビやカニをゆでると甲羅が鮮やかな色になるのはそのためである．さらに加熱が進むとアスタキサンチンの酸化によって2つのヒドロキシ基がケトンとなり，より鮮やかな赤色の**アスタシン**となる（図21）．

5）アポカロテノイド類

　アポカロテノイドは，カロテノイドが酸化酵素によって開裂して生成する物質群である．特に，β-カロテンなどのβイオノン環を構造に含むカロテノイドから生成する**ビタミンA**〔レチノール，レチナール（図22），レチノイン酸〕はアポカロテノイドの代表である．そのため，βイオノン環を含むβ-カロテン，α-カロテン，β-クリプトキサンチンは**プロビタミンA**とよばれる（図20）．色素として目につくアポカロテノイドは，クチナシの実やサフランの黄色色素の**クロシン**で

ある（図23）．クロシンは，両端にカルボン酸をもつアポカロテノイドのクロセチンに，**二糖（ゲンチビオース）**がエステル結合した配糖体である．他にもカルボン酸をもつアポカロテノイドとして，南米のベニノキの種子に含まれる赤色の**ビキシン**が知られている（図23）．ビキシンは，食品添加物「アナトー色素」としてチーズの着色などに用いられている．

B. フラボノイド色素

　フラボノイドは植物界に広く分布し，茎，根，花など植物のほとんどすべての器官に存在する．フラボノイドはA環とB環の2つのベンゼン環が3つの炭素で結合されており，さらに，それら3つの炭素はA環とともに酸素を含むC環を形成する（図24）．B環はフェニルアラニン由来のフェニルプロパノイドから派生したものである．一方，A環はマノニルCoAが脱炭酸しながら縮合したものである．図24に示したようにC環の修飾状態によって，**フラバン，フラバノール，フラボン，フラバノン，フラボノール**などに分類される．フラボンやフラボノールなどは中性では無色〜淡い黄色を示すが，特にC環の酸素がオキソニウム酸素となった場合は，野菜や果実に特徴的な赤〜紫の色味をもつ**アントシアニジン**となる（図24）．

　フラボノイドは植物の細胞内では糖類と結合した配糖体として存在する（配糖体において糖を除いた部分を**アグリコン**とよぶ）．特にアントシアニジンの配糖体

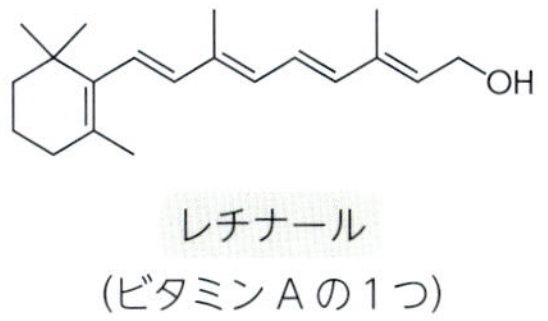

クロセチン

ゲンチビオース

クロシン　：R＝ゲンチビオース
（クチナシ，サフラン）

レチナール
（ビタミンAの1つ）

図22　レチナールの構造

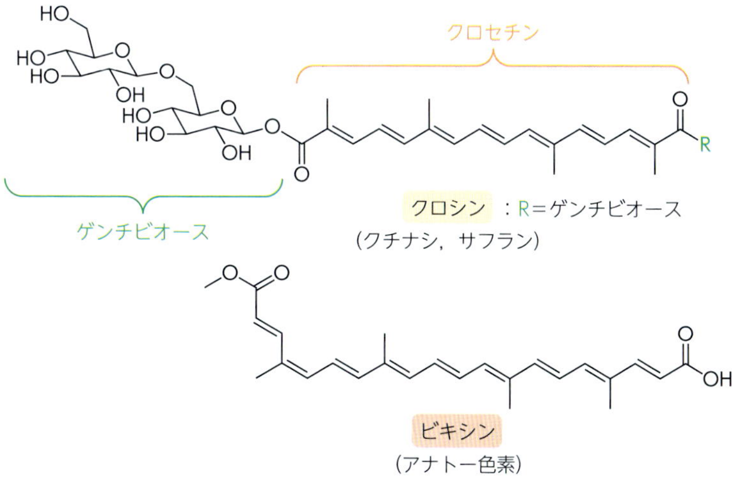

ビキシン
（アナトー色素）

図23　アポカロテノイドの構造

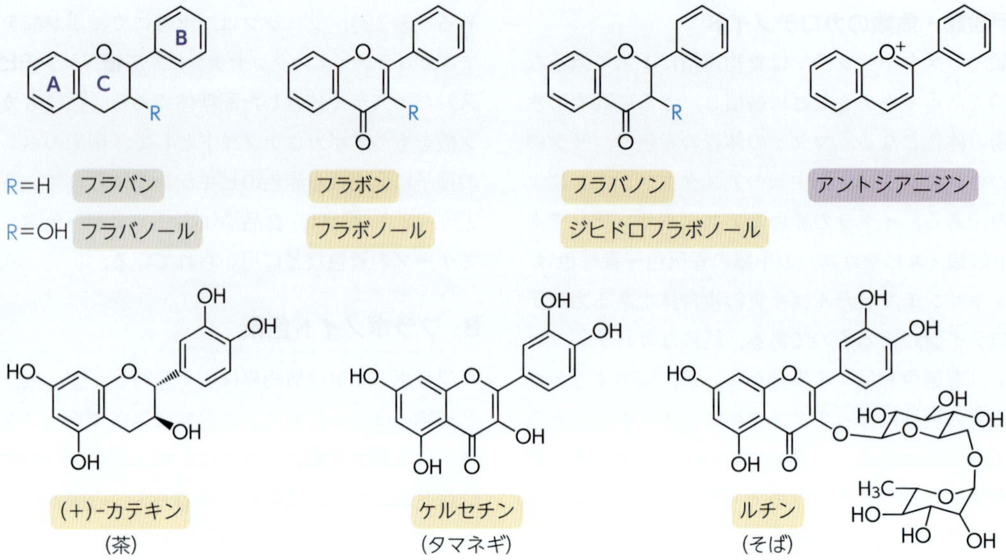

図24 フラボノイド類の構造

R=H フラバン / フラボン / フラバノン / アントシアニジン
R=OH フラバノール / フラボノール / ジヒドロフラボノール

(+)-カテキン (茶)　ケルセチン (タマネギ)　ルチン (そば)

をアントシアニンとよぶ．配糖体となることでフラボノイドは水溶性が高まる．一般的にフラボノイドは細胞質内で合成され，配糖体となった後に細胞の液胞に蓄積される．

1) フラボン・フラボノール

フラボンやフラボノールは，中性で無色から淡黄色を示す．茶の**カテキン**やタマネギの**ケルセチン**，そばの**ルチン**（ケルセチン配糖体である）などが代表的である（図24）．フラボンやフラボノールはアルカリ環境下ではB環から水素が脱離することでケトンやキノン構造となるため黄色を呈する．中華麺をつくる際，小麦粉にかん水を加えることで生地が弱アルカリ性となる．このとき小麦粉に含まれるフラボノイドが黄色に発色する．これが中華麺の黄色い理由である．逆にフラボノイドの黄色を出さないためには，酸性で調理する．カリフラワーを白くゆで上げるために，酢を少し加えるのはそのためである．

2) アントシアニン類

アントシアニンは，植物の花や果実において赤色から紫色を呈する色素である．ぶどう，イチゴ，ブルーベリーなどのベリー系の果実，りんご，ナス，紫サツマイモ，紫キャベツ，赤かぶ，赤タマネギ，赤シソ，黒豆，小豆などがアントシアニンを多く含む食材である．アントシアニンの鮮やかな色調はこれら果実や野菜を生食する場合，目につき食欲を増進させる．アントシアニン色素のアグリコン（アントシアニジン）は，B環のヒドロキシ基またはメトキシル基の修飾位置で主に6つに分類される（**ペラルゴニジン，シアニジン，デルフィニジン，ペオニジン，ペチュニジン，マルビジン**）．これらはそれぞれ色調に差があり（図25），結合している糖の数や結合する位置などによっても色調が変わる．さらには糖だけでなく，カフェ酸やクマル酸などの芳香族有機酸が結合する場合も多く（アシル化アントシアニン），これらも色調に強く影響する．アントシアニジンはpH変化に敏感であり，**酸性では赤色，中性で紫色に近づき，アルカリ性では青色となる**．化学構造的に酸性では安定なフラビリウムカチオン構造（赤色）をとり，中性ではアンヒドロ塩基（赤〜藤色），弱アルカリ性ではアンヒドロ塩基アニオン（青色）となる（図26）．

アントシアニンは濃度が高いほど安定し，希薄になると水和などによって退色する傾向がある．これは高濃度下では，アントシアニンの分子同士がスタッキングによる自己会合によって安定化するためである．例えば柴漬けのように，ナスと赤シソを同時に漬けてアントシアニンの濃度を高くすると色味が安定する．またアントシアニンは金属イオンをキレートして錯体をつくることが多く，鉄イオンやアルミニウムイオンと

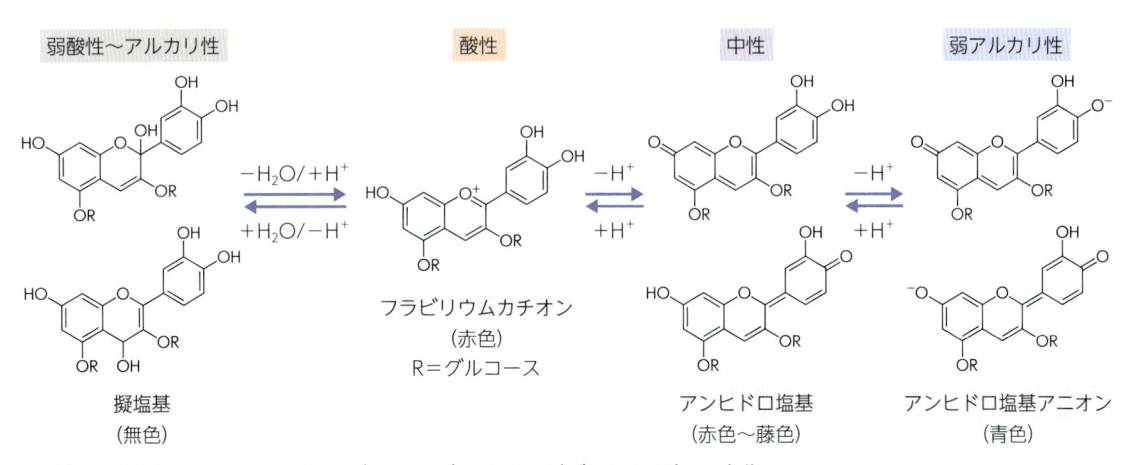

		R_1	R_2	R_3
（橙赤）	ペラルゴニジン	OH	H	H
（赤）	シアニジン	OH	OH	H
（青）	デルフィニジン	OH	OH	OH
（紫赤）	ペオニジン	OH	OCH$_3$	H
（青紫）	ペチュニジン	OH	OCH$_3$	OH
（紫）	マルビジン	OH	OCH$_3$	OCH$_3$

アントシアニジン

ナスニン

マロニルシソニン

図25 アントシアニン類の構造

弱酸性～アルカリ性　　酸性　　中性　　弱アルカリ性

$-H_2O/+H^+$　$+H_2O/-H^+$

$-H^+$　$+H^+$

$-H^+$　$+H^+$

フラビリウムカチオン
（赤色）
R＝グルコース

擬塩基
（無色）

アンヒドロ塩基
（赤色～藤色）

アンヒドロ塩基アニオン
（青色）

図26 pHによるアントシアニン（シアニジン-3,5-ジグルコシド）の変化
「植物色素フラボノイド」（武田幸作，他／編），文一総合出版，2013より引用

の錯体形成により安定化する．柴漬けの場合は，酸性であることに加えて添加された食塩の塩化物イオンもアントシアニンの安定化に貢献している．

　ナスの紫色素である**ナスニン**は，デルフィニジンにグルコースと二糖のルチノースが結合し，さらに*p*-クマル酸が結合したアシル化アントシアニンである（図25）．赤シソの赤色素である**シソニン**は，シアニジンのアグリコンに2つのグルコースと*p*-クマル酸が結合

している．さらにマロン酸が結合した**マロニルシソニン**もシソの葉に多く含まれる（図25）．*p*-クマル酸やマロン酸が結合したアシル化アントシアニンの安定性は，結合していないものより高い．また芳香族有機酸が2つ結合したアシル化アントシアニンの場合，アグリコンの芳香環を2つのアシル基の芳香環が上下からサンドイッチ状に挟み込むことで安定化することが知られている．さらには植物の生体内において，アント

シアニンが他のフラボノイドや金属イオンと弱く会合し，大きな分子集合を形成して特徴的な色調を呈する場合が多い（コピグメントとよばれる）．

C. ポルフィリン色素

ポルフィリン色素とは，ポルフィリン環およびその類縁体が発色体となっている色素のことである．身近なポルフィリン色素は，葉緑素の**クロロフィル**，血液の**ヘモグロビン**，赤身肉の**ミオグロビン**などである．ポルフィリン環とは，含窒素のピロール環が4つ連続した構造が環になったものである．ポルフィリン環およびその類縁体は平面構造をとり，金属イオンが環の中心部に配位するのが特徴である．クロロフィルではマグネシウムイオン（Mg^{2+}）が，ヘモグロビンやミオグロビンのヘムでは鉄（Ⅱ）イオン（Fe^{2+}）が，ビタミンB_{12}（シアノコバラミン）ではコバルトイオン

（Co^{2+}）が配位している．

1）クロロフィル

　植物のクロロフィルは葉緑素の主要色素で緑色を呈する．クロロフィルの役目は光合成における光エネルギーの捕集であるが，食品としては鮮やかな緑色で食欲を喚起する機能性をもつ．クロロフィル分子は生物によっていくつか種類があるが，植物の主要なクロロフィルである**クロロフィル*a***および**クロロフィル*b***は，ポルフィリンの一部が飽和したクロリンの中心部に，マグネシウムイオンが配位している．さらにクロリンには，脂溶性アルコールのフィトールがエステル結合している．そのためクロロフィルは脂溶性である．クロロフィルをアルカリで処理すると，フィトールおよびメタノールが遊離し，鮮緑色で水溶性の**クロロフィリン**となる（図27）．一方，酸で処理した場合，マグネシウムイオンが脱落し，クロリンに水素2つが置換

クロロフィル*a*（緑色）　　アルカリ性　→　フィトール メタノール　→　クロロフィリン（緑色）

酸性　→　Mg^{2+}　　フィトール　酵素反応　Mg^{2+}

フェオフィチン（褐色）　　フェオホルバイド（褐色）　図27　**クロロフィルの分解**

して褐色の**フェオフィチン**となる（図27）．また，生体内でクロロフィラーゼなどの酵素による代謝が進んだ場合，フィトールおよびマグネシウムイオンが脱落して褐色の**フェオホルバイド**となる（図27）．フェオホルバイドは，摂食によって大量に体内に入ると，日光に反応して活性酸素を放出して光過敏症を引き起こす．クロロフィルとクロロフィリンは食品添加物の着色料として認可されている．クロロフィルは植物の細胞内では安定であるが，抽出すると安定性が下がり退色しやすい．そこで，マグネシウムイオンの替りに銅イオンを配位させた「銅クロロフィル」または「銅クロロフィリンナトリウム」も着色料として認可されている．

2）ヘム色素

ポルフィリンの1種であるプロトポルフィリンIXに鉄イオン（2価イオン）が配位したものが**ヘム**である（図28）．動物の呼吸色素であるヘモグロビンやミオグ

ロビンは，ヘムを補欠分子族とするたんぱく質である．ヘモグロビンは赤血球に，ミオグロビンは筋肉に含まれている．一般的に鉄錯体は6配位型の8面体をとる．ミオグロビンの場合，プロトポルフィリンIXの4つの窒素およびたんぱく質中のヒスチジン残基のイミダゾール環の窒素の5つが鉄に配位しているので，残りの頂点に酸素を1分子配位させることができる（図28）．この酸素結合機能をもって，ヘモグロビンとミオグロビンは酸素の運搬や貯蔵を行っている．ヘモグロビンは4量体であり，4つあるヘムのうちの1つに酸素が結合すると，4量体全体の構造が変化して，他のヘムにも酸素分子がより結合しやすくなるという特性をもつ（ヘム間相互作用）．

ヘモグロビンもミオグロビンも赤色であるが，これはヘムの鉄錯体の色に由来する．ヘム中のFe^{2+}に酸素分子が結合したとき，ヘモグロビンもミオグロビンも鮮紅色（鮮赤色）となる．筋肉に含まれるミオグロビンを例にすると，酸素が結合した状態を**オキシミオグロビン**という（図29）．新鮮な精肉の切断面が鮮やかな赤色であるのはこのためである．逆に，酸素が結合していない状態のヘムは暗赤色となり，**デオキシミオグロビン**ともいわれる（図29）．酸素の付加と脱離は生体内では平衡状態であるが，精肉され空気に晒されて時間が経つと，ミオグロビンは褐色（暗褐色）に変化する．これはミオグロビン中の鉄イオンが2価（Fe^{2+}）から3価（Fe^{3+}）へと酸化したためである．この状態になると酸素結合を失い，**メトミオグロビン**とよばれる（図29）．さらにメトミオグロビンを加熱すると，

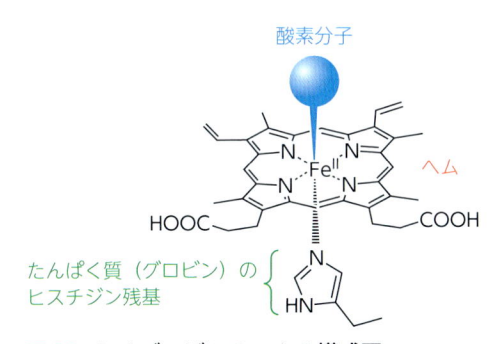

酸素分子

たんぱく質（グロビン）のヒスチジン残基

図28 ミオグロビンのヘムの模式図

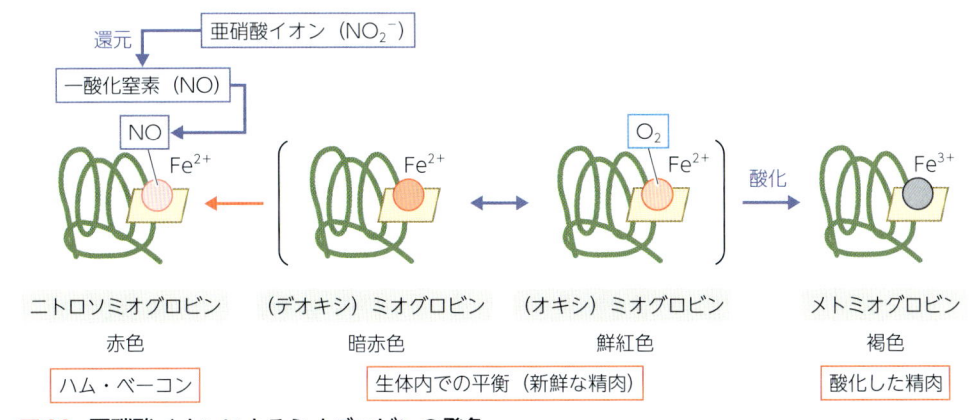

還元　亜硝酸イオン（NO_2^-）

一酸化窒素（NO）

ニトロソミオグロビン	（デオキシ）ミオグロビン	（オキシ）ミオグロビン	メトミオグロビン
赤色	暗赤色	鮮紅色	褐色
ハム・ベーコン	生体内での平衡（新鮮な精肉）		酸化した精肉

図29 亜硝酸イオンによるミオグロビンの発色

たんぱく質が熱変性して灰褐色〜褐色の**メトミオクロモーゲン**となる．食肉中のミオグロビンがメト化によって変色することを防ぐために，加工肉には食品添加物の**亜硝酸ナトリウム（NaNO₂）**が添加されることがある．添加された亜硝酸イオン（NO_2^-）は肉の内在酵素や細菌によって**一酸化窒素（NO）**に還元される．この一酸化窒素が，酸素の替わりにミオグロビンに結合すると，鮮やかな赤色の**ニトロソミオグロビン**となる（図29）．一酸化窒素はヘムに強力に結合するので，ニトロソミオグロビンは安定した赤い色調を保ち続ける．ニトロソミオグロビンを加熱すると，たんぱく質が変性して桃色の**ニトロソミオクロモーゲン**となる．

3）テトラピロール色素

ヘムが酸化によって開環すると，直鎖のテトラピロール化合物となる．このテトラピロール構造に酸化還元酵素が作用することで，青色の**フィコシアノビリン**や赤色の**フィコエリスロビリン**が生成する（図30）．これら色素団は植物内部においてたんぱく質と共有結合しており，前者は**フィコシアニン**，後者は**フィコエリスリン**として光合成の集光色素として機能する．青色素のフィコシアニンは，原核生物の藍藻（シアノバクテリア）に多く含まれている．淡水産の藍藻スピルリナから抽出されたフィコシアニンは，天然由来の青色素「スピルリナ色素」として冷菓の着色に使用される．また赤色のフィコエリスリンは，アサクサノリやテングサなどの紅藻類の赤色を表現する色素である．

D. 天然色素類

1）ウコン色素

ウコン（ターメリック）の根茎に含まれる黄色色素は**クルクミン**である（図31）．クルクミンは脂溶性で

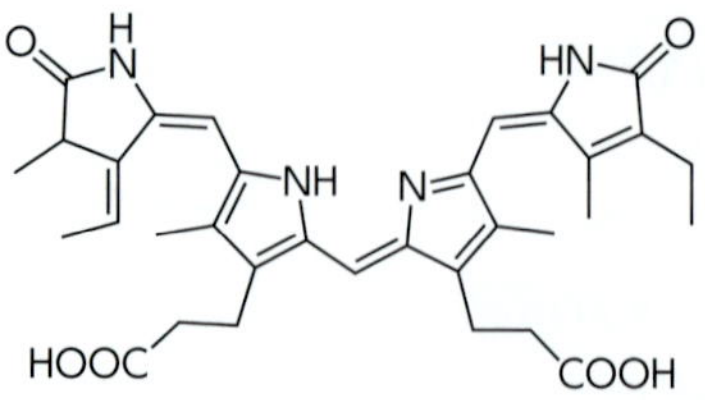

フィコシアノビリン（青色，藍藻など）
図30 テトラピロール色素の構造

あり，カレー粉の着色に用いられる．クルクミンは桂皮酸から生合成される．

2）ベニバナ色素

乾燥させたベニバナの花を水で抽出すると，レモン色に近い黄色色素が得られる．これが「**ベニバナ黄色素**」であり，色素成分は**サフロミン類**である（図31）．残ったベニバナの花をさらにアルカリ性の水で抽出し，抽出液を酸性にすると鮮やかな赤色の沈殿が得られる．これが「**ベニバナ赤色素**」である．色素成分は**カルタミン**である（図31）．

3）サフラン色素

アヤメ科の植物であるサフランの紅赤な柱頭の乾燥物から得られる黄色の色素である．色素成分はアポカロテノイドの**クロシン**である（図23）．サフランの柱頭には独特の香りもあるので，パエリアなどの調理の際には柱頭の乾燥物そのものを使う．

4）クチナシの色素

クチナシの果実には，前述のサフラン色素の**クロシン**が含まれている．それを利用して，クチナシの果実は栗きんとんの着色に用いられる．これとは別に，クチナシの果実にはイリドイド配糖体の**ゲニポシド**が含まれている．ゲニポシドは無色であるが，酵素反応によって糖を加水分解し，アミノ基を含むたんぱく質加水分解物と混ぜると，安定した青色の「**クチナシ青色素**」が生成する．また，ゲニポシドのメチルエステルを加水分解してから同様に調整した場合は，赤色の「**クチナシ赤色素**」が生成できる．「クチナシ青色素」「クチナシ赤色素」のどちらも重合体で分子量は大きい．「クチナシ青色素」は黄色色素と混ぜ合わせることで，安定な緑色を表現するのに利用される．

5）ビートレッド

ヒユ科の植物であるビートの根より得られる赤色の色素である．色素成分は**ベタニン**である（図31）．ベタニンは芳香族インドール誘導体であるため窒素を含む．ベタニンは配糖体なので水溶性が高く，植物の細胞内ではアントシアニンと同じく液胞に含まれている．ビートは東ヨーロッパ料理である**ボルシチ**の材料であり，ボルシチの独特な赤色に貢献している．

6）コチニール色素

南米産のカイガラムシのコチニールカイガラムシの体液の色素である．中性域で赤橙色を示す．色素成分

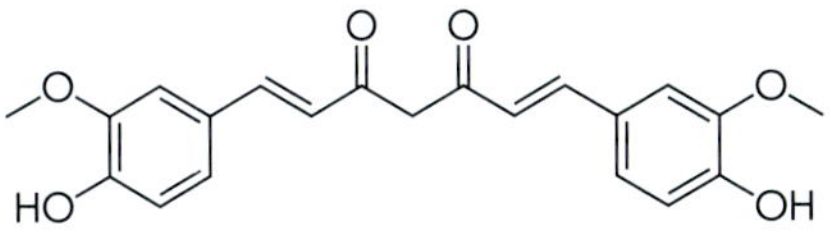

クルクミン （ウコン色素） 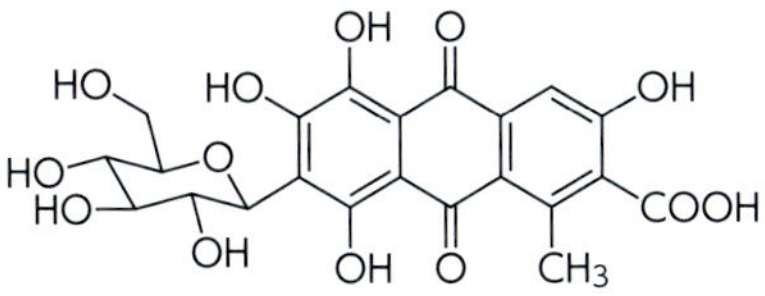　　　　　カルミン酸 （コチニール色素）

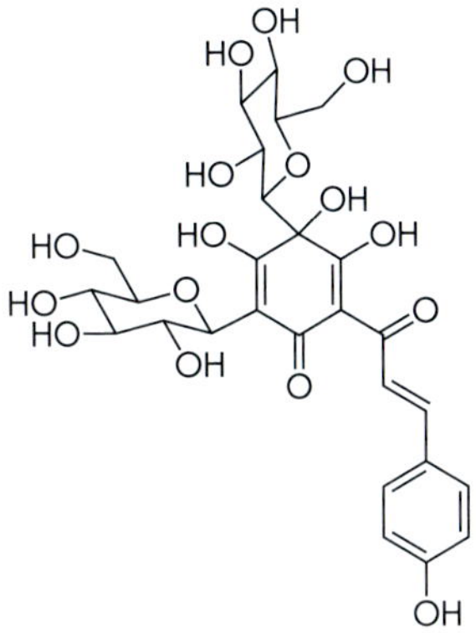

サフロミン （ベニバナ黄色素） 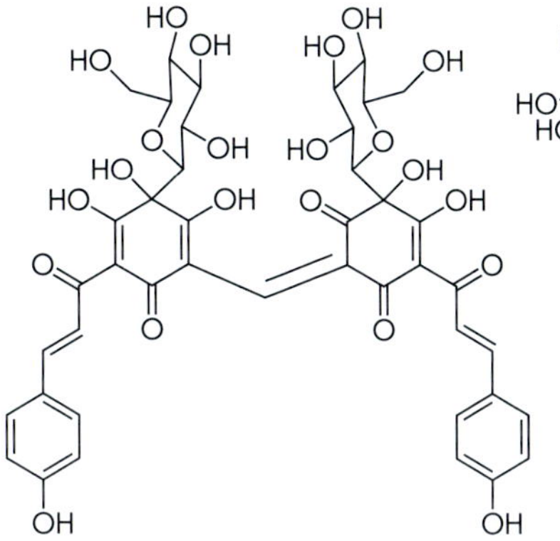　　カルタミン （ベニバナ赤色素） 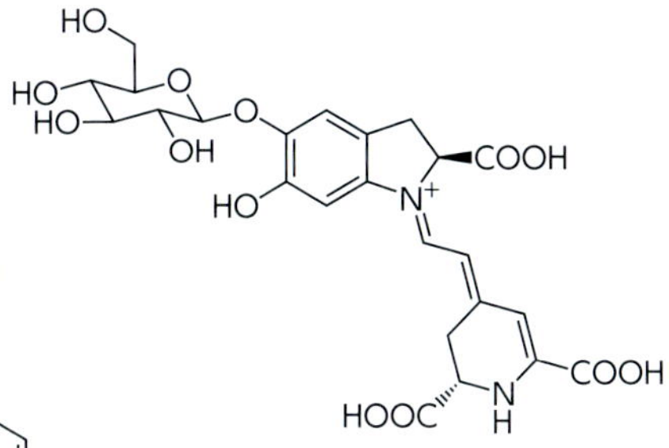　　ベタニン （赤ビート色素）

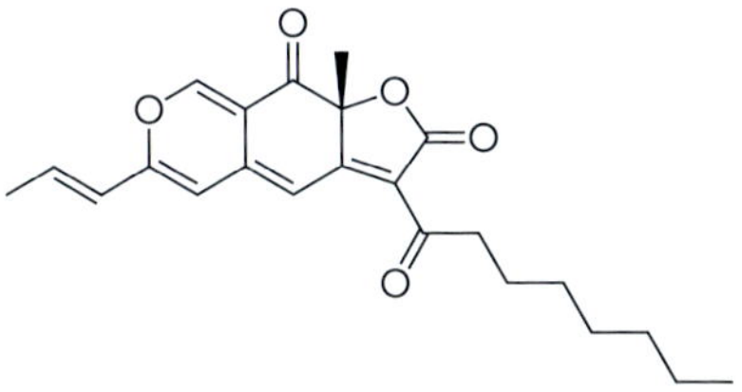

モナスコルブリン （ベニコウジ色素） 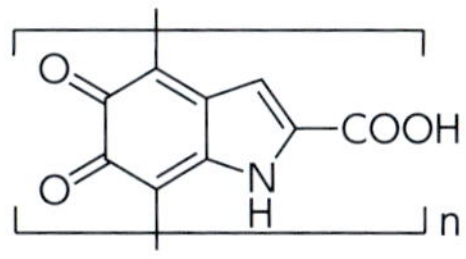　　　　ユーメラニン （イカスミ色素）

図31　食品に用いられる天然色素の構造

はアントラキノン色素の**カルミン酸**である（図31）. 精製された色素は「コチニール色素」の名前でハムやベーコンおよび飲料の着色料として利用されている. 類縁の色素に, 東南アジア産のカイガラムシ由来の「ラック色素」がある. カルミン酸はキレート作用があり, アルミニウムとの錯体は「カルミン」とよばれて化粧品に用いられている.

7）イカやタコの色素

　イカやタコなどの軟体動物や昆虫などの節足動物などの眼や表皮には, **オンモクローム色素**が含まれている. オンモクローム色素はトリプトファンから生合成され, 黄色から紫色まで多様な色調を示す. オンモクローム類は, イカやタコの色素胞に不溶性の状態で含まれている. 表皮上の色素胞の拡大と縮小によって,

イカやタコは多様な色調や模様をあらわし, 擬態やコミュニケーションを行っている. イカやタコを加熱したときに皮が赤くなるのは, たんぱく質の変性によって色素胞を調節する筋肉たんぱく質が弛緩して色素胞が拡大するためである.

8）イカスミ色素

　イカやタコは外敵に襲われたときにスミのような黒い色素液を吐き出す. この色素成分はメラニン類の**ユーメラニン**である（図31）. イカスミはユーメラニンにたんぱく質が結合したものである. ユーメラニンは, チロシンが酵素（チロシナーゼ）による酸化でドーパとなり, さらにドーパキノンとして重合した高分子化合物である. モンゴウイカ由来のスミ液は「イカスミ色素」として着色料として利用されている.

9) ベニコウジ色素

ベニコウジカビ属（モナスカス属）のカビが産生する赤色の色素である．色素成分はアンカフラビンや**モナスコルブリン**などである（図31）．ベニコウジ色素は水溶性で耐熱性がありたんぱく質への染色性も高いので，水産練り製品や菓子に用いられる．沖縄地方の「豆腐よう」の赤色は発酵に用いられるベニコウジカビ由来である．

10) 褐色系の色素

天然由来の褐色色素として，食品添加物の「カカオ色素」「カキ色素」「タマネギ色素」などが知られている．これらは，高分子量の重合物であるため構造は不明であるが，原料の植物に含まれているフラボノイドが重合したもの，もしくはフラボノイドの酸化分解物が重合したものと考えられている．

E. 調理で生成する色素

植物の内在性酵素であるポリフェノールオキシダーゼがポリフェノール成分と混ざると，ポリフェノールはキノン体に酸化されて重合する．このときに黄色〜褐色の色素が生成する．これを**酵素的褐変**というりんごやアボカドを切断したとき，切断面が褐色に変色する理由である．紅茶の赤い色素である**テアフラビン**は，茶葉のポリフェノールオキシダーゼによってカテキンが酸化して2量体化したものである（図32）．

非酵素的褐変であるアミノカルボニル反応（メイラード反応）では，たんぱく質やアミノ酸中のアミノ基と還元糖のアルデヒド基やケトン基が反応して，褐色の色素や香気成分を生成する．みそやしょうゆの褐色や，パンやクッキーや肉を焼いたときに生成する褐色は，原料・材料中の糖分（還元糖）とたんぱく質やアミノ酸との間のアミノカルボニル反応によるものである．アミノカルボニル反応で生じる褐色色素の最終生成物は**メラノイジン**とよばれている．メラノイジンは複雑な重合体であり構造は決定されていないが，強い**抗酸化活性**を有する．

一方で，糖（マルトースやスクロースやグルコースなど）だけを高温で加熱したときに生成する褐色色素を**カラメル色素**という．カラメル色素の化学構造も未解明だが，フラン環などが連続した複雑な重合体と考えられている．カラメル色素は食品添加物の着色料として利用されている．食品におけるメラノイジンやカラメル色素などの適度な褐色は，香気成分とともに食欲を増進する機能をもつ．

F. 合成着色料

日本では，食品向けの合成着色料として，赤色2号（図33），赤色3号，赤色40号，赤色102号，赤色104号，赤色105号，赤色106号，黄色4号，黄色5号，緑色3号，青色1号，青色2号の12種類が認可されている．すべてが水溶性の色素である．これらは過去にコールタールから生成されていた経緯から**食用タール色素**（酸性タール色素）ともいわれるが，現在はタールではなくナフサを原料としている．

カテキン2分子　→　テアフラビン

ポリフェノールオキシダーゼ
酸化重合

図32　ポリフェノールオキシダーゼによる色素形成
紅茶の赤色素テアフラビンの形成を例とする．

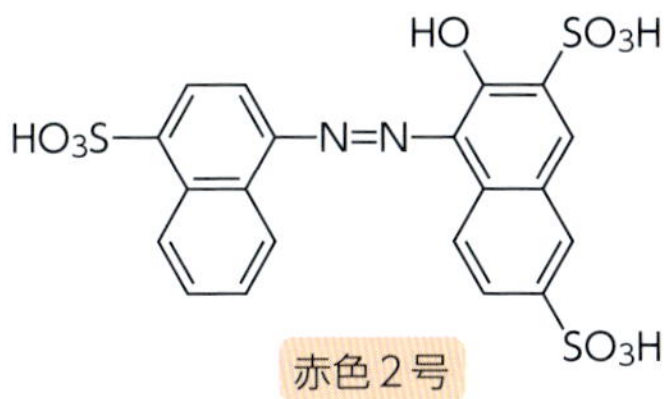

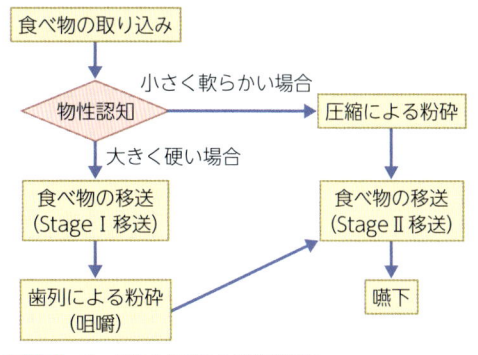

図33 合成着色料の構造

赤色2号

（左の構造式内）
HO₃S、SO₃H、HO、SO₃H、SO₃H
（N=N）

図34 食べ物の口腔内処理過程

食べ物の取り込み → 物性認知
小さく軟らかい場合 → 圧縮による粉砕
大きく硬い場合 → 食べ物の移送（StageⅠ移送） → 歯列による粉砕（咀嚼） → 食べ物の移送（StageⅡ移送） → 嚥下

新井映子：Video-fluorographを応用した咀嚼中食物の動的解析. 「老化抑制と食品」（食品総合研究所/編）, pp339-349, アイピーシー, 2002より引用

5 テクスチャー

A. 食品のテクスチャーの認知

食品のテクスチャーとは，硬さ，粘り，なめらかさ，舌触りや喉越しなどの食感に関する性質を総称した用語である．日本人は食品のテクスチャーに対する意識が高く，美味しいものを食べたときに，「もちもちして美味しい」というように直感的にオノマトペ（擬音語・擬態語の総称）を用いて表現することが多い．また，日本語はテクスチャーに関する語彙が最も豊富な言語で，食品の口の中での感じ方である「口当たり」，舌での感じ方「舌触り」，歯の動きによる食品への抵抗である「歯ごたえ」はすべて別の概念である．

食べ物の「おいしさ」に寄与する化学的な味（味，香りなど）と物理的な味（外観，色，音，温度，テクスチャーなど）の比較では，ジュースやスープなどの液状の食品は化学的な味の寄与率が高く，白飯や豆腐など固形状食品は物理的な味が重視される傾向にある[11]．普段の食事においても，肉料理で肉が硬い，揚げ物が湿っている，パンがパサパサである，麺がのびているなど，テクスチャーに関連する不満は，味や香りといった化学的要因に関する感想よりも気持ちを言いあらわしやすい．

おいしさの認知は，色，味，香りなどとともに五感で感じられるものであるが，特にテクスチャーは，口から喉を通過するまでの間に感じられる．食べ物は口中に取り込まれた後，歯で砕かれ，あるいは舌と硬口蓋によって押しつぶされる．どの程度の硬さをもつ食べ物がどのような手段で咀嚼され，嚥下されるかの判断は経験によるところが大きい．ゲル状（固形状）の食べ物の場合は，**図34**に示すような機構によりテクスチャーが認知される．口中に取り込まれた食べ物は，感覚受容器を介して感知される．そのうえで，硬い食べ物は歯で食品を砕き，軟らかい食べ物の場合は，舌と硬口蓋で押しつぶし，食塊を形成する．嚥下に適した食塊のテクスチャーとなると嚥下が起こる．はちみつやスープなどのゾル状（液状）の食べ物のテクスチャーについては，粘っこい，さらさらしているなど，粘度としてとらえている．

B. 味覚とテクスチャー

テクスチャーが**味覚感度を変化させる**こともある．人は食べ物を口中に取り込み，咀嚼を行い，食片と唾液を混合し，適切な食塊を形成することで嚥下反射が誘発され，口腔内から咽頭へ食塊を送り込む．よく噛むことで，口の中の粘膜が刺激され唾液の分泌が増え，味物質が唾液中に溶け出し，食べ物の中から味を引き出し，おいしさを感じることになる．

クッキーの主原料である小麦粉の種類を，強力粉，薄力粉，小麦デンプンと変えて，小麦粉以外の材料は全く同じ分量としたときのクッキーについて，硬さと甘さの評価を行った研究では，小麦粉デンプンで調製した最も軟らかいクッキーが甘く，強力粉で調製した最も硬いクッキーが甘くないと評価された．軟らかいものほど咀嚼しやすく唾液と混ざりやすいため，甘味物質が味蕾に触れやすくなり，甘く感じる[12]．ゼリー状の食べ物でも同様の傾向がみられ，ゼリー状のものは水溶液に比べて味の感じ方（呈味効率）が低くなる

ことが知られている．また，ジャガイモデンプンゲルの場合，同濃度に調整したスクロース溶液の約7割の甘味しか感じないという研究もある[13]．水溶液の方が口中で広がりやすいため味蕾細胞に味成分が触れやすい．ゼリーなどのように形があるものは，咀嚼しなければ飲み込むことができず，唾液と混合されるため味自体も薄まり，食塊中には小さく破砕された固形物が多数存在することから味蕾で認知されにくい．

C. 食べる機能とテクスチャー

テクスチャーは，**食べやすさ・飲み込みやすさ**とも関連する．加齢や脳血管障害などによって摂食嚥下機能が低下した人は，食べ物を咀嚼して嚥下する，一連の過程を行うことが難しくなる．その場合，食事の形態が喫食者の摂食機能に適していなければ，食事摂取量の減少や誤嚥や窒息のリスクが高まり，その結果，食欲の低下や低栄養状態を引き起こしてしまう．例えば，義歯や噛み合わせがうまくいかないと口腔内の食物を「押しつぶす」ことができにくく，舌の動きや唾液の分泌が悪くなると「食塊形成」が困難となる．また，筋力の低下によって「口腔内から咽頭への食塊の送り込み」が困難となり，健常な人では，極端な場合を除いて意識されない食事の物性が摂食嚥下に影響する．摂食嚥下機能が十分でない人に食物を提供する場合，咀嚼しやすい，口腔内に残渣が残らずまとまりやすい，さらには飲み込みやすいといった摂食機能を補助するようテクスチャーへの配慮が必要となる．

一方，幼児期4〜5歳頃までには成人と同様の硬さや大きさの食物が処理できるようになるので，よく噛むことを覚えさせるために噛みごたえのある食品を食べることが勧められる．繊維の多い野菜や海藻，きのこなど，筋線維の硬い肉類などがあるが，同じ食品でも切り方や加熱方法により噛み応え度は異なる．反対に，乳幼児では食物の誤嚥による窒息事故が多く，乳幼児に与える際には気を付けた方がよい食材も多い（表3）．

D. 食品のレオロジー

1）コロイド分散系

食品が特有の物理的性質を示すのは，食品の主要成分である，たんぱく質，炭水化物，脂質，水分などの

表3　誤嚥・窒息につながりやすい食べ物の形状や性質

弾力があるもの	こんにゃく，きのこ，練り製品など
なめらかなもの	熟れた柿やメロン，豆類など
球形のもの	プチトマト，乾いた豆類など
粘着性が高いもの	餅，白玉団子，ごはんなど
硬いもの	かたまり肉，えび，いかなど
唾液を吸うもの	パン，ゆで卵，サツマイモなど
口の中でばらばらになりやすいもの	ブロッコリー，ひき肉など

こども家庭庁：教育・保育施設等における事故防止及び事故発生時の対応のためのガイドライン（施設・事業者向け），p20，2016より引用

量や存在状態によるところが大きい．例えば，牛乳，生クリーム，バターはいずれも牛の乳からできているが脂肪含量が異なり性状も異なる．ホイップクリームは，気泡（通常10〜100 μm）が分散し，気泡の周りを水を取り込んだ脂質が取り囲んでいる（図35）．生クリーム（液体状）中に分散していた脂肪球が，撹拌することでつながり，気泡を囲む．気泡の割合が増えて，さらには脂肪球が硬く結合して安定したホイップクリーム（泡）となる．

直径1 nm〜100 nmの粒子が分散した様態を**コロイド**といい，食品のレオロジーはコロイド科学とよばれる視点から考えることができる．分散媒と分散相の組合わせによる食品コロイドの分類とその食品例を**表4**に示した．泡は液体中に多量の気体が分散した気体分散系である．小さな気泡中の空気圧は大きなものと比べて高いため，小さな気泡ははじけたりつながる．ビールをグラスに注いだ際に，はじめはたくさん存在していた気泡が時間とともに消える現象である．

エマルションは，水と油のように，互いに溶け合わない液体の一方に他方が液滴となって分散した系で，水と油と乳化剤からなっている．牛乳やマヨネーズのように，分散媒が水で，分散相が油である**水中油滴型**（O/W型）エマルションと，その逆のバターやマーガリンのような**油中水滴型**（W/O型）がある．エマルションの安定性は，液滴のサイズが小さいほど増す．

サスペンションは，分散媒が液体で，分散相が固体の系をいい，固体粒子の大きさはコロイド粒子から肉眼で見える大きさまでである．分散粒子は重力の作用により沈降するが，粒子が微細なほど沈降速度は遅く，

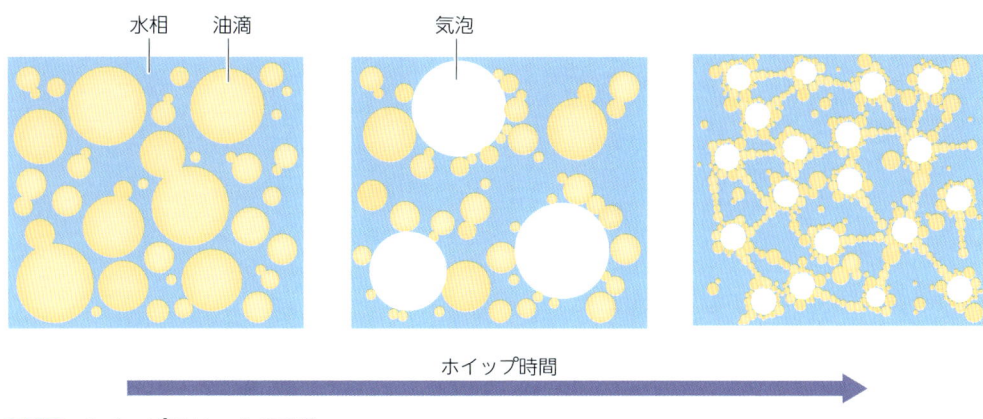

水相　油滴　　　　　気泡

ホイップ時間

図35　ホイップクリームの変化

表4　食品コロイド系の分類と食品例

分散媒 （連続相）	分散相 （分散質）	分散系	食品の例
気体	液体	エアロゾル	霧，もや，香りづけのためのスモーク
	固体	粉末	小麦粉，デンプン，砂糖，スキムミルク，ココア，インスタントコーヒー
液体	気体	泡	ホイップクリーム，ソフトクリーム，ビールの泡
	液体	エマルション	牛乳，生クリーム，バター，卵黄，マヨネーズ
	固体	サスペンション	みそ汁，ジュース，スープ
		ゾル	ポタージュ，ソース，デンプンペースト
		ゲル	ゼリー，ババロア，水ようかん，ブラマンジェ，カスタードプディング
固体	気体	固体泡	パン，スポンジケーキ，クッキー，卵ボーロ
	液体	固体ゲル	吸水膨潤した凍り豆腐，吸水膨潤した糸寒天，果肉

「食品物性学」（川端晶子／著），p10，建帛社，1989をもとに作成

比較的長く分散状態が保たれる．

　固体中に気体が分散している系を**固体泡**といい，軟らかい固体泡にはパンやスポンジケーキ，硬い固体泡にはクッキーやせんべいなどがある．パンやスポンジケーキなどの多孔質食品はその気泡構造が食感に大きく影響し，同種のパンでも，気泡の形状や気泡数によって物性やテクスチャーが異なるため，パンの品質を評価するうえで，気泡数や気泡膜厚の測定，気泡の大きさなども重要な要素となる．

　食品の成分とその存在状態，構造や物性との関係を理解することは，おいしさと品質をコントロールすることにつながる．

2）粘性

　液体は力を加えると流れ出るが，その液体の流動速度（ずり速度）は加えた力（ずり応力）に比例する（ず り応力＝粘度×ずり速度）．このような粘度（後述）が一定で変化しない流体を**ニュートン流体**という．ニュートン流体を示す食品には，水，水あめ，はちみつなどがある．一方，液体に加えた力と液体の流動速度が比例しない流体を**非ニュートン流体**といい，ポタージュ，プレーンヨーグルト，ケチャップなど液状食品の多くは非ニュートン流体である．

　非ニュートン流体には，塑性流動，擬塑性流動，ダイラタンシー流動（ダイラタント流動），チキソトロピーの特性をあらわすものがある（図36）．**塑性流動**とは，加える力が小さいときには流動が起こらず，ある一定以上の力を加えると流動しはじめる性質であり，流動しはじめる限界の力を**降伏値**という．塑性流動のうち，流動しはじめた後にニュートン流動を示すものをビンガム塑性流動（ビンガム流動）という．食品で

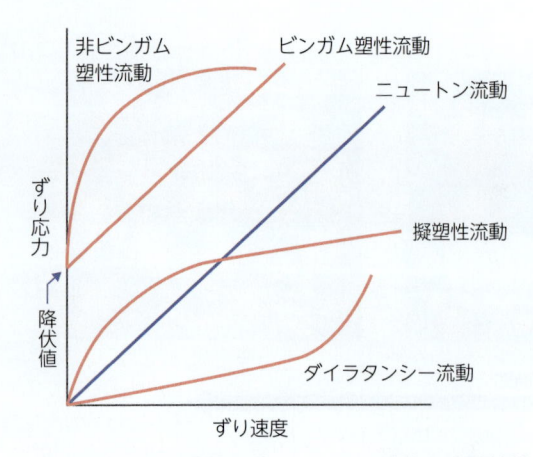

図36 ニュートン流体と非ニュートン流体の流動特性
Visual栄養学テキスト「食べ物と健康 I. 食品学総論 食品の成分と機能」（寺尾純二，村上明／編，津田謹輔，他／監），p101，中山書店，2017より引用（「降伏値」は著者による追記）

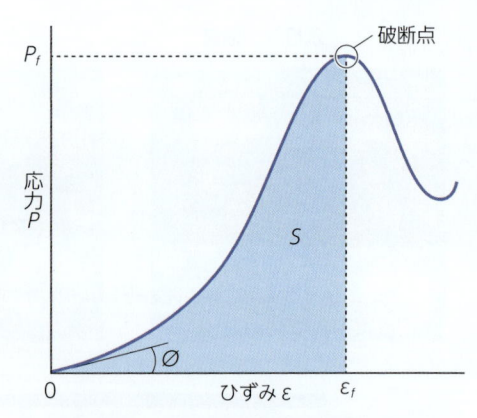

図37 破断測定による破断曲線（脆性破断の例）
ε_f：破断ひずみ，P_f：破断応力，En：破断エネルギー（面積S），$\tan\varnothing$：初期弾性率（立ち上がりの角度$\varnothing$）
「改訂新版 食べ物と健康 食材と調理の科学」（今井悦子／編），アイ・ケイ コーポレーション，2017より引用

は，トマトケチャップ，チョコレート，生クリームなどがある．流動しはじめた後に非ニュートン流動を示すものを非ビンガム塑性流動（塑性流動）といい，食品では，マヨネーズやバタークリームなどがある．**擬塑性流動**とは，流体に加える力や流動速度が増加した際に，みかけの粘度が低下するような流動の性質で，食品では，濃縮ジュース，コンデンスミルク，ソースなどがある．**ダイラタンシー流動**とは，流体に加える力や流動速度が増加した際に，みかけの粘度が増加するような流動の性質をいい，かたくり粉などのでんぷん懸濁液がある．**チキソトロピー**は，撹拌や振動によって流動性が増加し，静置することで流動性が減少する現象・性質であり，マヨネーズやトマトケチャップなどがある．例として，ビンの中に入っているトマトケチャップを外にとり出そうとして傾けてもなかなか流れ出ないが，あらかじめビンを激しく振ってから傾けると，粘度が低下して容易に流れ出る．これはトマトケチャップを放置している間に，食品成分間で凝集が起こり形成される構造体が，撹拌や振動により構造が破壊され流動しやすくなることによる．またしばらく放置すると再び構造ができて流動性が低下する．

粘度は，液体の流れにくさを表し，数値が大きいほど粘りが強く流れにくく，数値が小さいほど粘りが弱く流れやすいことをあらわす．飲みごたえやコクなどの嗜好性に影響するばかりでなく，嚥下機能が低下した方には水やお茶よりもポタージュやプレーンヨーグ

ルト程度のとろみのある飲料の方が誤嚥のリスクを低下するなど，飲み込みやすさにも影響する．日本摂食嚥下リハビリテーション学会の学会分類2021（とろみ）の指標として，粘度計で測定した粘度値のほか，簡易法であるリング法やシリンジ法で測った値も示されている．

3）弾性・粘弾性

スポンジを指で押さえるとへこみ，指を離すとへこみがなくなってすぐ元に戻る現象のように，物体に外力を加えると変形を生じるが，外力を取り除くと元に戻る性質を**弾性**という．パン生地やつきたてのもちは，指などで押さえると変形し，除くと変形は徐々に消失して弾性回復を示すが，放置しておくとしだいに流動し偏平となる．卵白やすりおろしたとろろいもは，粘性流動を示すが，強く撹拌すれば撹拌した箸を引きもどすような弾性要素を示す．いずれも外力に対する応答が粘性と弾性の重なり合った形であらわれたもので，**粘弾性**の性質といえる．食品では，完全な粘性体および弾性体は少なく，食品の多くは粘性要素と弾性要素をかねそなえた粘弾性体である．

4）破断特性

破断特性は，食品の組織構造を反映し，食べやすさや食べ応えとも関連が強い．食品に力を加えたときの変形量を測定し，得られた破断曲線（**図37**）より，破断応力，破断ひずみおよび破断エネルギーなどの値が得られる．力を除くと変形が元通りに戻るひずみの範

囲を微小変形領域，一方，変形が元には戻らない範囲を大変形領域という．実際に，食品を歯で嚙んだり舌で押しつぶすとき，食品の変形はしだいに大きくなり，線形性が成り立つ微小変形範囲ではなく大変形や破壊を伴う．クッキーやせんべいなどのように破断点が明確な脆性破断を示す食品だけでなく，飯粒やもちのように破断点がはっきりとしない延性破断を示す食品もある．

5）テクスチャー測定

食品のテクスチャーは，硬い，軟らかいなど人の感覚によって評価されるものであるが，人の感覚（官能評価）と対応がよい機器として，一般的にテクスチュロメーター（レオメーター）が用いられる．主に，硬さや付着性，凝集性などが得られ，テクスチャー測定は食品の品質管理や物性測定として汎用性が高い測定法といえる．硬さは食品を食べたときの硬さと対応し，付着性は食品の粘り，凝集性は食品内部の結合力や復元力を示す．硬さ，凝集性，付着性は，特別用途食品（えん下困難者用食品）規格基準の指標などにも用いられている．

E. 官能評価

1）官能評価とは

食品のおいしさを人は総合的にどのように受けとめるのかについて，客観的に評価する方法が官能評価である．官能評価は，心理学，生理学，統計学的な手法を総合して，科学的かつ精密に実施することで，機器測定よりも精確に差を識別することや特性を見出す場合もある．特に，機器測定では人の嗜好や感情まで測定することは不可能で，好ましさやおいしさの評価は人にしかできない．

2）官能評価の種類とパネル

官能評価はその目的によって大きく分析型と嗜好型の2つに分けることができる．また，官能評価に参加する評価者の集団をパネル，個人をパネリスト（評価者）というが，パネルもそれぞれに対応する資格が要求される．

分析型では，食品の品質特性を評価，識別し，研究や品質管理に用いられる．パネルには訓練された感度の高い人が求められ，選定スクリーニングなどを行い，鋭敏な感度を有しているかの確認をしてからパネリストを選抜することもある．一方，**嗜好型**は，人間の感覚や好みを評価し，消費者の嗜好傾向の把握などに用いられる．パネルは特別な訓練は必要ないが，消費者の嗜好を的確に評価できることが必要で，人数が多いほど信頼性は高い．いずれの場合もパネルには心身ともに健康であること，積極的に評価に参加すること，過度の好き嫌いがないことが求められる．

3）官能評価の問題点

機器による測定は，常に一定の測定値が得られるが，官能評価は，生理的，心理的に偏りをもつ人間が測定機であるところに大きな問題がある．「非常に甘い」といっても，その濃度は人によって異なり，基準が一定していない．また，1回の試料数が多すぎると，器官が疲労して正しい判断が下せなかったり，面倒で適当に答えてしまったりすることがある．そのような疲労による影響を避けるために1回に提示する試料数を制限し，試料を味わうときは神経を集中させて短時間に判断を下すように努める．次に，心理的制約について例を示す．個人差やパネルの体調，空腹度といった生理的な制約および心理的な制約があることを理解したうえで，再現性のある信憑性の高い官能評価を行うように留意する．

① 順序効果

2つ以上の試料を継続して評価比較するときに，先に味わった試料の影響を受けて次の試料の評価が変化すること．評価の順序を変え，つり合いをとるようにする．

② 記号効果

試料に付けた記号が判断に影響を与えること．a, b, cや4, 9のように優劣や好き嫌いがある記号は避けるようにする．

③ 位置効果

試料の並べ方が判断に影響すること．3点識別法では，提示した3個の試料のうち，中央に置かれた試料が選ばれやすい．

④ 練習効果

訓練によってパネリストの判断が変化すること．

⑤ 期待効果

試料に対して何らかの情報が与えられたとき，それによって判断が左右されること．テスト用紙に不必要な情報は記載しない（商品名，産地など）．

4) 官能評価の試料と方法
①試料
　同一条件で調理されたものを，無地の同じ形の容器に入れて提供する．パネルが1回に口に含む量は，液体では舌全体を覆う量，固体では噛み応えや舌触りなどを評価できる量とする．試料につける番号，提供順序，試料の配置にも影響されるため，必要に応じて提供方法を変更する．

②評価室
　室温，湿度，換気，照明，内装に気を配り，パネルが評価に集中できるようにする．ブースで仕切られているパネルどうしが会話をしない**個室法**と，意見交換しながら評価する**円卓法**があるが，通常は個室法で行われることが多い．

③官能評価用紙
　質問内容を充分に検討することが大切である．質問はわかりやすい言葉で，必要最低限の記述で，誘導質問にならないように注意する．評価用語を適切に選び，食品のどのような性質を表現しようとするのかを明らかにする．先行研究や文献から用語を収集することもある．事前に実際の試料を用いた予備実験を行って用語に不足がないかを確認する．用語の定義は人によって異なる解釈とならないように，パネルが共通認識をもち評価に取り組むことが重要である．

④実施時間
　空腹でも満腹でもない時間帯（午前10〜11時，午後2〜3時）に実施する．

5) 評価手法
　官能評価の手法はいろいろあるが，評価の目的，試料の性質，実施条件などを考慮して適切なものを選ぶ．評価の目的と手法を**表5**に示した．「差の識別」を目的とする手法もいくつかあるので，パネルが解答しやすい手法を選ぶことで差が見出しやすく，手法により結果に影響する．順位法は提示された試料に対して順位を解答する方法で，初心者でも解答しやすいとされるが，試料の数が多すぎると難易度が高くなるため注意が必要である．現在はコンピューターにより解析が簡単にできるようになったが，適切な手法，実施による正しいデータを得ることが重要である．結果は統計処理によって検定を行い，一定の危険率の範囲内で有意差の有無を調べて判定する．危険率n％とは，結果に基づき「意味あり」と判定したときに100回にn回の割合で，その判定に誤りがあるかもしれないことを意味する．危険率が小さいほど信頼性が高い．一般に危険率5％までの値を判定に用いることが多い．

表5 官能評価の目的と手法

目的	手法	利用
差の識別	2点比較法 1対2比較法 3点比較法	品質管理，品質評価，試作改良パネル能力判定，識別閾測定
特性の大きさの順位づけ	順位法	優劣判定，嗜好調査，嗜好傾向判定，試作改良
特性の大きさの評定	一対比較法 採点法 評点法	品質表示，品質管理，嗜好調査，試作改良
特性の描写	テクスチャープロファイル法 SD（セマンティックディファレンシャル）法	新製品の試作，風味改善，総合評価，パネル教育訓練

「食べ物と健康 食品学・食品機能学・食品加工学 第3版」（長澤治子／編），p101，医歯薬出版，2017より引用

6　毒性物質

　人類は長い年月のなかで，栄養価が高く，美味しい食材を探し求めてきた．当然ながら，その過程においては有毒な食材も試してきたに違いない（フグの骨が貝塚から見つかっている）．現在，われわれが安全な食材を入手し，安心して食べることができるのは，先人の多大な苦労と犠牲，そして知恵と工夫のおかげなのである．現在流通するほとんどの食材は無毒であるが，身近な食材にも有毒な物質が含まれている場合がある．また，食べる意思はなくとも，安全な食材と誤認して摂取して中毒を起こしてしまう場合もある．ここでは食材に含まれる毒性物質について触れておきたい．

A. 植物の毒
　多くの植物はフラボノイドやアルカロイドなどの二次代謝産物を細胞内に蓄積しているが，その役割は完全には解明されていない．二次代謝産物の一部は捕食者に不快感を与えるため，防御機能の一種ではないかとも推測されている．またトリカブトのように，人に対して致死性の毒素を含む植物も身近に存在する．そ

のため，食経験が知られていない野草を自己流で調理して食することはたいへんに危険である．次に，食材として利用されている植物および誤食で中毒を引き起こす植物の毒性について紹介する．

1）ジャガイモ

食経験の長い野菜でさえも中毒を引き起こす場合がある．その代表的なものが，芽や皮に毒を含むジャガイモである．ジャガイモの毒である**ソラニン**（図38）と**チャコニン**は，ステロイド骨格に糖が結合したステロイド配糖体である．ステロイド骨格には窒素分子も含まれているので，両物質はアルカロイドという見方もできる．ソラニン，チャコニンは耐熱性なので調理レベルの加熱では失活しない．ソラニン，チャコニンは神経毒性をもつ化合物で，嘔吐，下痢，頻脈，頭痛などを引き起こす．小児は成人に比べて体が小さく，毒への耐性が低いため，ジャガイモによる中毒は幼稚園，保育園，そして小学校の低学年で起こりやすい．特に家庭菜園で育てた小さなジャガイモを，芽や皮をとらずに素揚げした場合が危険である．ソラニン，チャコニンは日光に曝されて緑変した皮や皮下にも蓄積されるので，ジャガイモはできるだけ暗所に保存すべきである．トマトの未熟果実や葉，茎にも**トマチン**というソラニンの類縁体の有毒物質が含まれている．しかし成熟したトマトの果実ではトマチンの量は極端に減少する．トマトもジャガイモも同じくナス科の植物であり，ソラニンの名前はナス科の属名Solanumに由来する．

2）青酸配糖体（シアン化合物）

青酸配糖体はシアノ基（CN）を含む化合物であり，胃内で酵素分解されると有毒な青酸（HCN）が発生する．青酸配糖体の1つである**アミグダリン**（図38）は，ウメやアンズ，モモ，ビワなどのバラ科植物の種子（特に未熟種子）に含まれており，青梅の場合は果肉にも含まれている．一度に大量に摂取しない限り中毒は起きないが，過去にアミグダリンを健康成分としたビワ種子の粉末が販売されていた事例もあるので注意が必要である．別の青酸配糖体である**リナマリン**（図38）は，東南アジア産の豆の数種に含まれている．そのた

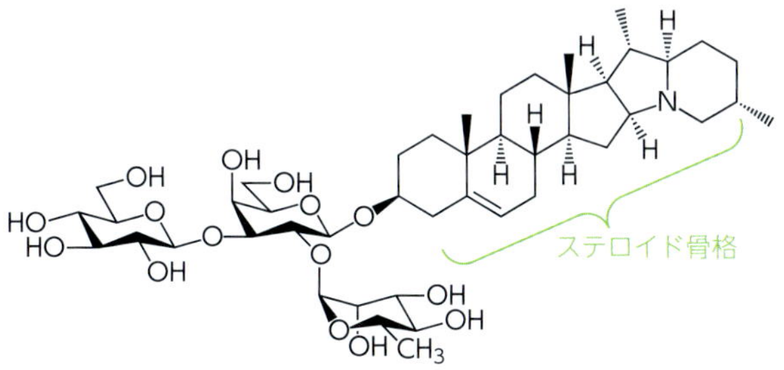

ソラニン
（ジャガイモ）

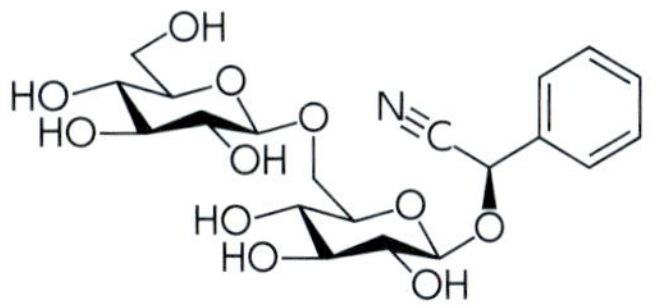

ステロイド骨格

アミグダリン
（青酸配糖体）

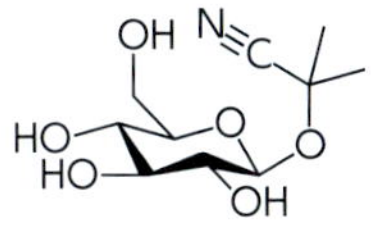

リナマリン
（青酸配糖体）

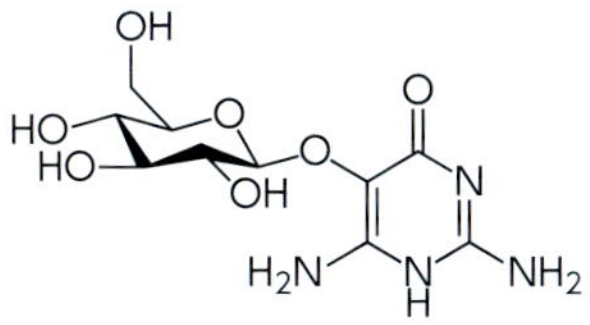

ビシン
（ソラマメ）

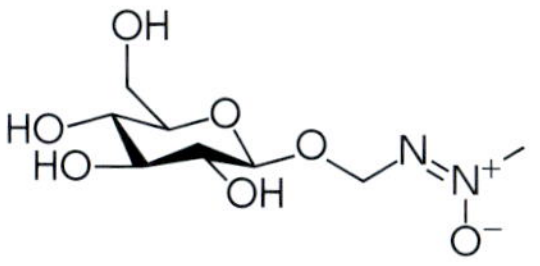

サイカシン
（ソテツ）

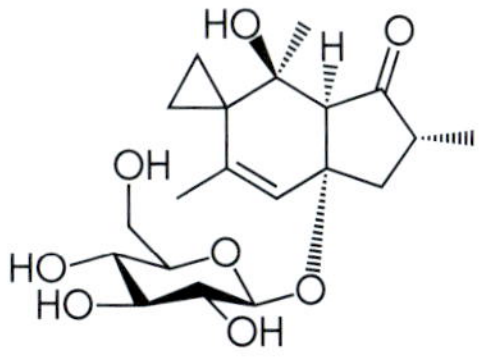

プタキロサイド
（ワラビ）

図38　食用としている植物の毒性物質

め，輸入した豆をあんの材料として使用するときは，含有する青酸の量に基準が設定されている．さらに製造された生あん中の青酸配糖体は不検出であることが求められる．リナマリンはタピオカの原料となるキャッサバにも含まれているが，でん粉を沈殿させる水晒しの工程で除去することができる．

3) 白いんげん豆

白いんげん豆を生あるいは不十分な加熱のみで食した場合，含まれる**レクチン**の1種によって激しい嘔吐や下痢が引き起こされる．レクチンとは糖鎖を認識して結合するたんぱく質の総称だが，たんぱく質であるので加熱で変性する．それゆえ十分に加熱すれば問題なく食することができる．過去にテレビ番組で炒って粉末化した白いんげん豆がダイエット食として紹介された際に，視聴者が加熱不十分なものを摂食したことによる大規模な中毒事故が起きたことがある．

4) ソラマメ

ソラマメには**ビシン**（図38）という糖アルカロイドが含まれている．胃内で加水分解され糖が外れたものは**ジビシン**という．グルコース-6-リン酸脱水素酵素欠損症の人がソラマメを食した場合，ジビシンによって溶血作用が起き，黄疸や急性腎不全になる場合がある．中毒には前述のような遺伝的要因が関与するので日本ではほとんど発生しないが，地中海沿岸の地方で多く報告されている．

5) ソテツ

ソテツの幹や種子はでん粉の原材料として利用されるが，有毒な**サイカシン**（図38）も多く含まれるため，水晒しをくり返すなどしてサイカシンを除去する必要がある．サイカシンは肝臓への発がん性をもつことが知られている．

6) ワラビ

ワラビにはビタミン B_1 を分解する酵素**チアミナーゼ**が含まれている．そのため食する前にあく抜きをする必要がある．またワラビには，発がん性をもつ**プタキロサイド**（図38）も含まれている．プタキロサイドも適切なあく抜きで除去することができる．

7) 大豆

大豆は消化酵素であるトリプシンを阻害する**トリプシンインヒビター**を含有している．このトリプシンインヒビターはたんぱく質であるので，加熱により失活するが，大豆を生のまま，もしくは絞ったままの非加熱の豆乳を摂食した場合，消化不良が引き起される．

8) トリカブト

トリカブトは世界的に有名な猛毒草であるが，食用のニリンソウと間違えて誤食し中毒になる事故が報告されている．トリカブトの毒はアルカロイドの**アコニチン**（図39）である．アコニチンはナトリウムイオンチャネルを活性化することで，心臓発作や痙攣などを引き起こす．

9) スイセン

食用のニラと間違えてスイセンを誤食する事件が近年多発している．スイセンには**リコリン**（図39）というアルカロイドが含まれている．摂食した場合の主な症状は嘔吐である．

10) イヌサフラン

イヌサフランの球根をタマネギ，ニンニク，ジャガイモと間違えて誤食し死亡する事件が近年発生してい

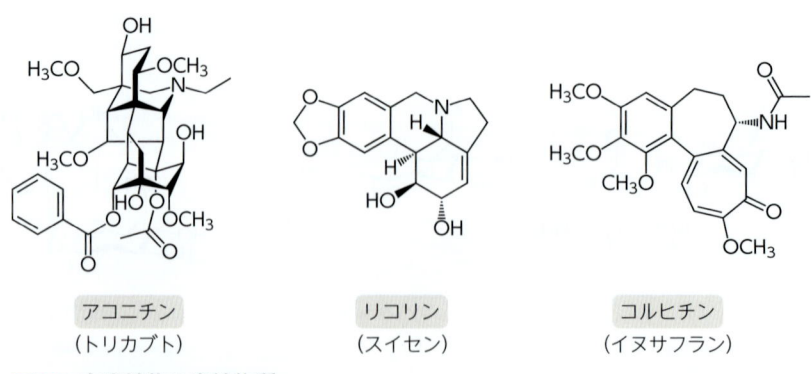

アコニチン（トリカブト）　リコリン（スイセン）　コルヒチン（イヌサフラン）

図39　有毒植物の毒性物質

る．イヌサフランの毒は**コルヒチン**（図39）である．中毒すると嘔吐，下痢だけでなく腎不全，呼吸不全で死に至る場合がある．コルヒチン自体は染色体の倍化を誘発するため，種無しすいかの生産に利用される．

B. きのこの毒

きのこには多くの種類があり，そのなかには人に対して有害な化合物を含む「毒きのこ」が存在する．流通する食用きのこは無毒であるが，ここでは誤認して採取し中毒を起こしがちなきのこ類を紹介する．

1）ツキヨタケ

日本で最も中毒事故が多いきのこである．見た目がシイタケやヒラタケに似ていることから誤食される．毒素はセスキテルペン類の**イルジンS**（図40）である．主な中毒の症状は下痢，嘔吐である．名前の由来は，傘の裏側が夜間にぼんやりと発光して見えることによる．この発光物質はランプテロフラビンと同定されている．

2）クサウラベニタケ

日本で2番目に中毒が多い毒きのこである．シメジ類などと間違えて誤食される．嘔吐・下痢・腹痛に加えて，涙や発汗がみられるのが特徴である．毒素は**ムスカリン**（図40）である．ムスカリンは神経伝達物質である**アセチルコリン**（図40）に構造が似ていることから，アセチルコリンの受容体に結合することでアセチルコリンの作用を増強する．

3）タマゴテングダケ・ドクツルタケ

コレラ様の強い嘔吐と下痢の症状が特徴的であり，劇症肝炎や腎不全を導き，死に至ることもある．毒素は**α-アマニチン**（図40）という異常型のアミノ酸を含んだ環状ペプチドである．α-アマニチンは耐熱性であるため，調理の加熱では失活しない．α-アマニチンはRNAポリメラーゼに結合することで，mRNA合成を阻害することで毒性を発現する．

4）イボテングダケ，ベニテングダケ

中毒が起こると下痢・嘔吐の消化器系の症状に加えて，抑うつ，錯乱，幻覚など精神障害があらわれるの

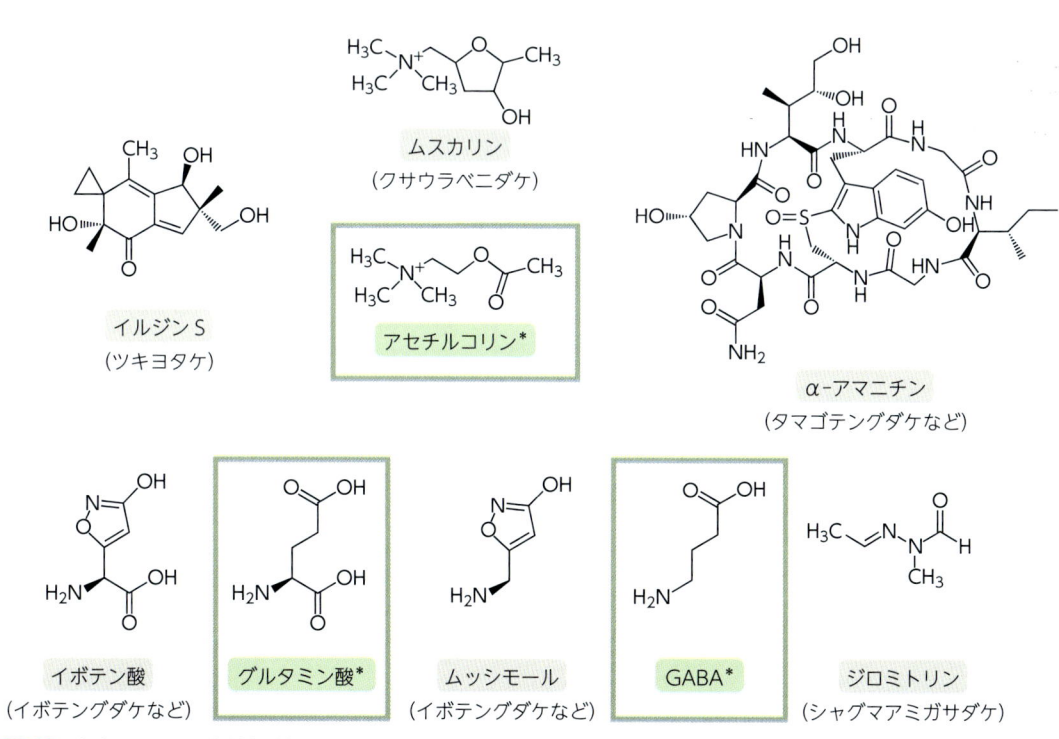

図40 有毒きのこの毒性物質
＊アセチルコリン，グルタミン酸，GABAは毒ではない（構造式の比較のため配置）．

が特徴的である. 毒成分は**イボテン酸**（図40）と，その脱炭酸体である**ムッシモール**（図40）である. イボテン酸は脳関門を通過できないが，**グルタミン酸**（図40）に構造が似ているので強いうま味をもつ. そのため，イボテングタケ，ベニテングダケは非常に味が濃く美味といわれる. 一方，ムッシモールは脳内に至りGABA（図40）受容体に結合することで興奮抑制の作用を示す.

5）シャグマアミガサダケ

北欧で食される毒きのこである. **ジロミトリン**（図40）という成分が含まれるが，ジロミトリンは加熱すると猛毒のメチルヒドラジンに分解され，その蒸気を吸うことで中毒となる. 中毒になった場合，胃腸消化器系の症状にはじまり，肝臓や腎臓が障害されて死に至る場合もある. 味の濃いきのこであるため，フィンランドでは好んで食されるが，食べる際には毒成分を除去するべく，大量の水で煮沸後にきれいな水で洗浄する操作をくり返す必要がある.

C. 魚介類の毒

1）フグ毒

毒素である**テトロドトキシン**（図41）は，分子量200程度の低分子アルカロイドである. テトロドトキシンは神経細胞上のナトリウムイオンチャネルに強く結合することで神経細胞の興奮を阻害し，神経麻痺を引き起こす. 摂取後，早ければ30分以内に口腔を中心にしびれがあらわれ，続いて手足が麻痺し，最終的には呼吸が麻痺して死に至る. テトロドトキシンは耐熱性なので，調理レベルの加熱では失活しない. テトロドトキシンは多くのフグの仲間で蓄積されているが，実際にテトロドトキシンを生合成しているのは，フグではなく細菌類である. その証拠として，フグとは関係のない甲殻類（スベスベマンジュウガニなど）や両生類（アカハライモリなど）にもテトロドトキシンは濃縮されている. また，ろ過海水や人工海水を用いて完全養殖したフグはテトロドトキシンを含まず無毒となる. 毒の含有量や蓄積部位はフグの仲間のうちで差

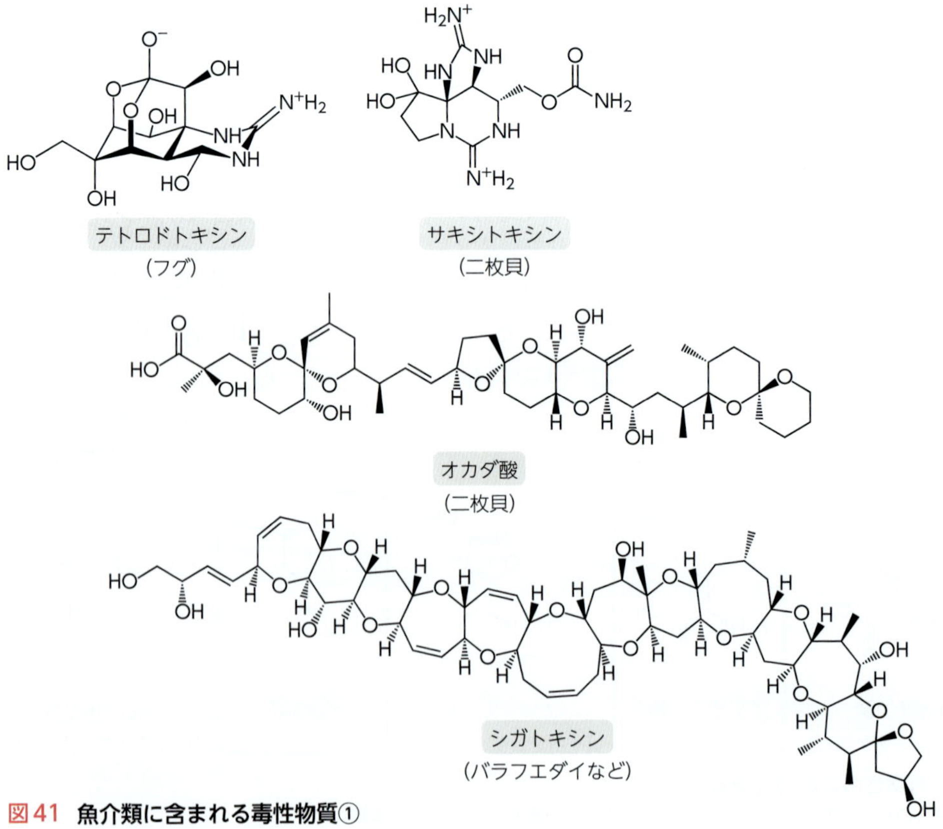

テトロドトキシン
（フグ）

サキシトキシン
（二枚貝）

オカダ酸
（二枚貝）

シガトキシン
（バラフエダイなど）

図41　魚介類に含まれる毒性物質①

異がある．厚生労働省はフグ別に可食部を定めており，トラフグの場合は筋肉と皮と精巣のみである．肝臓はいかなるフグ（養殖の無毒フグを含む）においても食用として認められていない．

2）貝毒

アサリやムール貝などの二枚貝は，環境水をろ過することで微生物を捕食している．そのため周囲に毒化した植物プランクトンが発生した場合は，二枚貝も毒化する（貝毒）．**サキシトキシン**（図41）はテトロドトキシンに似たアルカロイドの神経毒であり，赤潮の原因となる**渦鞭毛藻類**によって生産される．有毒な渦鞭毛藻を大量に摂食した二枚貝はサキシトキシンを内臓（中腸線）に濃縮する（**麻痺性貝毒**）．サキシトキシンは耐熱性であるので調理程度の加熱では失活しない．そのため，国はアサリなどの二枚貝に対して，出荷前にマウスを使ってサキシトキシン量を確認することを義務付けている．また，渦鞭毛藻類が生産する**オカダ酸**（図41）やその脂肪酸エステル体（ディノフィシストキシン）を蓄積した二枚貝を摂食すると，激しい下痢が引き起こされる（**下痢性貝毒**）．国は有毒渦鞭毛藻類の監視とともに，二枚貝中のオカダ酸量を定期的にモニターし，規制値を超えたものを出荷規制にしている．

3）シガテラ毒

熱帯性の大型の肉食魚（バラフエダイや毒ウツボやオニカマス）や大型のカニ類は，シガテラ毒とよばれる神経毒を濃縮している場合がある．シガテラ毒に中毒すると，水に触れるとドライアイスに触れたような感じがする**温度感覚異常**の症状があらわれる（**ドライアイスセンセーション**）．その他にもさまざまな神経系の異常（頭痛や顔面麻痺，言語障害，下痢など）が随伴する．シガテラ毒の毒素は，**シガトキシン**（図41），またはマイトトキシンといった巨大なポリエーテル化合物であり，毒素の生産者は渦鞭毛藻類であることが判明している．シガテラの毒素は，食物連鎖を通じて魚類に濃縮されていくが，その濃縮の度合いは，魚の種類や大きさ，年齢，地域や季節によって変わる．そのため，熱帯地方における漁業振興の妨げとなっている．

4）アオブダイ中毒

九州から沖縄地方では，アオブダイやハコフグによる食中毒が発生している．この中毒は横紋筋融解症を主症状としており，激烈な筋肉の痛み，歩行困難，そして腎不全から死に至る場合もある．毒素は渦鞭毛藻類が生産する**パリトキシン**（図42）であり，イソギンチャクなどを経由してアオブダイに蓄積すると考えられている．パリトキシンは耐熱性なので，アオブダイやハコフグを加熱調理にしても毒素は失活しない．

5）唾液腺毒

エゾバイ科の巻貝（通称つぶ貝）は，唾液腺に**テトラミン**（図43）を含んでおり，一度に多量を摂食すると酩酊や頭痛を引き起こす．そのため，大型のエゾバイ科の巻貝を調理する場合は唾液腺を除去する必要がある．

6）光過敏症

アワビやサザエの中腸線には光過敏症を引き起こす**ピロフェオホルバイド**（図43）が濃縮されている場合がある．ピロフェオホルバイドは，アワビやサザエが餌としている海藻のクロロフィルからマグネシウムなどが脱離した化合物である．ピロフェオホルバイドを一度に大量に食した場合，日光にあたると肌が赤くなる一過性の光過敏症が発症する．これは，ピロフェオホルバイドの環状構造が触媒となって活性酸素が発生するためと考えらえている．

7）ビタミンA過剰症

イシナギという大型魚の肝臓には，**ビタミンA**（図43）が豚の肝臓の200倍以上の濃度で含まれている．そのため，食した場合はビタミンA過剰症を発症し，皮膚の剥離を伴う頭痛や発熱，下痢が引き起こされる．それゆえにイシナギの肝臓は流通が禁止されている．

8）ワックスエステル

大型の深海魚であるアブラソコムツやバラムツは，筋肉に**ワックスエステル**（図43）を含んでいる．ワックスエステルとは長鎖アルコールと長鎖脂肪酸からなるエステルであるが，人の消化酵素では分解できないので，摂食した場合は激しい下痢が引き起こされる．それゆえ，アブラソコムツとバラムツは流通販売が禁止されている．ワックスエステルはボラの卵巣の塩漬けであるカラスミにも含まれている．

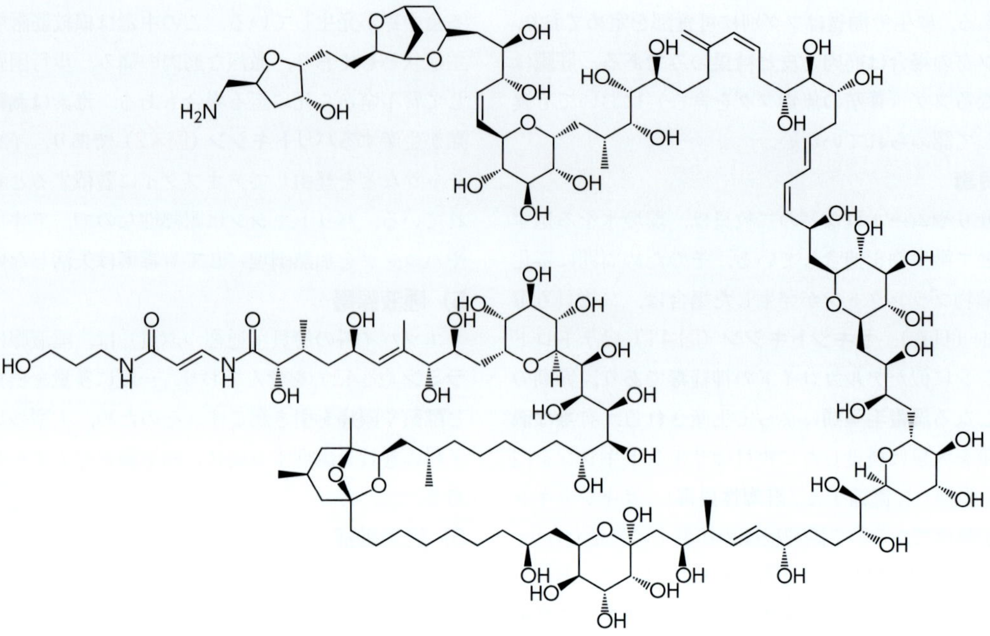

図42 魚介類に含まれる毒性物質②

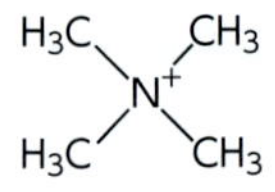

パリトキシン （アオブダイなど）

テトラミン
（エゾバイ科の巻貝）

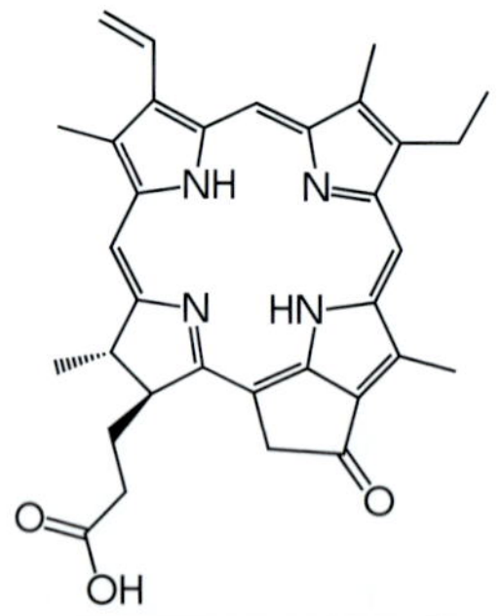

ピロフェオホルバイド
（アワビ，サザエ）

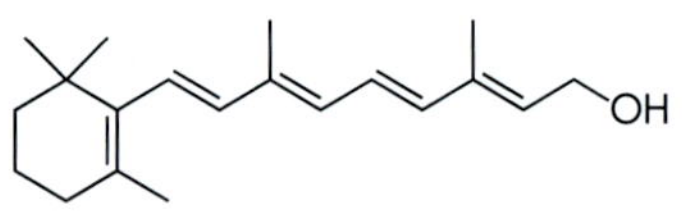

ビタミン A
（レチノール）
（イシナギ）

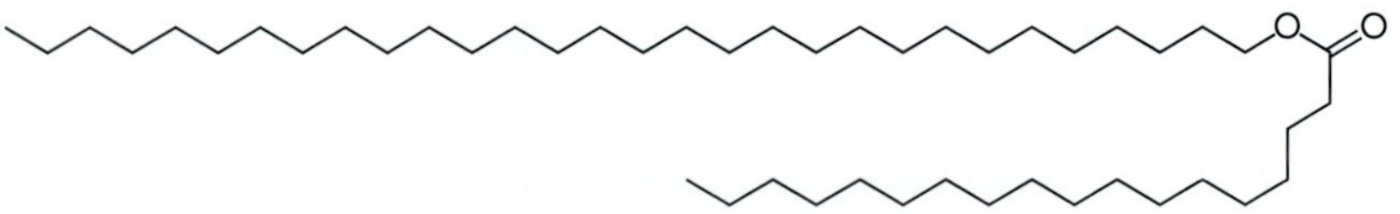

ワックスエステル
（C30 のアルコールとパルミチン酸のエステル）
（アブラソコムツなど）

図43 魚介類に含まれる毒性物質③

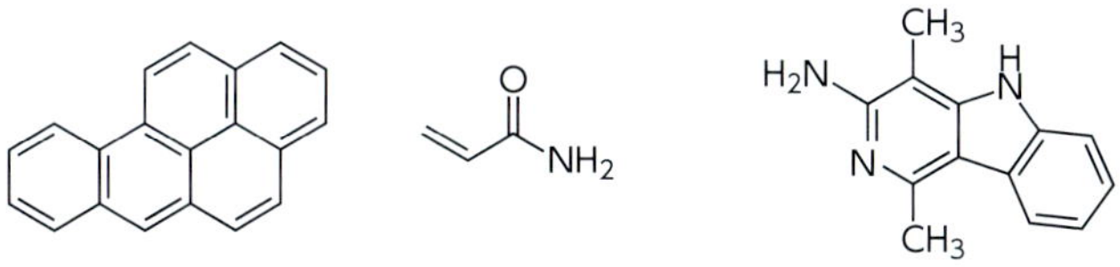

ベンゾ [a] ピレン　　アクリルアミド　　ヘテロサイクリックアミン　　ニトロソアミン
　　　　　　　　　　　　　　　　　　　　　（Trp-P-1)　　　　　（ジメチルニトロソアミン)

図44　食品の加工で発生する有害物質

D. 調理加工で発生する毒性物質

　調理加工の際に，食品中の成分が変化して有害な物質になる場合がある．食品衛生学や調理科学関係の書籍に詳しく書かれているので，ここでは簡単に紹介する．

1) ベンゾ[a]ピレン（図44）

　ベンゾ[a]ピレンは，有機化合物の不完全燃焼で発生する多環の芳香環化合物である．工場や自動車の燃料の燃焼などで大量に発生するが，食品の加工においても，高温で加熱したり燻したりした際に発生する．食品中のベンゾ[a]ピレンについての規制は日本にはないが欧州には規制があるため，燻す工程の多いかつお節は日本から輸出できない場合がある．

2) アクリルアミド（図44）

　アクリルアミドは合成樹脂や架橋剤などの原材料であり，遺伝毒性をもつ発がん物質と評価されている．食品加工においては，**アスパラギンと糖類とのアミノカルボニル反応**でアクリルアミドが生成する．高温で加工されるポテトチップスやフライドポテトなどに多く含まれる．食品中のアクリルアミド量の規格基準は日本にないが，企業努力による減少が試みられている．

3) ヘテロサイクリックアミン（図44）

　ヘテロサイクリックアミンは，動物細胞を高温で調理することで，アミノ酸とクレアチンから生成する複素環アミンである．発がん性があるとされているが，がん発生との因果関係ははっきりしないため，規格基準は設定されていない．植物細胞はクレアチンを含まないので，加熱してもヘテロサイクリックアミンは発生しない．

4) ニトロソアミン（図44）

　ニトロソアミンは，酸性条件において亜硝酸イオンと二級アミンから生成する発がん物質である．亜硝酸イオンはハムやベーコンや魚卵などの発色剤として用いられており，残存量の基準が定められているが，ニトロソアミンのがん発生への寄与は明確でないので，ニトロソアミン自体の基準はない．人が経口から摂取する硝酸・亜硝酸イオンは，添加物由来よりも生野菜由来の方が圧倒的に多い．

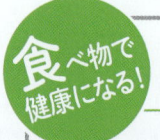

昆虫由来の食材ってどう思う？

食品添加物の着色料に「コチニール色素」という赤色の色素がある．この色素は水溶性で熱への耐性も高く，たんぱく質への染色性もよいことから実に利用価値の高い色素なのであるが，なぜか人気がない．その理由はこの色素がカイガラムシという昆虫由来だからである．カイガラムシとは植物の幹などに寄生し植物の液を吸っている昆虫で，成長とともに脚も触覚も複眼までも消失し，一生同じ場所に固着して生活する．そのため植物にとっては害虫であり，園芸家からはたいへんに嫌われている．このカイガラムシを押しつぶすと黄色～赤色の液が漏れてくる．欧州ではこの色素が古来より重宝され，高価で取引されてきた．そして大航海時代となり中南米の探検がはじまると，欧州の人々は現地でサボテンに寄生する大型の「コチニールカイガラムシ」を見つけるのだった．見つけたといっても現地の人々はすでにコチニールを染料の材料として利用していたので，欧州の人々はコチニールカイガラムシを養殖して乾燥し輸送するという産業化を行ったわけである．このようにしてコチニール色素は西洋世界に登場し，今では食品の着色料や口紅としても使用されている．じつは東洋産のカイガラムシも古くから利用されており，正倉院には舶来の宝物の1つとしてカイガラムシのついた枝（紫鉱）が保管されている．この色素は東南アジア産のカイガラムシであるラックカイガラムシ由来であるのでラック色素とよばれ，今でも食品添加物として利用されている．

さてコチニール色素だが，ここ近年は評判が芳しくない．それはインターネットによって，この赤く美しい色素が虫由来だと世間に広く知れ渡ってしまったた

めである．これまで鮮やかだと感じていたリキュールや清涼飲料水が，じつは虫の色素によるものだと知ったときの人（特に女性）の拒否反応は激しいものである．

ここで別の視点から考えてみよう．皆さん，はちみつは好きだろうか？多くの人は大好き！と答えると思う．ではははちみつとはなんですか？と質問すると，たいていの場合，ハチが集めた「花の蜜」と答えるはずである．これは半分当たっているが半分は間違いといえる．花の蜜はもっとさらさらの砂糖水であり，あのねっとりした水あめ状になるためには，ハチの酵素反応と巣における濃縮が必要なのだ．ハチは花の蜜を体内に吸い上げ，体内の酵素インベルターゼや他の成分とともに巣に吐き出し，ハチ自身が薄く延ばして濃縮しながら巣に充填するのである．ハチの巣の基材もハチの分泌物であり，その巣にはハチの幼虫が収まっている．罪深い人間はその巣を破壊し，ハチが精魂込めて幼虫のために準備した蜜を横取りしているわけである．さて，これを聞いてご気分はどうだろう？はちみつは甘いし美味しいからそんなの気にしないという人が大半かもしれないが，なぜか複雑な気分になる人も少なからずいると思う．コチニール色素も本来の機能は「赤い」というだけなのに，その由来まで考えてしまうと，その赤色も単純に鮮やかには見えなくなってしまう．このように人間の感性は複雑かつデリケートであり，得た知識から派生する個人の思い入れや先入観によって大きく振れてしまうのだ．食品の二次機能の評価とはなかなかに難しいものなのである．

文 献

1）Tordoff MG, et al：Calcium taste preferences: genetic analysis and genome screen of C57BL/6J x PWK/PhJ hybrid mice. Genes Brain Behav, 7：618-628, 2008

2）黒田素央．「コク味」（kokumi）物質の受容機構と官能特性：低脂肪食品への有用性を中心に．脂質栄養学，30：3-13，2021

3）Yasumatsu K, et al：Fatty acid taste quality information via GPR120 in the anterior tongue of mice. Acta Physiol (Oxf), 226：e13215, 2019

4）福江紀彦：「うま味」を解明した池田菊苗．近代日本の創造史，5：3-13，2008

5）Nelson G, et al：An amino-acid taste receptor. Nature, 416：199-202, 2002

6）うま味インフォメーションセンター：うま味の発見者 池田菊苗（https://www.umamiinfo.jp/ikedakikunae/）

7）Li X, et al：Human receptors for sweet and umami taste. Proc Natl Acad Sci U S A, 99：4692-4696, 2002

8）Miyazawa N, et al：Novel character impact compounds in Yuzu (Citrus junos Sieb. ex Tanaka) peel oil. J Agric Food Chem, 57：1990-1996, 2009

9）Teh BT, et al：The draft genome of tropical fruit durian (Durio zibethinus). Nat Genet, 49：1633-1641, 2017

10）「植物色素フラボノイド」（武田幸作，他/編），文一総合出版，2013

11）松本仲子，松元文子：食べ物の味−その評価に関わる要因．日本調理科学会誌，10，1979

12）赤羽ひろ，和田淑子：クッキーの性状におよぼす小麦粉中のグルテン含量の影響．日本食品工業学会誌，34：474-480，1987

13）山口静子：テクスチャーと味覚の相互作用．「食品の物性（第6集）」（松本幸雄，山野善正/編），p143，食品資材研究会，1980

14）「官能評価士テキスト」（日本官能評価学会/編），建帛社，2009

15）「管理栄養士講座 四訂 健康・調理の科学」（大越ひろ，高橋智子/編），建帛社，2020

16）「改訂新版 食べ物と健康 食材と調理の科学」（今井悦子/編），アイ・ケイ コーポレーション，2017

17）「食品物性とテクスチャー」（小林三智子，神山かおる/編），建帛社，2022

18）「食品物性学」（川端晶子/著），p10，建帛社，1989

19）「食べ物と健康 食品学・食品機能学・食品加工学 第3版」（長澤治子/編），p101，医歯薬出版，2017

第3章 チェック問題

問 題

□□ **Q1** こんぶ出汁のうま味成分，かつお出汁のうま味成分，干しシイタケのうま味成分について説明せよ．

□□ **Q2** 海産魚がなぜ生臭くなるのか，サメやエイがなぜアンモニア臭くなるのかを説明せよ．

□□ **Q3** カロテノイド色素とフラボノイド色素について，その化学構造や物性の観点から説明せよ．

□□ **Q4** 官能評価の分析型評価と嗜好型評価について，それぞれの目的とパネルの特性について説明せよ．

□□ **Q5** ジャガイモの毒成分について，存在場所および毒成分の名前や構造，および物性的特徴について説明せよ．

解答&解説

A1 こんぶ出汁のうま味成分はアミノ酸のグルタミン酸である．かつお出汁のうま味成分は核酸の5′-イノシン酸，干しシイタケのうま味成分も核酸の5′-グアニル酸である．どれもナトリウム塩とすることで，より強いうま味を感じさせる．

A2 海産魚の生臭さはトリメチルアミンによる．トリメチルアミンは，海産魚の筋肉に含まれる無臭のトリメチルアミンオキシドが微生物の酵素反応によって還元されることで発生する．サメやエイの筋肉には尿素（無臭）が大量に含まれているが，微生物の酵素反応で尿素が分解されることでアンモニアが発生する．

A3 カロテノイドはテルペンの一種で，二重結合が連続した構造（ポリエン）をもった黄色から赤色を呈する脂溶性の化合物である．β-カロテンやβ-クリプトキサンチンは，ビタミンAの前駆体（プロビタミンA）でもある．構造に酸素を含むカロテノイドをキサントフィルとよび，カニやエビの甲羅の色素であるアスタキサンチンがよく知られている．フラボノイドは植物が生合成するポリフェノール化合物の1種であり，植物中では水溶性の配糖体として液胞に局在している．茶のカテキンやタマネギのケルセチンが代表的である．紫色を呈するアントシアニン類は，pHに依存して色調が変わる（酸性で赤色，アルカリ性で青色）．

A4 分析型官能評価は，試料の特性を評価，識別する．パネルには，鋭敏な感度が必要であり，感度の維持，向上のために訓練することも必要である．嗜好型官能評価は，人間の感覚や好みを調べる評価である．パネルは自身の嗜好によって判断を下すことができればよく，感度の鋭敏さより，評価対象の食品を購入する消費者の嗜好を正しく代表するように人選することが大切である．

A5 ジャガイモの毒成分はソラニンである．ソラニンはジャガイモの芽や日光があたって緑に変色した皮とその皮下に蓄積される．ソラニンは窒素を含んだステロイド配糖体である．ソラニンは調理程度の加熱では失活しない．体の小さい児童へ提供する場合はより注意が必要である．

第4章 三次機能

Point

1. 食品の三次機能とは，食品がもつ生体調節機能を指すことを理解する．

2. 特定保健用食品の関与成分とその作用機序について理解する．

3. 活性酸素種の産生機序と活性酸素種を除去する抗酸化酵素や抗酸化物質について理解する．

4. トランスポーターとは栄養素やイオンなどを外界から細胞内に取り込む装置であり，食品機能の中心的な場であること，そしてその制御を行う食品成分があり，それがまた食品の機能性発揮につながることを理解する．

5. プロバイオティクスとは腸内環境改善など生体によい影響を与える生菌のことで，プレバイオティクスとはプロバイオティクスの「エサ」であることを理解する．

概略図 身体の調子を整える三次機能

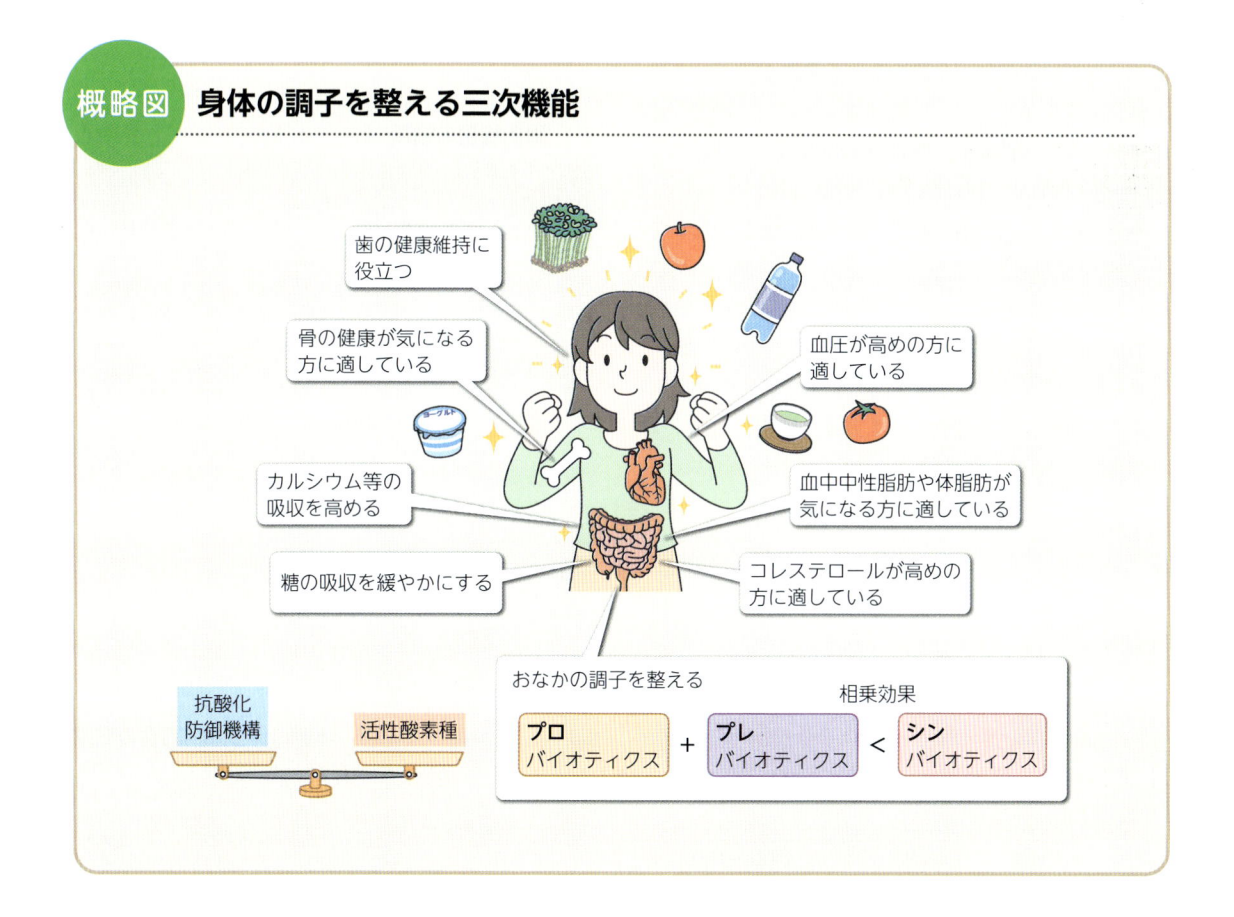

1 三次機能とは

1章でも述べたとおり，食品の**三次機能**とは，食品がもつ**生体調節機能**を指す．生体調節機能とは，基本的に，生物が外部環境や内部環境の変化に適応し，体内の環境を一定に保つための機能を指す．これは，**恒常性（ホメオスタシス）**とよばれるしくみであり，血圧，血糖値，体温などを一定の範囲に保つことで，健康や生命維持を支えている．生体調節機能には，神経系，免疫系，内分泌ホルモン系の調節が密接にかかわっている．

食品による生体調節機能とは，特定の食品成分や栄養素が体内の生体調節機能に作用し，疾病予防や健康増進に寄与する働きをいう．三次機能を有する食品成分には，食物繊維，フラボノイド類，カロテノイド類，オリゴ糖などの非栄養素であるものと，栄養素であるものとがある．近年増え続けている生活習慣病の防御対策として，食品の三次機能は注目されている．

わが国では，三次機能を有する食品のなかに，国が公式に保健機能の表示を認めている食品がある．これを**保健機能食品**とよぶ．保健機能食品には，**特定保健用食品，栄養機能食品，機能性表示食品**の3つがある（1章-3，6章-2，3参照）．

本章では，三次機能を有する保健機能食品のなかでも，「健康増進に役立つことが科学的根拠に基づいて認められた保健効能成分を含み，それを摂取することでその目的の達成が期待できる旨が表示されている食品」である特定保健用食品と関与成分を中心にとり上げる．加えて，食品の三次機能として重要な抗酸化とフィト

ケミカル，プロバイオティクスとプレバイオティクスについても説明を行う．

次項より，特定保健用食品の保健の用途として許可されている表示に基づいて，解説を進める．

2 特定保健用食品の許可表示に基づいて

A. おなかの調子を整える

おなかの調子を整える食品とは，大腸の中の環境を健康に保ち，健康な状態の便を規則正しく排泄することを目的としている食品のことである．**乳酸菌類を含む食品，オリゴ糖類を含む食品，食物繊維を含む食品**などがある．私たちの大腸の中には，約100種類，大腸の内容物1g当たり10^{10}〜10^{11}個の細菌が棲息しており，腸内細菌叢（フローラ）とよばれている（表1）．腸内の環境は，この腸内細菌叢の構成バランスによって変動し，食生活や年齢，健康状態などによっても変化する（図1）．

表1 腸内細菌の種類

生体への影響	代表的な細菌	作用
良い（善玉菌）健康の維持と増進	ビフィズス菌，乳酸菌	ビタミン合成，消化吸収補助，感染防御，免疫刺激
悪い（悪玉菌）胃腸障害，老化	ブドウ球菌，ウェルシュ菌，大腸菌（有毒株）	ガス産生，腸内腐敗，毒素産生，発がん物質産生
通常は無害（日和見菌）	バクテロイデス，大腸菌（無毒株），レンサ球菌	生体防御力（免疫）が低下すると増殖して悪影響を及ぼす

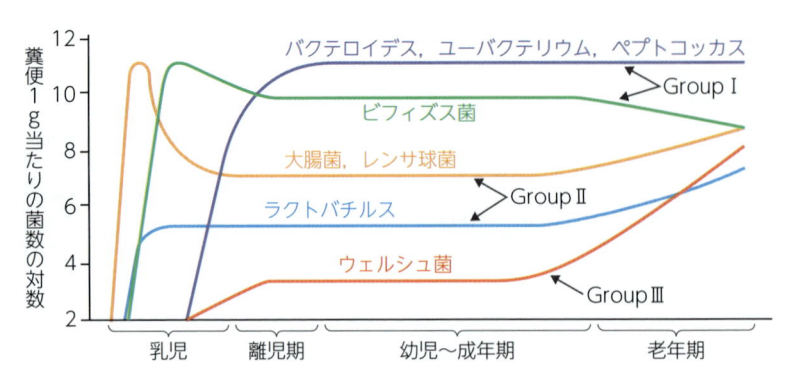

図1 年齢に伴う腸内細菌の変遷

Mitsuoka T & Hayakawa K：[The fecal flora in man. I. Composition of the fecal flora of various age groups]．Zentralbl Bakteriol Orig A, 223：333-342, 1973 をもとに作成

大腸内の細菌は，生後は母乳に含まれる乳糖やガラクトオリゴ糖を栄養源とするビフィズス菌が優勢であるが，離乳食を食べはじめると成人と同様に多様な細菌が棲息しはじめる．老年期になると，ビフィズス菌が減少して，表1に示すような身体に悪影響を及ぼすウェルシュ菌などの腸内細菌が増加してくる．これらの細菌はガスや毒素を産生して腸内腐敗に関係し，胃腸障害や生活習慣病，さらに老化などを引き起こす要因になるとされている．年齢に関係なく，食生活や生活習慣によって腸内環境が悪化すると，これらの悪影響を及ぼす細菌の割合が増加し，腹痛や下痢，便秘などの症状を引き起こす．

1）おなかの調子を整える特定保健用食品に利用されている成分

おなかの調子を整える特定保健用食品として，主に，オリゴ糖類を含む食品，乳酸菌類を含む食品，食物繊維類を含む食品と，その他のプロピオン酸菌による乳清発酵物が利用されている（表2）．これらは継続的に摂取することによって，大腸の働きを正常化する作用がある．

腸管内の環境をよい状態に保つ細菌は，主にビフィズス菌類と乳酸菌類で，いわゆる善玉菌として知られている．ビフィズス菌や乳酸菌は，乳酸を生成して腸管の蠕動運動を促進し，また，腸管内を酸性にして有害や病原菌などを抑制する作用に富む．ビフィズス菌や乳酸菌の割合が高い状態がおなかを健康な状態に保つ．使用されている菌は常在細菌であり，健康な人が摂取しても問題ない．

身体によい作用をもつビフィズス菌や乳酸菌の生菌を**プロバイオティクス**といい，フラー博士（1989年）により「腸内フローラのバランスを改善することによって宿主の健康に好影響を与える生きた微生物」として定義された（**本章-4参照**）．主にビフィズス菌や乳酸菌のうち，次の条件を満たす菌株だけが認められる．

〈プロバイオティクスの条件〉
- 安全性が保証されている
- もともと宿主の腸内フローラの一員である
- 胃液，胆汁などに耐えて生きたまま腸に到達できる
- 下部消化管で増殖可能である
- 宿主に対して明らかな有用効果を発揮できる
- 食品などの形態で有効な菌数が維持できる
- 安価かつ容易に取り扱える

表2　おなかの調子を整える食品とその成分

食品の分類	関与成分	成分の説明
オリゴ糖類を含む食品	キシロオリゴ糖	食物繊維に加水分解酵素を作用させてつくる
	フラクトオリゴ糖	アスパラガス，ニンニク，ゴボウ，タマネギなどの野菜類やはちみつに少量含まれる
	大豆オリゴ糖	大豆に含まれる糖類の総称
	イソマルトオリゴ糖	デンプンから生産され，清酒，みそ，はちみつに含まれる
	乳果オリゴ糖	スクロースとラクトースからつくられる
	ラクチュロース	ラクトースをアルカリ性で処理して作られる人工的な二糖類
	ガラクトオリゴ糖	母乳，牛乳の初乳中に含まれる
	ラフィノース	甜菜から分離精製される三糖類
乳酸菌類を含む食品	乳酸菌 シロタ株（L.カゼイ YIT 9029），ビフィズス菌 BB-12，ビフィズス菌 LKM512，ラクトバチルス GG株，ガセリ菌 SP株，ビフィズス菌 SP株（B.ロンガム SBT 2928），ビフィズス菌 BB536，乳酸菌 NY1301株，LB81乳酸菌（ブルガリア菌2038株＋サーモフィラス菌1131株）	
食物繊維類を含む食品	ポリデキストロース	人工的にグルコースとソルビトールを9：1で混ぜてクエン酸を加えて加熱合成
	難消化性デキストリン	難溶性のデンプン粉末を加水分解後，アミラーゼで加水分解し，イオン樹脂で脱塩，脱色して作る
	サイリウム種皮由来の食物繊維	インド原産のオオバコ科の一種で，種を包んでいる "さやの部分"（種皮）
	グアーガム分解物，小麦ふすま，低分子化アルギン酸ナトリウム，ビール酵母由来の食物繊維	
	寒天由来の食物繊維，小麦外皮由来の食物繊維，水溶性コーンファイバー	
その他の成分を含む食品	プロピオン酸菌による乳清発酵物	スイスチーズ由来のプロピオン酸菌で発酵させた液体素材

プロバイオティクスとしての細菌の増殖を促すオリゴ糖類は，**表2**に示す通り，キシロオリゴ糖，フラクトオリゴ糖，大豆オリゴ糖，乳果オリゴ糖，ガラクトオリゴ糖などがあり，**プレバイオティクス**という（本章-4参照）．オリゴ糖は体内で分解されずに大腸に達してビフィズス菌や乳酸菌に優先的に利用される．プロバイオティクスとプレバイオティクスの両者を組合わせて摂取することで，ビフィズス菌や乳酸菌を効率よく増やすことができるため，両者を併せて**シンバイオティクス**として有用性が期待されている．

2）おなかの調子を整えるメカニズム

ビフィズス菌や乳酸菌が，おなかの調子を整えるメカニズムは，これらが，食物繊維を分解して，おなかの中で酢酸や乳酸などの有機酸を産生し，腸内のpHを低下させることにより，腸内の悪玉菌の増殖を抑えて腸内環境を改善させることによると考えられている（**図2**）．また，酢酸は大腸の運動を刺激することやバリア機能を強固にすること，炎症を抑えることも報告されている．発酵作用により発生するメタンガス，炭酸ガス，水素ガスなどのガス類は腸を刺激して，腸の収縮運動を活発にする．食物繊維は，多量に摂取すると難消化性の線維が腸内で吸水して膨大し，便が柔らかく，量が増加するため，腸の収縮運動を活発化する．

したがって，シンバイオティクスに有効な食材（**図3**）を継続的に摂取することで，ビフィズス菌や乳酸菌を腸内で効率よく増やすことができ，おなかの調子が整えられると考えられる．

B. 糖の吸収を緩（ゆる）やかにする

糖質は，穀類，イモ類，果物，砂糖などに含まれる，五大栄養素の1つである．食事を通して取り込まれ，口や胃などの消化器官を通りながら消化酵素によって分解され，小腸でグルコース（ブドウ糖）などに分解されて吸収される．その後，血液中に入って全身に運ばれ，エネルギー源として利用される．余分なグルコースは，骨格筋や肝臓，脂肪細胞でグリコーゲンや脂肪として貯蔵される（**図4**）．

このように，糖質は生命活動や健康を維持するうえで欠かせないエネルギー源であるが，一方で，過剰に摂取すると，糖尿病などの生活習慣病を引き起こす可能性が知られている．健康への影響は，摂取する糖質の量だけではなく，糖質が体内に吸収される速度も関係する．血糖値が急激に上昇すると，インスリンが大量に分泌される．そうすると血糖値の乱高下が起こる．血糖値の急上昇や急降下を起こす状況は，血管にダメージを与える．血糖値の急激な上昇は，過剰な糖が脂肪として蓄積されて，糖尿病だけではなく，肥満や心血管疾患のリスクを高めるのである（**図5**）．

善玉菌
（乳酸菌，ビフィズス菌）

悪玉菌
（ウェルシュ菌）

増殖抑制

酢酸，乳酸を産生（pH↓）

腸内環境を整え，排便促進

食物繊維，オリゴ糖
（善玉菌のエサ）
（プレバイオティクス）

日和見菌

図2 シンバイオティクスによる腸内環境への効果

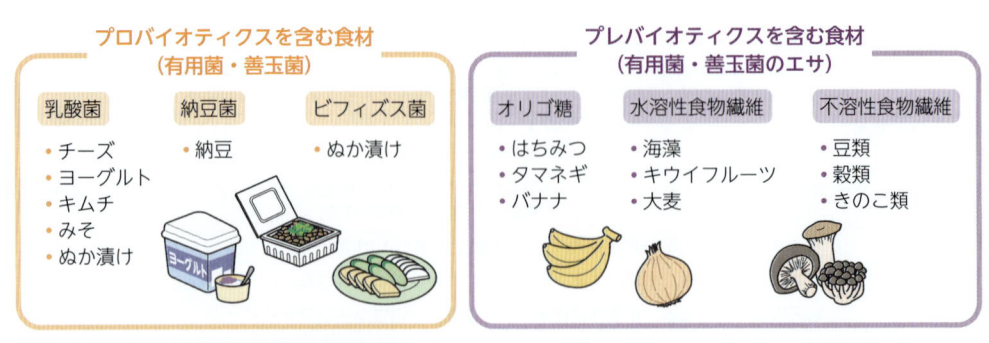

プロバイオティクスを含む食材
（有用菌・善玉菌）

乳酸菌	納豆菌	ビフィズス菌
・チーズ ・ヨーグルト ・キムチ ・みそ ・ぬか漬け	・納豆	・ぬか漬け

プレバイオティクスを含む食材
（有用菌・善玉菌のエサ）

オリゴ糖	水溶性食物繊維	不溶性食物繊維
・はちみつ ・タマネギ ・バナナ	・海藻 ・キウイフルーツ ・大麦	・豆類 ・穀類 ・きのこ類

図3 シンバイオティクスに有用な食材

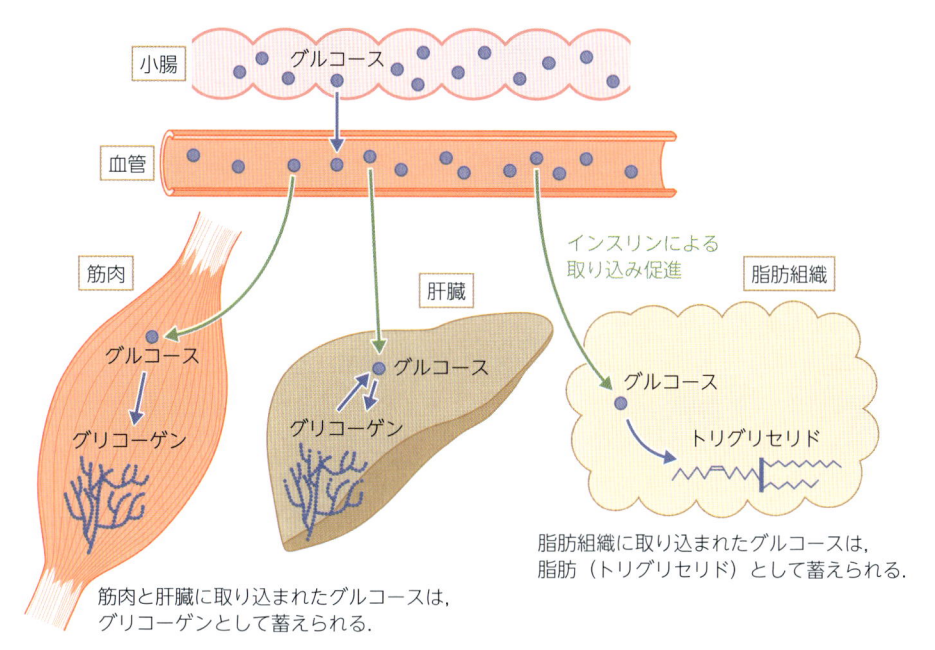

図4 糖質の代謝と蓄積
栄養科学イラストレイテッド「基礎栄養学 第4版」（田地陽一/編），羊土社，2020をもとに作成

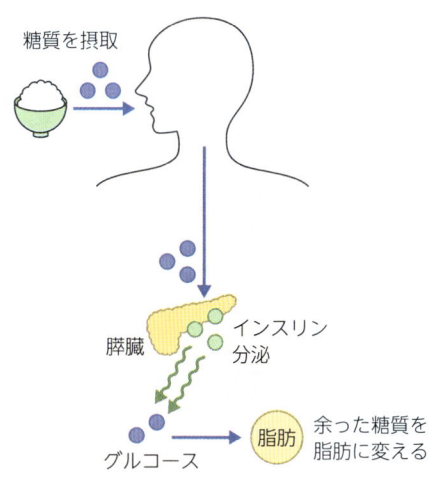

図5 血糖値上昇に伴うインスリン分泌

空腹時血糖値及び75 gOGTT（経口ブドウ糖負荷試験）による判定区分

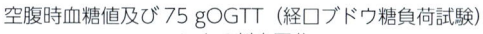
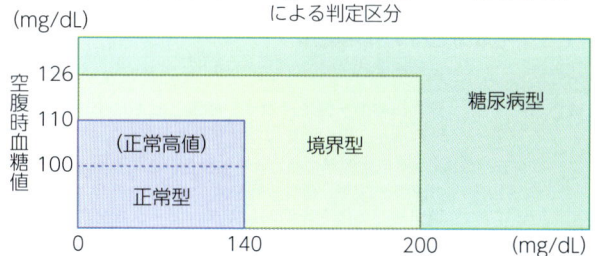

図6 血糖値による糖尿病の判定区分
「糖尿病治療ガイド 2022-2023」（日本糖尿病学会/編），文光堂，2022より引用

血糖値による糖尿病の判定区分は，空腹時血糖値，75 g経口ブドウ糖負荷試験（OGTT）2時間値の測定値により，図6のように定義されている．このなかで，正常高値（空腹時血糖100〜109 mg/dL）および，境界型（空腹時血糖110〜125 mg/dLまたは75 g OGTT 2時間値140〜199 mg/dL）に当てはまる人は，糖の吸収を緩やかにする特定保健用食品を摂取することで，

食後の血糖値の急上昇を押さえる効果が期待される．正常型の人も摂取して問題ないが，糖尿病型の人は専門科を受診して適切な血糖値管理のための治療を受けることが必要である．

1）糖の吸収を緩やかにする特定保健用食品に含まれている成分とそのメカニズム

糖の吸収を緩やかにする特定保健用食品は，血糖値の急激な上昇によるインスリンの分泌を抑えて，糖の吸収を緩やかにする効果がある．主な食品成分と，そのメカニズムは表3に示す通りである．

食事から摂取した糖質は，α-アミラーゼやα-グルコシダーゼなどの糖質分解酵素によりグルコースまで分解されて小腸から吸収される．このとき，難消化性デキストリンは食物繊維として小腸内に到達し，分解された糖が吸収されるのを緩やかに抑制する．また，サラシア由来成分やグァバ葉ポリフェノールが小腸内でα-アミラーゼやα-グルコシダーゼなどの糖質分解酵素の働きを抑制する（図7）．

これらの特定保健用食品は，糖質とともに摂取することで，小腸内で機能し，糖の吸収を緩やかにする効果が確認されている．単独で摂取した際の効果は不明であるため，食事をする際に摂取することが推奨されている．

C. 血圧が高めの方に適している

高血圧は，わが国における死因の第2位である心血管疾患や第4位である脳血管障害の最大の危険因子である．わが国における高血圧の人口は約4,300万人と推定されているが，そのうち血圧が適切にコントロールされているのは約1,200万人であると報告されている[1]．もし高血圧が完全に予防できたら，1年間で10万人の人が死亡せずに済むと推計されている[2]．

高血圧には**本態性高血圧**と二次性高血圧との2種類がある．日本人の高血圧のうち約90％が原因不明の本態性高血圧である．本態性高血圧は，**食塩の過剰摂取**，肥満，飲酒，運動不足やストレスなどの**生活習慣**が大きく関与すると考えられている．したがって，いかにして**食生活**などの生活習慣を整えて高血圧を予防するのかが重要となっている．

高血圧の防御に欠かせないのは，**食塩摂取量の制限**である．厚生労働省が推進する「**健康日本21（第二次）**」の目標値では8g未満[3]，「**日本人の食事摂取基準（2025年版）**」の目標量では成人男性で7.5g未満，成人女性で6.5g未満[4]とされている．日本高血圧学会では，血圧の高い人の減塩目標を**1日6g未満**にすることを強く推奨している[1]．

病院などで高血圧と診断された人は，医師・薬剤師・管理栄養士に相談しなければならない．「血圧が高めの方に適する」表示をした特定保健用食品は，原則として正常高値血圧者およびⅠ度高血圧者を対象としている（表4）．また，正常血圧者が摂取しても問題ないとしている．

ただし，血圧が高めの方は，特定保健用食品を利用する前に①塩分摂取を控えること，②コレステロールや脂肪の摂取を控えること，③アルコールを控えること，④カリウムを多く含む野菜や果物を摂取すること，

表3 血糖値が高めの方に適している特定保健用食品の関与成分とその作用機序

関与成分	作用機序
難消化性デキストリン	食物繊維の一種で，糖質や脂質とともに小腸に到達し，糖の吸収を遅らせる
ネオコタラール（サラシア由来）	インド伝統医学で使われる植物に含まれるネオコタラールが，糖質分解酵素であるα-グルコシダーゼの働きを抑制してグルコースなどの吸収を遅らせる．血糖値の急激な上昇を抑制
グァバ葉ポリフェノール	グァバの葉に含まれ，糖質分解酵素であるα-アミラーゼなどの働きを抑制してグルコースなどの吸収を遅らせる．血糖値の急激な上昇を抑制

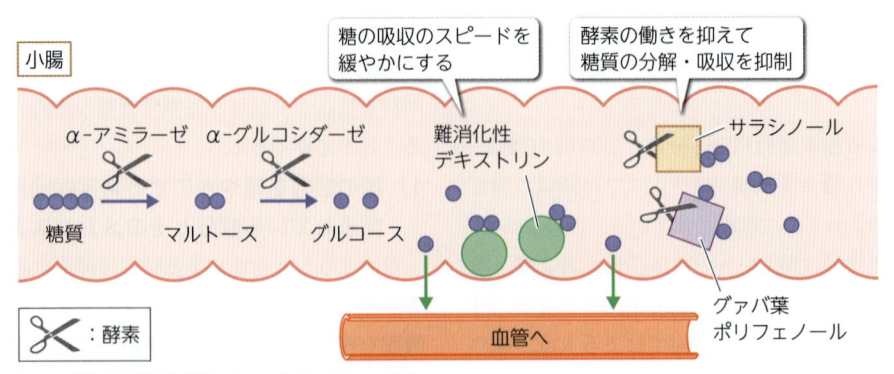

図7 糖の吸収を緩やかにするメカニズム

表4 成人における血圧値の分類

分類	診察室血圧（mmHg）				家庭血圧（mmHg）			
	収縮期血圧		拡張期血圧		収縮期血圧		拡張期血圧	
正常血圧	< 120	かつ	< 80		< 115	かつ	< 75	
正常高値血圧	120〜129	かつ	< 80		115〜124	かつ	< 75	
高値血圧	130〜139	かつ/または	80〜89		125〜134	かつ/または	75〜84	
Ⅰ度高血圧	140〜159	かつ/または	90〜99		135〜144	かつ/または	85〜89	
Ⅱ度高血圧	160〜179	かつ/または	100〜109		145〜159	かつ/または	90〜99	
Ⅲ度高血圧	≧ 180	かつ/または	≧ 110		≧ 160	かつ/または	≧ 100	
（孤立性）収縮期高血圧	≧ 140	かつ	< 90		≧ 135	かつ	< 85	

「高血圧治療ガイドライン2019」（日本高血圧学会高血圧治療ガイドライン作成委員会／編），ライフサイエンス出版，2019より引用
「血圧が高めの方に適する」表示をした特定保健用食品は，原則として高値血圧およびⅠ度高血圧の人を対象として行った有効性試験の結果をもとにつくられている（著者による解説追記）．

⑤適正体重の維持，⑥適度な運動，⑦禁煙に心がけることが推奨されている．

血圧が高めの方に適している特定保健用食品に認められている関与成分には，大きく分類すると（1）**ペプチド類**，（2）**γ−アミノ酪酸（GABA）**，（3）**酢酸**，（4）**杜仲葉配糖体**がある．

1) ペプチド類

血圧上昇のメカニズムの1つに**レニン・アンジオテンシン系**が，血圧降下のメカニズムの1つに**カリクレイン・キニン系**がある．

レニン・アンジオテンシン系では，肝臓から分泌されたアンジオテンシノーゲン（アンジオテンシンの前駆体）が腎臓から分泌されるレニン（たんぱく質分解酵素）によって分解されることで，アンジオテンシンⅠ（血圧上昇作用をもたないプレホルモン）が生成される．このアンジオテンシンⅠに**アンジオテンシンⅠ変換酵素（ACE）**が働くことで，アンジオテンシンⅡ（血圧上昇作用を持つホルモン）が産生され，血管収縮・血圧上昇が起こる（図8）．

カリクレイン・キニン系では，肝臓から分泌されたキニノーゲン（キニンの前駆体）が，肝臓でつくられて腎臓などから分泌されるカリクレイン（たんぱく質分解酵素）によって分解され，**ブラジキニン**が産生されることで，血管拡張・血圧降下が起こる．このとき，ACEは血圧降下作用をもつブラジキニンを不活性化する作用ももつ（ブラジキニン不活化酵素キニナーゼⅡはACEと同じ分子である）ため，ACEによって血圧上昇の経路が促進されるだけでなく，血圧降下の経路が抑制されてしまうのである（図8）．したがって，ACEが働くことで，結果として強い血圧上昇作用へとつながるのである．

特定保健用食品に認められている関与成分のラクトトリペプチド（VPP；バリン−プロリン−プロリン，IPP；イソロイシン−プロリン−プロリン），サーデンペプチド，カゼインドデカペプチド，ゴマペプチド，海苔オリゴペプチド，かつお節オリゴペプチド，イソロイシルチロシンなどのペプチド類は，いずれもACEの働きを阻害することで，アンジオテンシンⅡの生成を阻害すると同時に，ブラジキニンの不活化を防ぎ，血圧の上昇を抑制する（図9）[5]．ただし，食品としてのこれらペプチド類は消化酵素の働きを受けるため，血圧降下作用は薬剤としてのACE阻害剤よりも弱く（半分以下），穏やかな効果を示すことが知られる．ACE阻害剤と同様のメカニズムで同様の作用をすることから，併用を避けることが望ましいとされる．

ラクトトリペプチドは発酵乳から，サーデンペプチドはイワシから，カゼインドデカペプチドは牛乳のカゼインを分解したアミノ酸12個から，ゴマペプチドはゴマから，海苔オリゴペプチドは海苔から，かつお節オリゴペプチドはかつお節から，イソロイシルペプチドはブナハリタケエキスから，それぞれ生成されたものである．

2) γ−アミノ酪酸（GABA）

γ−アミノ酪酸（GABA）は，生体内でグルタミン酸からつくられるアミノ酸の一種である．たんぱく質を構成する材料とはならない遊離アミノ酸である．動物

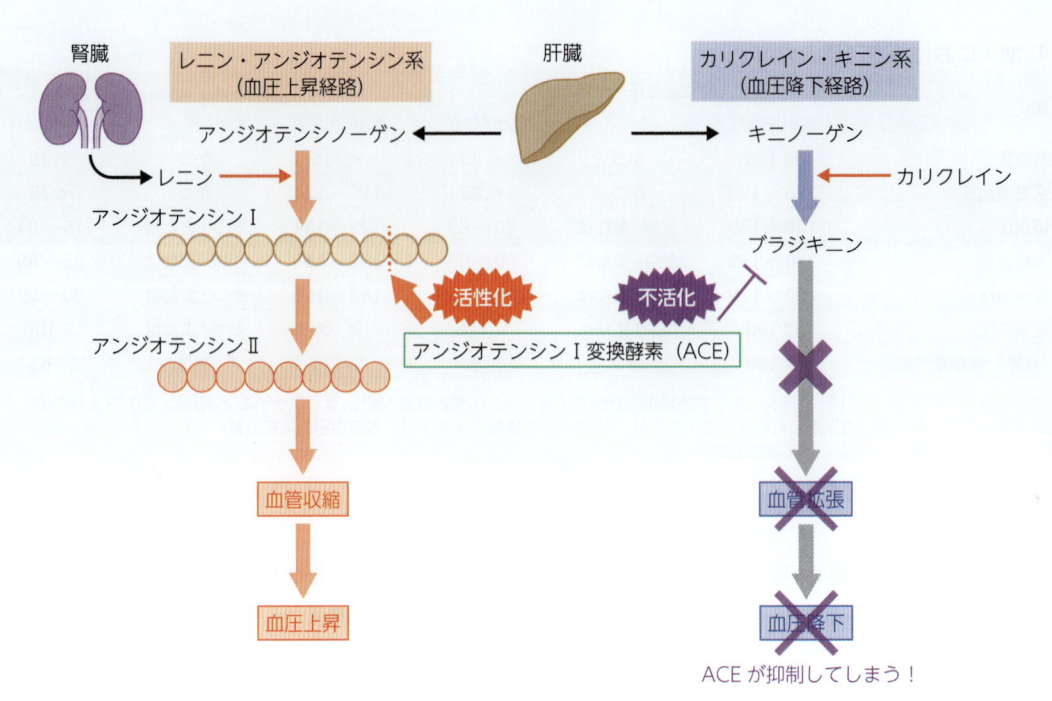

図8 アンジオテンシンⅠ変換酵素による血圧上昇作用のしくみ
血圧を上げる経路であるレニン・アンジオテンシン系では，アンジオテンシンⅠ変換酵素（ACE）の働きにより，血管収縮作用をもつアンジオテンシンⅡが生成し，血圧が上昇する．一方，血圧を下げる経路であるカリクレイン・キニン系では，ACEの働きによってブラジキニンが不活化されて血圧降下が抑制されてしまう．したがって，ACEは強力に血圧を上昇させる．

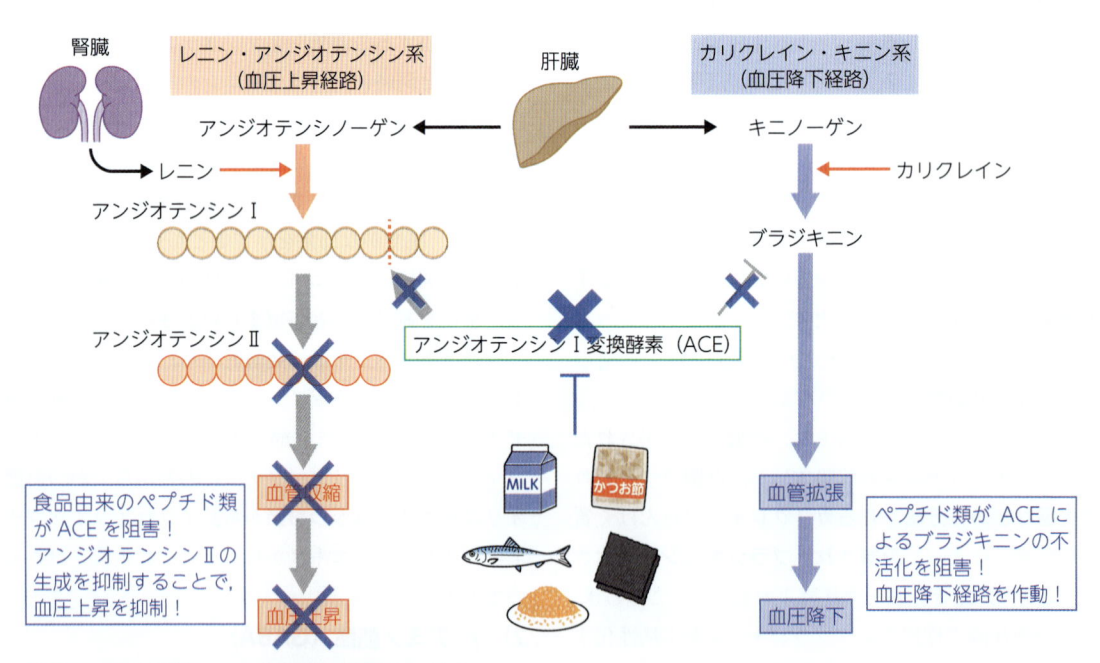

図9 ペプチド類による血圧降下作用のしくみ
牛乳由来のカゼインドデカペプチドや，イワシ由来のサーデンペプチド，かつお節オリゴペプチド，海苔オリゴペプチド，ゴマペプチド，ラクトトリペプチドなどのペプチド類は，アンジオテンシンⅠ変換酵素（ACE）を阻害することで，血圧上昇経路であるレニン・アンジオテンシン系を抑制し，血圧降下経路であるカリクレイン・キニン経路を作動させることで，血圧上昇を抑える．

の脳において，抑制性の神経伝達物質として働くことが知られている．GABAが不足すると興奮しやすくなることなどから，神経の鎮静作用を有するとされている．

　自律神経には交感神経と副交感神経があるが，交感神経の活動が高まると，血圧は上昇する．GABAはこの交感神経の活動が高まるのを抑え，血管の収縮に働くノルアドレナリンの分泌を抑えることにより，血圧を下げる作用をもつことが知られている（**図10**）[6]．

　またGABAは，心血管の筋収縮を部分的に抑制することで心拍を緩やかにして血管を拡張すること，血管収縮作用をもつバソプレシンの分泌を抑制して血管を拡張することも報告されている[7]．

3）酢酸

　酢酸は，古くから血圧を下げることが知られてきた．科学的には，ラットを用いて酢酸を静脈注入することにより，血流量の増加，血管抵抗値の低下が確認されている[8]．また，ヒトにおいても多くの研究がなされ，玄米酢またはリンゴ酢を用いて1日当たり酢酸を750 mg摂取することで血圧が有意に低下したことが報告されている[9]．酢酸による降圧のしくみについては，ラジカル捕捉活性やACE阻害活性，血管内皮細胞における一酸化窒素合成酵素の活性化などが報告されているが，まだ解明が進められているところである．

4）杜仲葉配糖体

　杜仲葉配糖体の主成分は，ゲニポシド酸である．ゲニポシド酸は，副交感神経を促進する働きがあり，動脈の筋肉を刺激して血管を広げることが知られている．血管を拡張することで血圧を降下させる．自然発症高血圧ラットと正常ラットに静脈内投与して比較したところ，高血圧ラットの方に感受性が強く血圧を下げる作用が起こったことが報告されている[10]．

　1）から4）までの特定保健用食品に認められている関与成分とその作用機序について，**表5**にまとめる．

D. コレステロールが高めの方に適している

　前項目の高血圧と同様，血中コレステロール高値などの**脂質異常症**も，心血管疾患や脳血管障害の病因に関与する．心血管疾患と脳血管障害を合わせるとわが国の総死因の約20％以上を占めるが，その危険因子の1つは脂質異常症などが関連する**動脈硬化**であるとされている．

　コレステロール自体は，細胞膜・ホルモン・胆汁酸

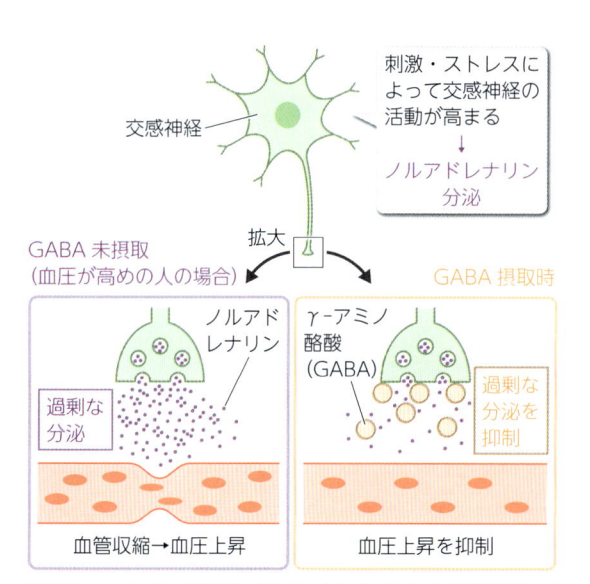

図10　γ-アミノ酪酸（GABA）による血圧降下作用のしくみ

血圧が高めの方の体内では，さまざまな刺激やストレスにより，交感神経が優位になっており，ノルアドレナリンが過剰に分泌されている．GABAは，ノルアドレナリンの過剰な分泌を抑え，血圧上昇を抑制する．

表5　血圧が高めの方に適している特定保健用食品の関与成分とその作用機序

関与成分	作用機序
ペプチド類（ラクトトリペプチド，サーデンペプチド，カゼインドデカペプチド，ゴマペプチド，海苔オリゴペプチドなど）	アンジオテンシンⅠ変換酵素（ACE）の阻害により，アンジオテンシンⅡ（血圧上昇作用をもつペプチド）の産生を抑制すると同時にブラジキニン（血圧降下作用をもつペプチド）の不活化を抑制
γ-アミノ酪酸（GABA）	ノルアドレナリンの分泌抑制による血管収縮抑制
酢酸	血管抵抗の低下・血管拡張（解明が進められている）
杜仲葉配糖体	副交感神経の促進，血管拡張

をつくる材料であり，身体に必要な物質である．7〜8割は肝臓で合成され，2〜3割は体外から食物として取り入れられている．血管障害の危険因子としてみなされるのは，血液の流れを利用して脂質を運ぶ**リポたんぱく質**の中に存在するコレステロールである．

水に溶けない**トリアシルグリセロール（中性脂肪）**やコレステロールが，水の流れである血流に乗せて運搬されるとき，分離しないように両親媒性であるたんぱく質のカプセルに入れられる．それがリポたんぱく質である．リポたんぱく質の種類と特徴を**図11**に示

す．リポたんぱく質のうちの1つである**LDL（低比重リポたんぱく質）**の増加が動脈硬化の危険因子であることが知られており，LDLと**HDL（高比重リポたんぱく質）**とのバランスが重要となっている．LDLはリポたんぱく質のなかで最もコレステロールの割合が多く，血管内皮細胞を障害すること，その障害部位から入り込んだLDLは酸化型となり，体内の掃除屋であるマクロファージが取り込むことで泡沫細胞となりプラークとなることが知られる．できたプラークは血栓をつくり，血管が詰まる原因となる．一方，HDLは末梢の

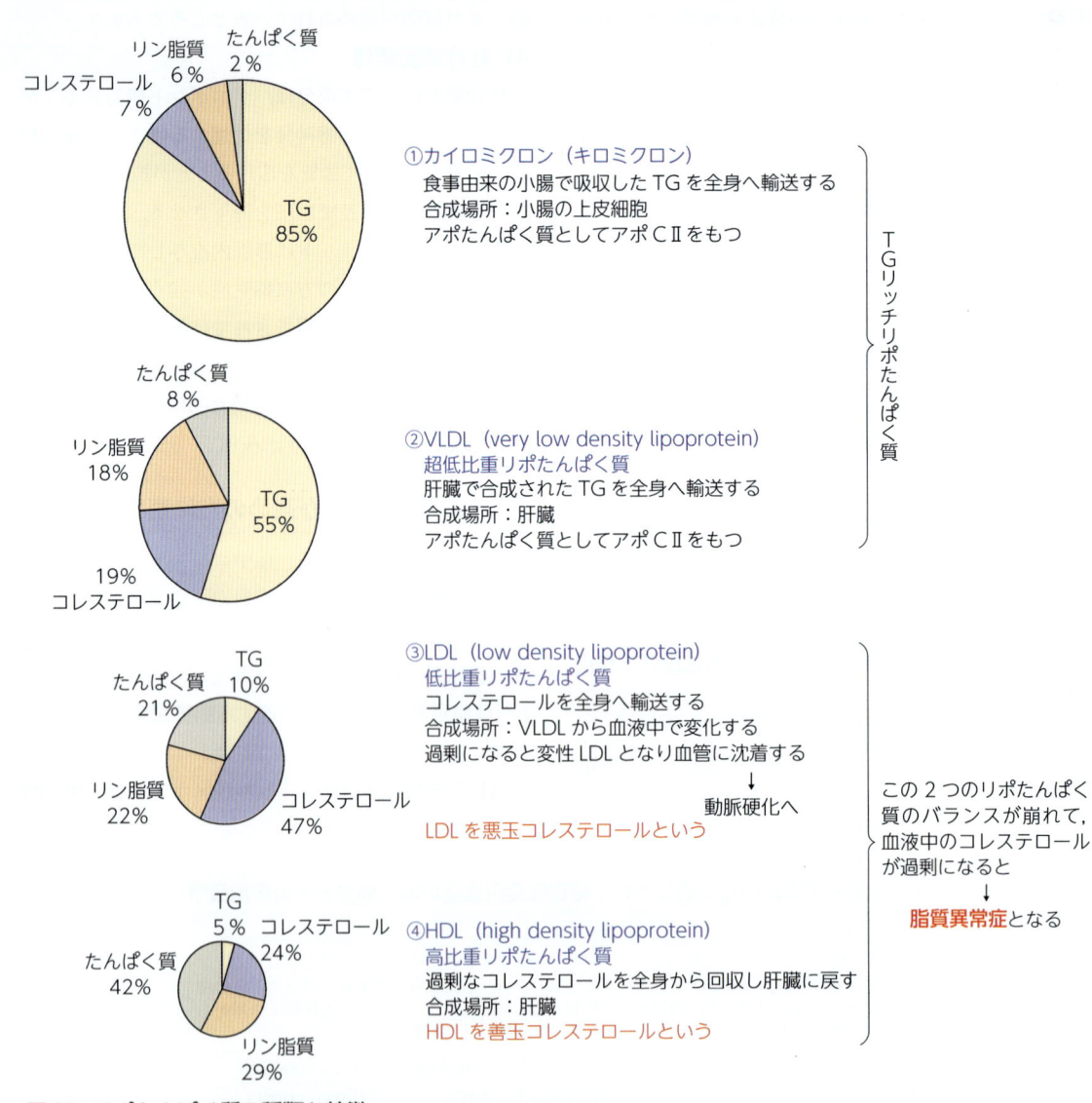

図11 リポたんぱく質の種類と特徴
栄養科学イラストレイテッド「基礎栄養学 第4版」（田地陽一／編），羊土社，2020をもとに作成

過剰なコレステロールを回収して肝臓に運び代謝へともっていく．このため，LDLは**悪玉コレステロール**，HDLは**善玉コレステロール**とよばれている．

脂質異常症の診断基準を**表6**[11]に示す．病院などで脂質異常症と診断された人は，医師・薬剤師・管理栄養士に相談しなければならない．「コレステロールが高めの方に適する」表示をした特定保健用食品は，原則として境界域の高LDLコレステロール血症および軽症域高LDLコレステロール血症の人を対象としている（**表6**）．また，コレステロールの値が正常の人が摂取しても問題ないとしている．

ただし，コレステロールが高めの方は，特定保健用食品を利用する前に，①コレステロールを多く含む食品（卵黄・魚卵などの卵類，内臓類など）を控えること，②脂肪の多い食品を控えること，③食物繊維を十分に摂取することが推奨されている．さらに，禁煙，アルコール摂取を控える，過食を抑えるなどの生活習慣の改善も勧められている．

コレステロールが高めの方に適している特定保健用食品に認められている関与成分には，（1）**茶カテキン**，（2）**植物ステロール**，（3）**キトサン**，（4）**低分子化アルギン酸ナトリウム**，（5）**サイリウム種皮由来の食物繊維**，（6）**大豆たんぱく質**，（7）**セサミン，セサモリン**，（8）**ブロッコリー，キャベツ由来のS-メチルシステインスルフォキシド（天然アミノ酸）**がある．それぞれの関与成分における血中コレステロールを抑えるメカニズムについて，次に示す．共通のしくみもあるが，可能な限りそれぞれの特徴を記載する．共通の前提として，胆汁酸がかかわっており，水に溶けない疎水性物質は胆汁酸との親和性が高いことをここに記しておく．

1）茶カテキン

食事によって摂取したコレステロールは，肝臓で合成されて胆のうで貯められていた胆汁酸の分泌によって，十二指腸で胆汁酸と混じり，胆汁酸ミセルとして乳化した後，小腸で吸収される．茶カテキンのうち特に**ガレート型カテキン**は，消化管の胆汁酸ミセルと会合し，ミセルの中のコレステロールを追い出すことが知られている（**図12**）．追い出されたコレステロールは，吸収されることなく体外へ排泄される．この作用によって，血液中のコレステロールを低下させることができる[12]．また，食事中のコレステロールだけではなく，胆汁酸に含まれるコレステロールも小腸下部での再吸収が抑制され，体外に排泄されることが知られている．

表6　脂質異常症診断基準

LDLコレステロール	140 mg/dL以上	高LDLコレステロール血症
	120〜139 mg/dL	境界域高LDLコレステロール血症＊＊
HDLコレステロール	40 mg/dL未満	低HDLコレステロール血症
トリグリセライド	150 mg/dL以上（空腹時採血＊）	高トリグリセライド血症
	175 mg/dL以上（随時採血＊）	
Non-HDLコレステロール	170 mg/dL以上	高non-HDLコレステロール血症
	150〜169 mg/dL	境界域高non-HDLコレステロール血症＊＊

＊　基本的に10時間以上の絶食を「空腹時」とする．ただし水やお茶などカロリーのない水分の摂取は可とする．空腹時であることが確認できない場合を「随時」とする．
＊＊スクリーニングで境界域高LDL-C血症，境界域高non-HDL-C血症を示した場合は，高リスク病態がないか検討し，治療の必要性を考慮する．
・LDL-CはFriedewald式（TC － HDL-C － TG/5）で計算する（ただし空腹時採血の場合のみ）．または直接法で求める．
・TGが400 mg/dL以上や随時採血の場合はnon-HDL-C（＝ TC － HDL-C）かLDL-C直接法を使用する．ただしスクリーニングでnon-HDL-Cを用いる時は，高TG血症を伴わない場合はLDL-Cとの差が＋30 mg/dLより小さくなる可能性を念頭においてリスクを評価する．
・TGの基準値は空腹時採血と随時採血により異なる．
・HDL-Cは単独では薬物介入の対象とはならない．
「動脈硬化性疾患予防ガイドライン2022年版」（日本動脈硬化学会／編），日本動脈硬化学会，2022より引用
「コレステロールが高めの方に適する」表示をした特定保健用食品は，原則として境界域高LDLコレステロール血症および軽症域（140〜159 mg/dL）の高LDLコレステロール血症の人を対象として行った有効性試験の結果をもとに作られている（著者による解説追記）．

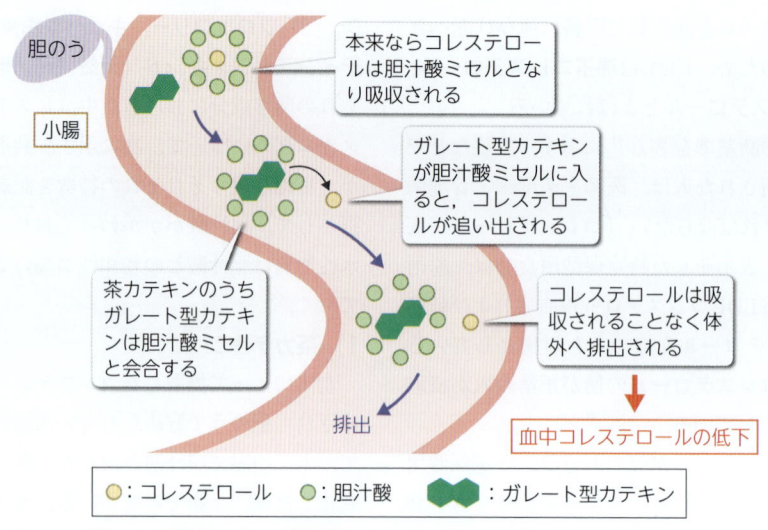

胆のう

本来ならコレステロールは胆汁酸ミセルとなり吸収される

小腸

ガレート型カテキンが胆汁酸ミセルに入ると，コレステロールが追い出される

茶カテキンのうちガレート型カテキンは胆汁酸ミセルと会合する

コレステロールは吸収されることなく体外へ排出される

排出

血中コレステロールの低下

○：コレステロール　　○：胆汁酸　　⬣：ガレート型カテキン

図12　ガレート型カテキンが血中コレステロールを抑えるしくみ

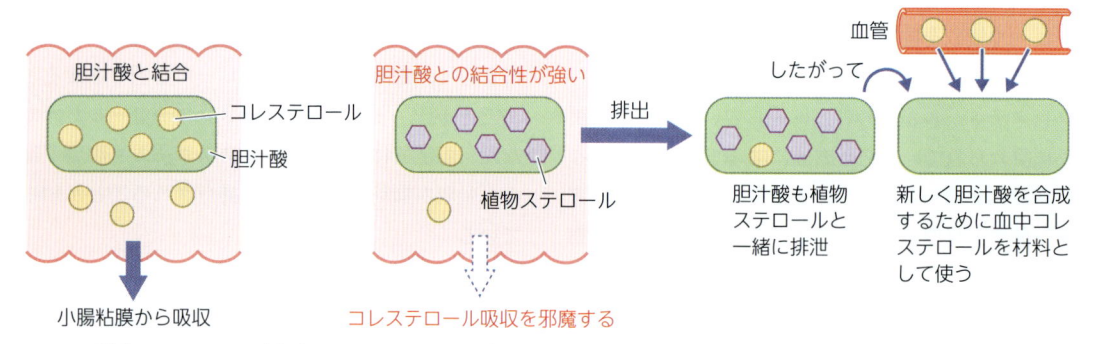

胆汁酸と結合

コレステロール

胆汁酸

小腸粘膜から吸収

胆汁酸との結合性が強い

植物ステロール

コレステロール吸収を邪魔する

排出

血管

したがって

胆汁酸も植物ステロールと一緒に排泄

新しく胆汁酸を合成するために血中コレステロールを材料として使う

図13　植物ステロールが血中コレステロールを抑えるしくみ
消化管において，コレステロールは胆汁酸と会合して胆汁酸ミセルになってから吸収されるが，植物ステロールも胆汁酸と結合する．このとき，植物ステロールの方が強力に胆汁酸と結合する．そのため，胆汁酸ミセルに入れなかったコレステロールは吸収されず，体外へ排出される．そのうえ，植物ステロールと強く結合した胆汁酸は，結合したまま排泄される．このため，摂取したコレステロールが吸収されないだけではなく，体内の胆汁酸の再吸収を防いで排泄することで，新しく肝臓で血中コレステロールを材料として胆汁酸が合成され，血中コレステロールが低下する．

2）植物ステロール

　植物ステロールは，植物や植物油中に含まれるステロール類の総称で，植物細胞膜の重要な成分である．代表的な植物ステロールには，β-シトステロール，カンペステロール，スティグマステロールなどがある．（1）で前述したように，コレステロールは水に溶けないので消化管の中では胆汁酸と会合して胆汁酸ミセルとして存在するが，植物ステロールも水に溶けないので同じしくみで胆汁酸ミセルとして存在する．このとき，植物ステロールは胆汁酸との結合性がコレステロールよりも強く，コレステロールが胆汁酸と会合するの

を邪魔する．これによって，胆汁酸と会合できなかったコレステロールは吸収されることなく排泄され，血中コレステロールが低下する（**図13**）[13]．さらに，植物ステロールは胆汁酸と結合したまま，排泄される．このため，胆汁酸の再吸収も抑制され，肝臓で胆汁酸の合成のために血中コレステロールが使われることになる．このことも，血中コレステロールを低下させるしくみの1つとなる（**図13**）．

3）キトサン

　キトサンは，**不溶性食物繊維**の一種であり，グルコサミンがβ-1,4結合でつながった多糖類である．キト

サンは水溶液中でプラスの電荷をもつことから，消化管においてマイナスの電化をもつ胆汁酸と結合する性質がある．摂取したコレステロールは，前述の通り，胆汁酸とミセルをつくり可溶化することで吸収されるが，キトサンは胆汁酸と結合し，ミセルの形成を阻害する．このため，コレステロールの吸収が抑制される（図14）．また，胆汁酸は肝臓においてコレステロールから合成されるが，胆のうに貯められた後に十二指腸へと分泌後は，小腸下部である回腸において再吸収される．再吸収された胆汁酸は肝臓に戻った後，再び十二指腸に分泌される（腸肝循環）．キトサンは，消化管の中で胆汁酸と結合したまま体外へ排泄され，再吸収を抑制する（図14）．キトサンによる胆汁酸の再吸収抑制によって，肝臓に戻る胆汁酸が低下し，胆汁酸の合成が促進される．したがって，血中のコレステロールは，肝臓に取り込まれて促進的に胆汁酸合成へと回され，低下することが考えられる（図14）[14]．

4) 低分子化アルギン酸ナトリウム

低分子化アルギン酸ナトリウムは，昆布やワカメ，ヒジキなどの海藻類に含まれる**水溶性食物繊維**で，優れた保水性をもつ．消化管内の含水量を増やし，排泄を促進する．また，低分子化アルギン酸ナトリウムは，コレステロールからつくられる胆汁酸を吸着して排泄するため，前述のキトサンと同様に胆汁酸の再吸収を抑制し，血中コレステロールの上昇を抑制する（図15）[15]．

5) サイリウム種皮由来の食物繊維

サイリウム種皮由来の食物繊維は，低分子化アルギ

ン酸ナトリウムと同様の水溶性食物繊維の働きをもつが，難溶性食物繊維の働きももつ．サイリウムは，オオバコ科の種皮に含まれる粘質多糖類でサイリウムガムの簡略名である．脂質吸着作用により，脂質全般の吸収を阻害すると同時に，胆汁酸の再吸収を抑制（図15）することが知られている．

6) 大豆たんぱく質

大豆は，必須アミノ酸をほぼすべて含む植物性たんぱく質の代表格である．大豆たんぱく質は消化される段階で，疎水性が強い（胆汁酸と親和性の高い）分解物ができる．この疎水性の分解物が，腸管内で胆汁酸やコレステロールと結合して，吸収を抑制する．胆汁酸と結合した疎水性の分解物はそのまま体外へと排泄され（再吸収の抑制），肝臓は新しく胆汁酸を合成するために血中コレステロールを材料として利用する．このため，血中コレステロールは低下する（図15）．

7) セサミン，セサモリン

セサミン，セサモリンは，ゴマ特有の微量成分であり，ゴマリグナンの一種である．セサミンはゴマリグナンのなかで最も含有量が多く，セサモリンはセサモールやセサミノールに変化する前駆体である．これらのゴマリグナンは，いずれも抗酸化活性に優れる．特にセサミンとセサモリンは，肝臓でのコレステロール合成に関与する酵素の遺伝子発現を抑制することが確認されている．セサミン，セサモリンによって，コレステロールが体内でつくられにくくなり，血中LDLコレステロールが低下することが認められている[16]．

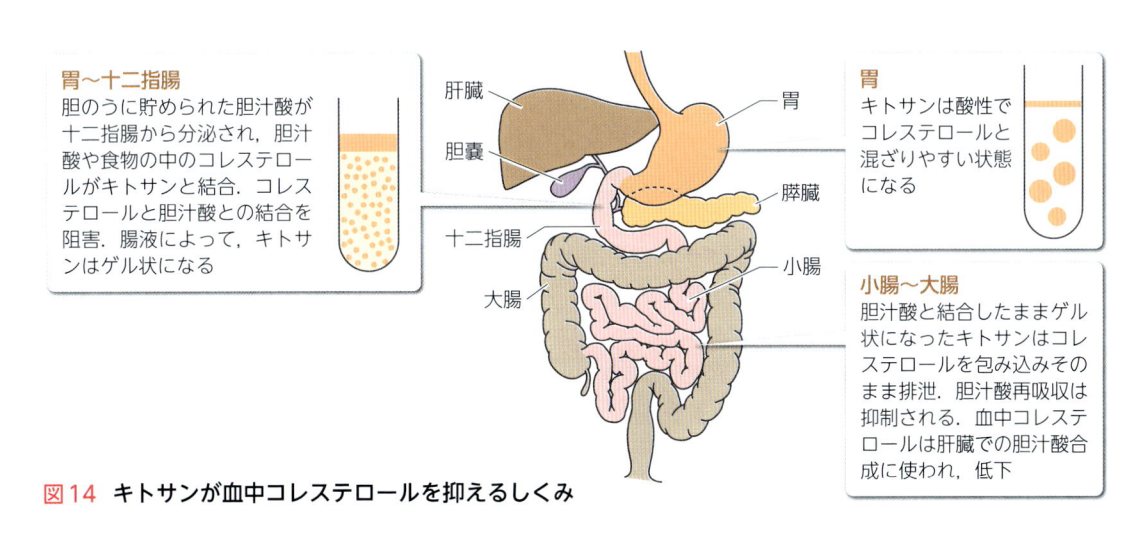

胃～十二指腸
胆のうに貯められた胆汁酸が十二指腸から分泌され，胆汁酸や食物の中のコレステロールがキトサンと結合．コレステロールと胆汁酸との結合を阻害．腸液によって，キトサンはゲル状になる

肝臓
胆嚢
十二指腸
大腸

胃
膵臓
小腸

胃
キトサンは酸性でコレステロールと混ざりやすい状態になる

小腸～大腸
胆汁酸と結合したままゲル状になったキトサンはコレステロールを包み込みそのまま排泄．胆汁酸再吸収は抑制される．血中コレステロールは肝臓での胆汁酸合成に使われ，低下

図14 キトサンが血中コレステロールを抑えるしくみ

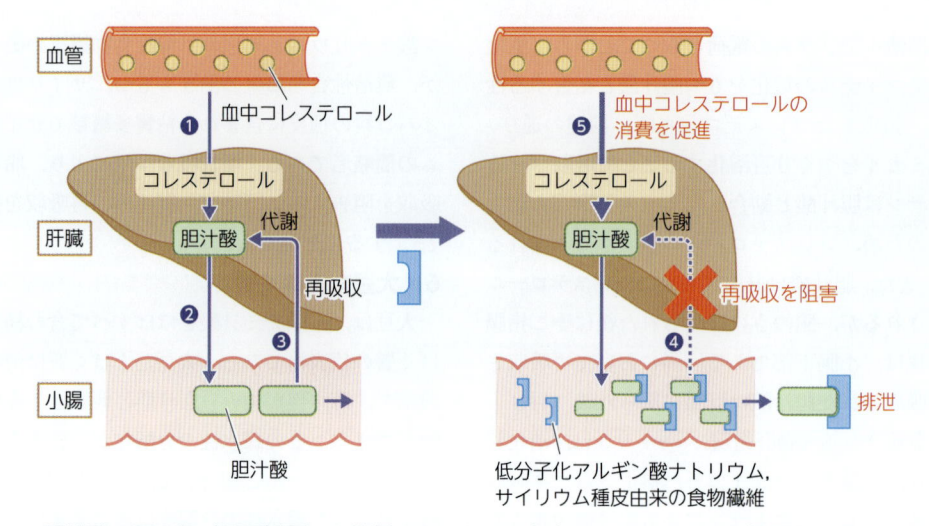

図15 胆汁酸の再吸収（腸肝循環）を抑制することで，血中コレステロールを低下させるしくみ

キトサン，低分子化アルギン酸ナトリウム，サイリウム種皮由来の食物繊維，大豆たんぱく質，に共通のメカニズム．
① 胆汁酸は，血中コレステロールを材料として，肝臓で合成される．
② 合成された胆汁酸は，胆のうに貯められて，十二指腸から分泌される．
③ 使用された胆汁酸は，小腸下部の回腸から再吸収され，肝臓に戻り（腸肝循環），再利用される．
キトサン，低分子化アルギン酸ナトリウム，サイリウム種皮由来の食物繊維，大豆たんぱく質などの関与成分を使用したとき，
④ 小腸で関与成分が胆汁酸と結合し，結合したまま排泄．胆汁酸の再吸収を抑制する．
⑤ したがって，失われた胆汁酸を補うため血中コレステロールから胆汁酸を合成する過程が活発になる．
→これによって，血中コレステロールが低下する．

表7 コレステロールが高めの方に適している特定保健用食品の関与成分とその作用機序

関与成分	作用機序
茶カテキン	胆汁酸ミセル中のコレステロールを追い出し，排出
植物ステロール	• コレステロールと胆汁酸との会合を阻害することにより，コレステロール排出 • 胆汁酸の再吸収を阻害することにより，肝臓で新しい胆汁酸合成のために血中コレステロール消費
キトサン	• コレステロールと胆汁酸の会合を阻害することにより，コレステロール排出 • 胆汁酸の再吸収を阻害することにより，肝臓で新しい胆汁酸合成のために血中コレステロール消費
低分子化アルギン酸ナトリウム	胆汁酸の再吸収を阻害することにより，肝臓で新しい胆汁酸合成のために血中コレステロール消費
サイリウム種皮由来の食物繊維	胆汁酸の再吸収を阻害することにより，肝臓で新しい胆汁酸合成のために血中コレステロール消費
大豆たんぱく質	• コレステロールと胆汁酸との会合を阻害することにより，コレステロール排出 • 胆汁酸の再吸収を阻害することにより，肝臓で新しい胆汁酸合成のために血中コレステロール消費
セサミン，セサモリン	肝臓でのコレステロール合成に関与する酵素の遺伝子発現を抑制
ブロッコリー，キャベツ由来のS-メチルシステインスルフォキシド	コレステロールを胆汁酸に変える酵素を活性化

8) ブロッコリー，キャベツ由来のS-メチルシステインスルフォキシド（SMCS：天然アミノ酸）

S-メチルシステインスルフォキシド（SMCS）は，コレステロールを胆汁酸に変える酵素を活性化する作用によって，糞便中への胆汁酸の排出を促進することが知られている．これによって，血中LDLコレステロールが低下することが確認されている[17]．

1）から8）までの特定保健用食品に認められている関与成分とその作用機序について，表7にまとめる．

E. 歯の健康維持に役立つ

歯の健康を保つための特定保健用食品のカテゴリには，「むし歯の原因になりにくい食品」「歯を丈夫で健康にする食品」「歯ぐきの健康を保つ食品」があり，こ

表8 歯の健康維持に役立つ特定保健用食品の関与成分とその作用機序

関与成分	作用機序
カルシウム，大豆イソフラボンアグリコン	骨形成を促進し，骨吸収を抑制することで，歯ぐきを健康に保つ
ユーカリ抽出物	歯垢の生成を抑えることで，歯ぐきを健康に保つ
CPP-ACP	歯の脱灰抑制・再石灰化・耐酸性の増強により，歯を丈夫で健康にする
キシリトール	・ミュータンス菌の増殖や歯垢の形成を抑制 ・脱灰部位内部のカルシウム濃度を高めることによって，歯の深部からの再石灰化が促進
フクロノリ抽出物（フノラン）	歯の表層の再石灰化を促進
リン酸-水素カルシウム	カルシウムとリン酸の供給源として働き，再石灰化を促進
リン酸オリゴ糖カルシウム	酸性になりやすい口内の環境を再石灰化が進みやすい中性に保つと同時に，カルシウム/リン酸濃度比を再石灰化に適切な濃度に上昇．再石灰化を促進
マルチトール	う蝕性がなく，むし歯の原因になりにくい

れらの食品を間食や食後に活用することで，歯の健康維持に役立つことが期待される．歯の健康に直接関係するむし歯を予防するだけでなく，酸によって歯のエナメル質の内側からミネラルが溶け出す脱灰（後述）を防ぎ，溶けてしまったエナメル質内のミネラル成分を再び元に戻す**再石灰化**を促すことも重要である．また，歯が抜けてしまわないように支える歯ぐきの健康を維持することも歯の健康維持には欠かせない．このため，これらの3つの点から歯の健康維持に役立つ食品が特定保健用食品として認められている．

1）歯の健康維持に役立つ成分とそのメカニズム

歯の健康維持に欠かせない3つの働きをそれぞれ有する成分を**表8**に示す．

①カルシウム，大豆イソフラボンアグリコン

歯の健康は，まず，むし歯にならないことと思われるであろうが，加齢による身体の働きの変化も大きく影響する．女性は閉経前後を境に骨形成を進める働きをもつエストロゲンの分泌量が低下して骨密度が低下し，急激に骨が脆くなる傾向にある．また，男女ともに高齢になるとカルシウムを調整する副甲状腺ホルモンやカルシトニンなどのバランスが変化して，骨吸収（後述）が進みやすくなる．これらの変化は，骨だけではなく，歯肉の中にある歯槽骨の密度低下にも影響を及ぼし，歯を支える力が弱まり，歯が抜けるリスクが高まる（**図16**）．そこで，骨形成（後述）に必要なカルシウムを補充し，骨吸収を抑える働きのある大豆イソフラボンアグリコンを同時に摂取することで，骨密度の低下が気になる人や，更年期以降の女性の歯ぐきの健康維持への効果が期待される[18]．

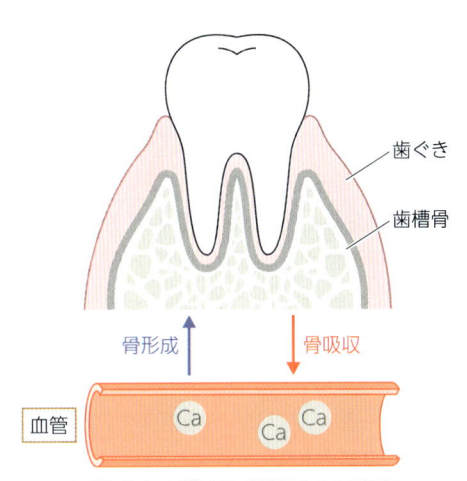

図16 歯ぐきの健康と歯槽骨の骨密度

②ユーカリ抽出物

ユーカリは，オーストラリアに生息する常緑高樹でコアラの主食としても知られている．このユーカリ抽出物は歯垢の生成を抑えることで，歯ぐきを健康に保つ働きが認められた（**図17**）[19]．

③CPP-ACP（カゼインホスホペプチド－非結晶リン酸カルシウム複合体）

CPP-ACPは，乳たんぱく質カゼインのトリプシン分解物（CPP）と非晶質のリン酸カルシウム（ACP）からなるナノサイズの複合体である．CPP-ACPは，ホスホセリン残基を含むペプチドモチーフを介したリン酸カルシウムの結晶の形成阻害と歯面への高い親和性を示す．う蝕に対する牛乳および乳製品の効果は，50年以上研究されてきた．トリプシンでカゼインを分解したペプチドが抗う蝕性を示すことが見出された[20]〜[22]．

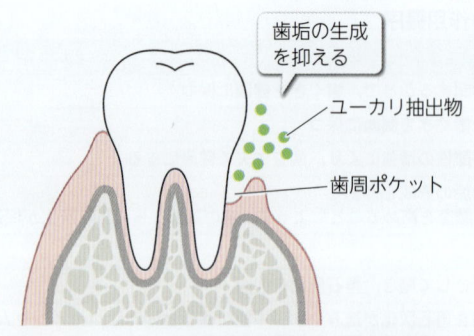

図17　ユーカリ抽出物は歯垢の生成を抑制

（吹き出し内）歯垢の生成を抑える

ユーカリ抽出物

歯周ポケット

CPP-ACPの作用機序は，①歯の脱灰[※1]抑制，②再石灰化，③耐酸性の増強である[23)〜25)]．CPP-ACPは，カルシウムとリン酸イオンを歯の表面にとどまらせて脱灰を抑制するとともに，溶けてしまったエナメル質内のミネラル成分を再び元に戻す再石灰化を増強する[26)]．さらに再石灰化した部位をむし歯の原因となる酸への耐性をもつようにさせることにより，むし歯になりにくい歯質として改善する．ガムやペーストとして販売されているが，牛乳にアレルギーのある人は注意が必要である．

④キシリトール，フクロノリ抽出物（フノラン），リン酸-水素カルシウム

キシリトールは，キシロースを還元した五炭糖の単糖類アルコールであり，カルシウムイオンを運搬する働きをもつ．キシリトールをガムなどの形で噛むことで口内にとどまらせ，脱灰した部位内部のカルシウム濃度を高めることによって，歯の深部からの再石灰化が促進されると考えられている．

これに対してフクロノリ抽出物（フノラン）は，歯の表層の再石灰化を促進する．リン酸-水素カルシウムは，カルシウムとリン酸の供給源として働き，再石灰化を促す．キシリトール，フクロノリ抽出物（フノラン），リン酸-水素カルシウムの3つの関与成分は，相補的に働いて，脱灰層全体の再石灰化を促進する[27)28)]．

⑤リン酸化オリゴ糖カルシウム

リン酸化オリゴ糖カルシウムは，唾液の中の水素イオン濃度の変化を小さくしてpHを一定に保とうとする緩衝作用が強い．飲食によって酸性になりやすい口内の環境を，再石灰化が進みやすい中性に保とうとする．それと同時に，再石灰化を促進するために有効な水溶性のカルシウムイオンを唾液中に放出して，唾液のカルシウム／リン酸濃度比を再石灰化に適切な濃度（通常0.5以下のところ，1.67程度）に上昇させる．その結果，脱灰した部位でミネラルが補われてハイドロキシアパタイト結晶としてエナメル質に取り込まれ，う蝕予防効果をもつ[29)]．ガムなどで提供されている．

⑥マルチトール

マルチトールは，マルトースを還元した二糖類アルコールであり，砂糖に似た甘さであるが，カロリーは砂糖の2分の1で，う蝕性がないためむし歯になりにくい．

F. 血中中性脂肪や体脂肪が気になる方に適している

血中中性脂肪や体脂肪が高いと，動脈硬化性疾患や脂質異常症，また肥満による生活習慣病のリスクが高まる．このカテゴリに分類される特定保健用食品には，「血中中性脂肪が上昇しにくい」食品と「体脂肪が気になる方に適する」食品がある．「血中中性脂肪が上昇しにくい」と表示された食品は，原則として，血中中性脂肪が正常高値域（120〜149 mg/dL）にある人や，やや高め（150〜199 mg/dL）の人を対象に有効性が確認されたものである．肝臓での中性脂肪の合成を抑制したり，小腸からの中性脂肪の再吸収を抑制したりすることによって血中中性脂肪の上昇を抑える．「体脂肪が気になる方に適する」表示をした食品は，肥満度（Body Mass Index：BMI，5章-2. 肥満を参照）が正常高値（BMI 23 kg/m² 以上 25 kg/m² 未満），または，肥満1度（BMI 25 kg/m² 以上 30 kg/m² 未満）の人を対象に効果が確認されたものである[30)]．

1）血中中性脂肪が上昇しにくい食品の関与成分とそのメカニズム

食事から摂取した脂肪は，小腸で消化吸収されて中性脂肪になる．また肝臓で合成された脂肪酸とグリセロールからも中性脂肪がつくられて血液中に流され，全身の組織や細胞で消費される．しかし，食事や肝臓から供給される中性脂肪が各細胞での消費を上回ると，

※1　**脱灰**：虫歯の原因となるミュータンス菌が排出する酸によって歯のエナメル質からカルシウムやリンなどのミネラルが溶け出すことをいう．

血中中性脂肪の値が高くなる．このカテゴリの特定保健用食品は，さまざまなメカニズムで血中の中性脂肪の値を抑える働きをもつ関与成分が含まれている（表9）．

①EPA（エイコサペンタエン酸），DHA（ドコサヘキサエン酸）

これらは，青魚の脂に多く含まれることが知られている栄養素で，必須脂肪酸であるが，体内で合成できないため，食事などで外から摂取する必要がある．EPA，DHAは肝臓で中性脂肪合成酵素に作用することで中性脂肪産生を抑制する．またリポたんぱく質リパーゼの発現を上昇させ，β酸化を高めることで，脂肪酸の分解を促進する．血管内での中性脂肪分解を進めることから，相乗的に血中中性脂肪の低下に効果を示す（図18）[31]．

②モノグルコシルヘスペリジン

ヘスペリジンは，レモンやみかんの皮に含まれるポリフェノールの一種で，さまざまな効果が期待されていたが，不溶性で腸管から吸収されにくい欠点があった．これにグルコースを結合させ水に溶けやすいよう開発されたのがモノグルコシルヘスペリジンである．モノグルコシルヘスペリジンは摂取後，体内で吸収されると，肝臓で脂肪酸の合成を抑制して血中の中性脂肪量を低下させる．また，脂肪酸を分解してエネルギーとして燃焼される働きを促進する（図19）[32]．

③グロビン蛋白分解物

グロビン蛋白分解物はオリゴペプチドの混合物で，動物性たんぱく質を酵素分解して得ることができる．バリン-バリン-チロシン-プロリン（VVYP）のテトラペプチドを含んだペプチド混合物である．膵リパーゼ活性を阻害して消化管からの脂肪の吸収を抑えると同時に，脂肪の代謝を高め，血中中性脂肪の上昇を抑える働きがあることがわかっている[33]．

④難消化性デキストリン

摂取された難消化性デキストリンは，糖や脂質とともに小腸まで到達して，糖や脂質の吸収を阻害する（本章-2-B参照）．

⑤ウーロン茶重合ポリフェノール

ポリフェノールの一種であるが，ウーロン茶重合ポリフェノールは，小腸で脂質を分解するリパーゼの働きを抑制[34]して，脂肪が体内に吸収されるのを抑制する効果が期待されている．食事とともにウーロン茶などの清涼飲料水として摂取する．

表9 血中中性脂肪が上昇しにくい食品の関与成分とその作用機序

関与成分	作用機序
EPA（エイコサペンタエン酸） DHA（ドコサヘキサエン酸）	肝臓における中性脂肪の産生抑制と脂肪酸の分解促進，血管における中性脂肪の分解促進
モノグルコシルヘスペリジン	肝臓での脂肪酸の合成抑制
グロビン蛋白分解物	消化管におけるリパーゼ活性阻害，中性脂肪の代謝促進
難消化性デキストリン	小腸において食事から摂取した脂肪の吸収を抑制
ウーロン茶重合ポリフェノール	消化管におけるリパーゼ活性阻害

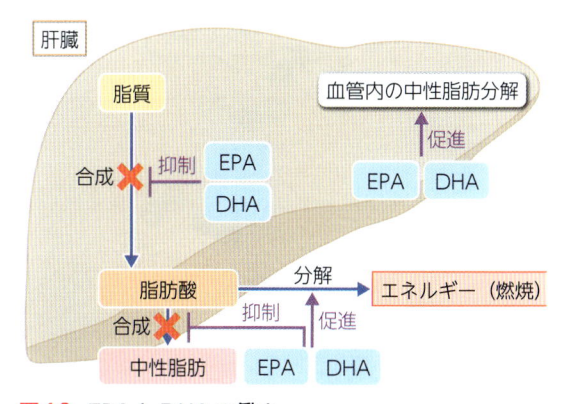

図18 EPAとDHAの働き

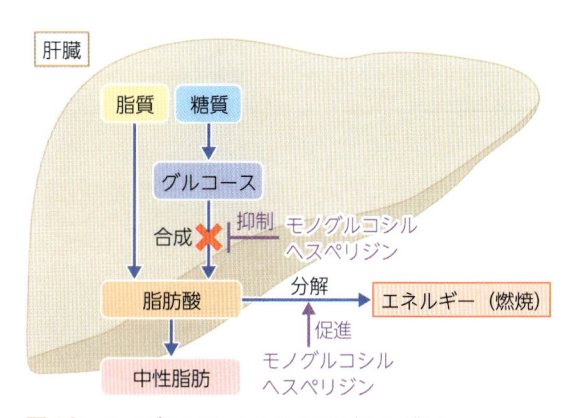

図19 モノグルコシルヘスペリジンの働き

2) 体脂肪が気になる方に適している食品の関与成分とそのメカニズム（表10）

①中鎖脂肪酸

中鎖脂肪酸は，日常的に摂取される乳製品などに含まれる食品成分である（牛乳などの乳製品中に4〜4.7%含まれている）．長鎖脂肪酸（疎水性）である一般的な食用油と比較して，水溶性栄養素である中鎖脂肪酸は消化管内での分解・吸収が速く，脂肪酸のまま肝臓に運ばれる．このためエネルギーとして利用され

やすく，食後の熱産生を増大させることから，脂肪の貯蔵が抑えられる[35)36)]．

②茶カテキン

食事とともに摂取した茶カテキンのうち，ガレート型カテキンは，小腸で膵リパーゼの活性を阻害して脂肪の吸収を阻害し，便中に脂肪を排出して体脂肪を減らす効果が期待される（図20，本章-2-D参照）．

③コーヒー豆マンノオリゴ糖

コーヒー豆マンノオリゴ糖は，完全に抽出しきっていないコーヒーかすから得られる天然のオリゴ糖である．アミラーゼや胃液で分解されずに大腸まで到達する難消化性オリゴ糖であり，小腸での脂肪の吸収を阻害して排出を促すことが知られている[37)38)]．

④ケルセチン配糖体

ケルセチン配糖体は，中国北部原産のマメ科植物エンジュ（図21）から抽出したルチンをイソクエルシトルリンに加水分解してグルコースを付加したものである．ケルセチン配糖体は，脂肪分解酵素を活性化させる作用があり，脂肪の分解を促進することや，脂肪燃焼を高めて脂肪代謝を促進することが知られている[39)]．飲料などで提供されている．

⑤アラニン，アルギニン，フェニルアラニン

清涼飲料水として，身体活動を併用した際に脂肪分解能が高い重要比（1：1：2）で混合された形で提供されている．運動などの身体活動時に摂取した際に，

表10 体脂肪が気になる方に適している食品の関与成分とその作用機序

関与成分	作用機序
中鎖脂肪酸	水溶性栄養素のため肝臓で代謝されやすく，脂肪として貯蔵されにくい
茶カテキン	消化管において膵リパーゼ活性を阻害，脂肪の吸収を抑制し糞便中に脂肪を排出
コーヒー豆マンノオリゴ糖	小腸において脂肪の吸収を抑制，糞便中への排出を促進
ケルセチン配糖体	脂肪分解酵素を活性化させると同時に，脂肪燃焼を高めて脂肪代謝を促進
アラニン，アルギニン，フェニルアラニン	身体活動との併用で脂肪の分解と消費を高める
葛の花エキス（テクトリゲニン類として）	肝臓での脂肪合成を抑制し，脂肪組織での脂肪分解を促進
コーヒーポリフェノール（クロロゲン酸類）	エネルギーとして脂肪を消費しやすくなる

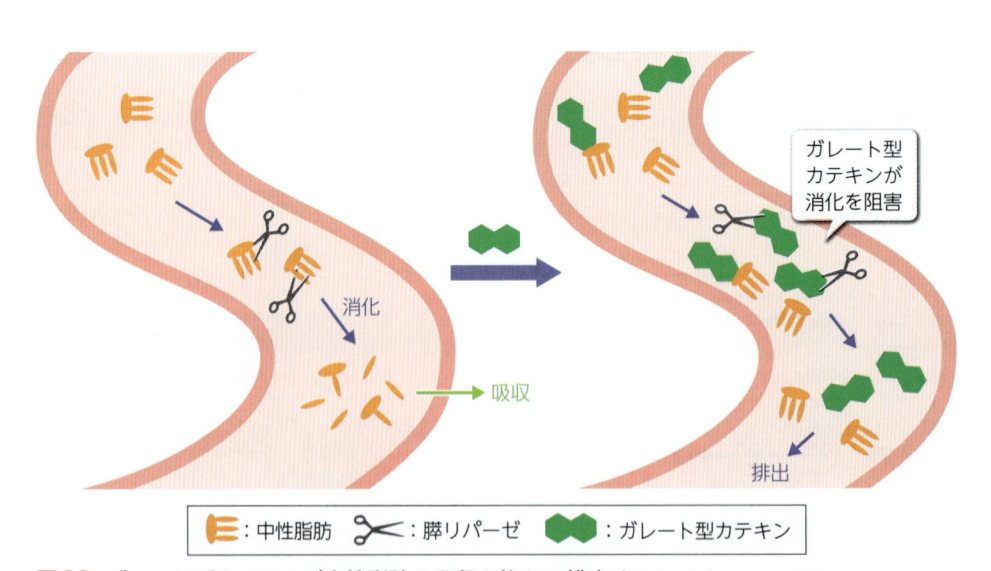

消化

吸収

ガレート型カテキンが消化を阻害

排出

▐ ：中性脂肪　　✂：膵リパーゼ　　⬡：ガレート型カテキン

図20 ガレート型カテキンが中性脂肪の吸収を抑えて排出するしくみ

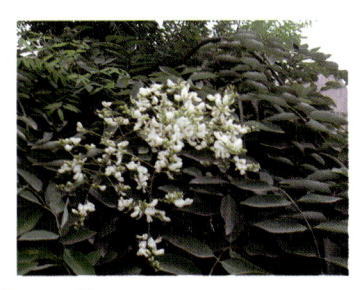

図21　エンジュ
© Fanghong, クリエイティブ・コモンズ・ライセンス：
CC BY-SA 3.0 (https://commons.wikimedia.org/
wiki/File:PagodaTreeFlowers3.jpg)

**表11　カルシウム等の吸収を高める関与成分と
　　　その作用機序**

関与成分	作用機序
カゼインホスホペプチド（CPP）	腸内でカルシウムが不溶性の塩を形成するのを防ぐ
乳果オリゴ糖	腸内のビフィズス菌を増やしておなかの調子を整えるとともに腸内のpHが上昇するのを抑え，カルシウムの吸収をよくする
クエン酸リンゴ酸カルシウム（CCM）	腸内pHの影響や消化酵素の影響，食事の有無の影響を受けず，摂取するだけでカルシウムが吸収されやすい
ポリグルタミン酸	カルシウムの体内への吸収を促進する

血中グルカゴン値が上昇して，血中グリセロールならびにケトン体の濃度が上昇することにより，脂肪の分解と消費が上昇する効果が期待されている[40)41)]．

⑥葛の花エキス

葛の花エキスは，マメ科クズ属に属する葛の花部の熱水抽出物である．フラボノイド類の中のテクトリゲニン類は，肝臓での脂肪合成を抑制し，脂肪組織での中性脂肪の分解と熱産生を促進する作用をもつ[42)]．

⑦コーヒーポリフェノール

コーヒー中に含まれる代表的なポリフェノールとして知られるクロロゲン酸類は，桂皮酸誘導体とキナ酸のエステル化合物として定義されている．クロロゲン酸類は，継続的に摂取することでエネルギー消費量が増える結果，脂質の燃焼量が増加する効果が確認されている[43)]．

G. カルシウム等の吸収を高める

カルシウムは，生体内で最も多く存在するミネラルで，体重の1～2％含まれている．骨や歯をつくる主要な構成成分であるだけではなく，細胞分裂，細胞の分化，筋肉の収縮，神経興奮の抑制，血液凝固作用の促進などに関与している．このため，カルシウムが不足すると，骨や歯が弱くなり，幼児における骨の発育障害や成長障害が起きる．長期間，不足状態が続くと，骨密度が低下して丈夫な骨が形成できなくなり，高齢期や，特に閉経後の女性においては，骨粗鬆症が起こりやすくなる．また，神経や筋肉の興奮が高まり，テタニー（筋肉の痙攣）やてんかん（全身の痙攣）が起こりやすくなる．

カルシウムは，魚介類，藻類，乳類，豆類，種実類，野菜類に多く含まれるが，炭水化物やたんぱく質などの他の栄養素と比べて**消化吸収効率が低く，体内でつくることができない**ため，毎日食事から摂取する必要がある．摂取されたカルシウムは胃で水溶性となり，小腸で体内へ吸収される．しかし，小腸上部で吸収されるのはカルシウムの一部で，大部分は下部に移動する．下部では腸管内のpHが高くなり**弱アルカリ性**となるため，カルシウムはリン酸と結合することで不溶化して吸収されにくくなり，排泄されてしまう．食品から摂取する場合，吸収率が高いとされている牛乳で40％，小魚で30％程度しか吸収できないことが知られる．このため，カルシウム等の吸収を高める特定保健用食品の効果が期待されている．

1）特定保健用食品におけるカルシウム等の吸収を高める関与成分とメカニズム

カルシウムを含む食品とともに摂取することで，カルシウムの吸収率が高まることが確認されている特定保健用食品に含まれる関与成分とその働きを**表11**に示す．

①カゼインホスホペプチド（CPP）

カルシウムが吸収されるためには，腸内で不溶性の化合物をつくらず溶けた状態でいることが大切である．CPPにはリン酸化されたセリン残基が含まれており，そのリン酸基がマイナスの電荷を帯びているため，陽イオンであるカルシウムと安定的に結びつく．このキレート作用によって，カルシウムが腸内で不溶性塩であるリン酸カルシウム化合物を形成するのを防ぐ．したがって，CPPは消化管からのカルシウムの吸収を高

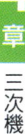

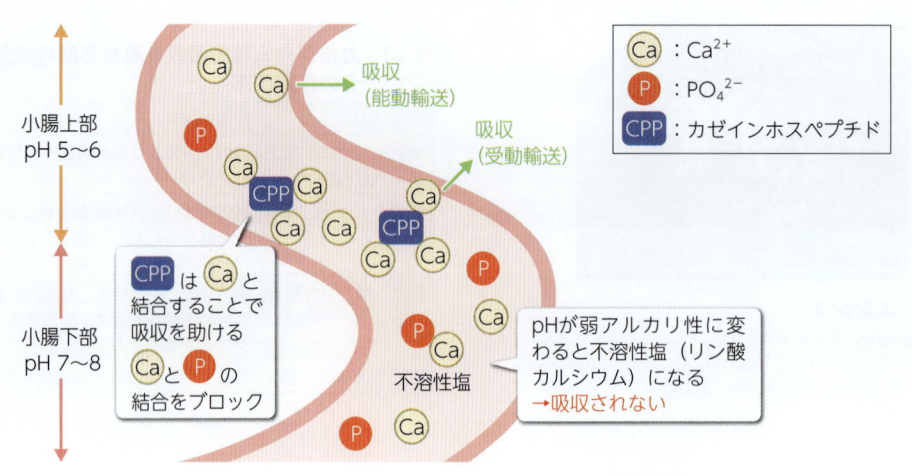

図22 カゼインホスホペプチド（CPP）によるカルシウム吸収促進のしくみ

める（図22）[44]．

②乳果オリゴ糖

乳果オリゴ糖は，腸内のビフィズス菌に選択的に利用されてビフィズス菌を効率的に増やすことができる，おなかの調子を整える特定保健用食品としても知られる．乳果オリゴ糖を取り込んだビフィズス菌は短鎖脂肪酸を出すため，腸内が弱酸性になる．これにより，食品から摂取したカルシウムがリン酸と結合して不溶化することを防ぎ，腸から血管内にカルシウムが吸収される割合を高める[45]．

③クエン酸リンゴ酸カルシウム

前述の通り，摂取したカルシウムの吸収は，腸内のpHの影響を受けやすい．腸内のpHが上昇するとカルシウムはリン酸と結合して吸収されなくなるため，カルシウムの吸収にはpHの上昇を抑制することが重要である．クエン酸リンゴ酸カルシウムは，カルシウムにクエン酸とリンゴ酸を一定の比率で結合させたものである．カルシウム単体ではpHの影響を大きく受けやすいが，クエン酸リンゴ酸カルシウムの形でなら，食事の有無に影響せず，消化酵素の影響も受けず，pHの影響も受けずカルシウムが吸収されやすい[46]．炎症性腸疾患や吸収障害のある人にも有用とされている．

④ポリグルタミン酸

ポリグルタミン酸は，納豆のネバネバの主成分であるアミノ酸の一種で，納豆が発酵する過程でつくられる．グルタミン酸は酸性アミノ酸であり分子内にカルボキシ基を2つもっているため，水溶液中ではマイナスに荷電している．ポリグルタミン酸はこのようなカルボキシ基を多数もっているため，多数のマイナスイオンをもっている．カルシウムは二価の陽イオンであり，ポリグルタミン酸の多数のマイナスイオンにより安定化して溶解度が高まることが知られている．また，ポリグルタミン酸は，カルシウムをキレートすることで，カルシウムが不溶性の化合物を形成するのを防ぐ．ポリグルタミン酸は，小腸下部でカルシウムがリン酸と結合することを防いで，カルシウムを体内に吸収されやすくする働きが確認されている（図23）[47]．

H. 骨の健康が気になる方に適している

骨の主成分は**カルシウム**である．体内にあるカルシウムの約99％が骨に貯えられていて，必要に応じて血液中などに取り出され，体内のカルシウムバランスを保っている．骨は，古くなった骨を壊して（破骨という），新しい骨を造る（造骨という）ことを日々くり返している．骨のなかには，**破骨細胞**と**骨芽細胞**とがあり，破骨細胞が古くなった骨を溶かし（**骨吸収**という），一方で，骨芽細胞がカルシウムなどを付着させて骨をつくり（**骨形成**という），修復していく（図24）．

骨の健康を維持するためにはこのバランスが保たれていることが重要である．しかし，加齢やホルモンの乱れによってこのバランスが崩れ，骨吸収が骨形成を上回るようになると骨量（**骨密度**）が減り，骨がスカスカになって折れやすくなってしまう**骨粗鬆症**を招く（図25）．

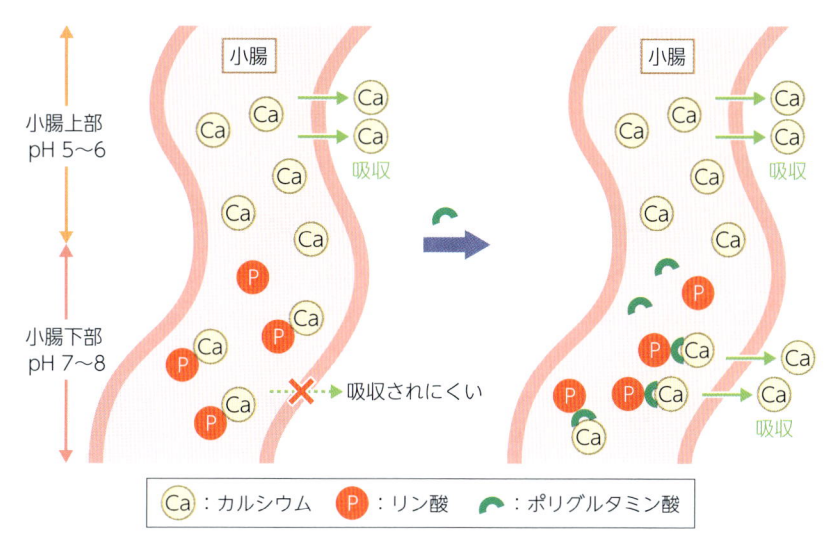

図23 ポリグルタミン酸によりカルシウムの吸収を高めるメカニズム

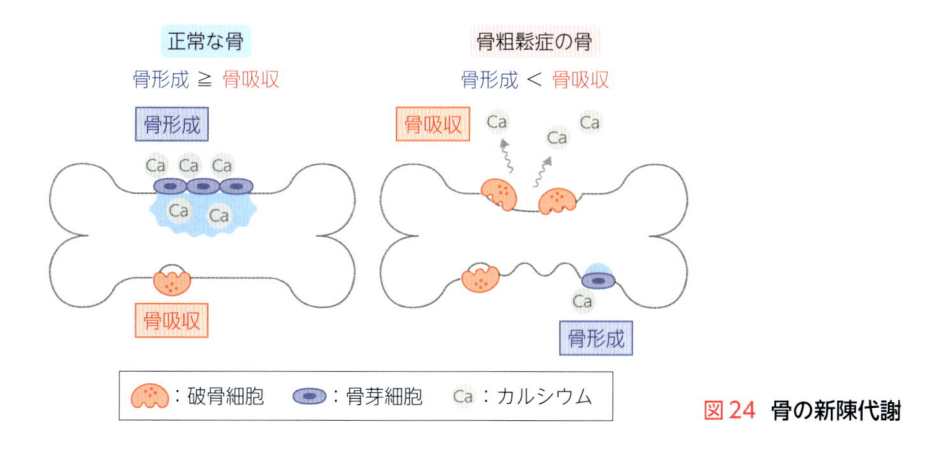

図24 骨の新陳代謝

したがって，骨の健康を維持するためにはカルシウムの摂取が重要で，「日本人の食事摂取基準（2025年版）」では，成人1人1日当たりの推奨量を，男性で750〜800 mg，女性で600〜650 mgと設定している．しかし，カルシウムは摂取が難しいミネラルで，令和4年「国民健康・栄養調査」結果においても，どの世代の男女とも推奨量に達していない．

このカテゴリの特定保健用食品には，骨のカルシウムの維持等に役立つ関与成分を含むタイプと，カルシウムを補給して骨粗鬆症になるリスクの1つを低減するタイプ（疾病リスク低減表示）がある．日ごろの運動を心がけることと，適切な量のカルシウムを含む食

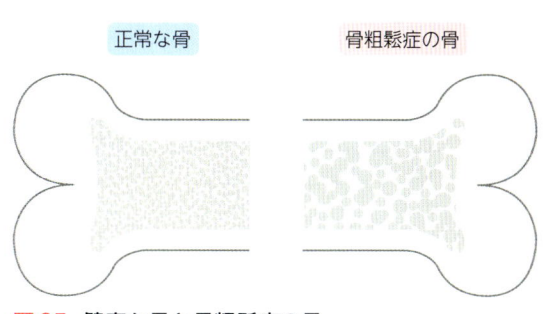

図25 健康な骨と骨粗鬆症の骨

事を摂ることに加えて，カルシウムの補給に役立つ特定保健用食品を利用することで，骨の健康を維持できる可能性が高まる．

1) 骨の健康維持に役立つ成分とその働き

骨の健康を維持するためには，骨吸収を抑えて，骨形成を高めることが必要である．この働きが確認されている特定保健用食品に大豆イソフラボン，ビタミンK_2，乳塩基性たんぱく質（MBP®）がある（表12）．

①大豆イソフラボン

破骨細胞は，骨の新陳代謝や体に必要なカルシウムを血液中に送る重要な働きをしているが，女性では，エストロゲンという女性ホルモンにより調整されている．しかし，加齢や閉経などによってホルモンのバランスが乱れると，骨吸収の働きが促進されて，必要以上に骨を壊し，骨粗鬆症のリスクが高まる（図26）．大豆に含まれるイソフラボンは，エストロゲンと化学構造がよく似ていて，フィト（植物性）エストロゲンとよばれ，エストロゲンの1,000分の1～10,000分の1と緩やかな女性ホルモン様の働きが認められている．このイソフラボンの働きが，破骨細胞の暴走を抑えて，骨からのカルシウムの溶出を抑えることが確認されている[48]．

②ビタミンK_2

ビタミンK_2は，腸内細菌によってつくられる脂溶性ビタミンの1つである．骨に含まれるたんぱく質「オステオカルシン」を活性化して，骨形成を促して丈夫な骨をつくる働きをもつ[49]．加齢や抗生物質の長期間の服用や投与により腸内環境が変化すると，ビタミンKの活性化に必要な酵素が働きにくくなる．ビタミンK_2が不足すると，血液が固まりにくくなる，骨折しやすくなるなどのリスクが高まる．特に高齢者は，ビタミンK_2不足になりやすいため，カルシウムとともにビタミンK_2を摂取することで骨の健康に役立つことが考えられる．

③乳塩基性たんぱく質（MBP®）

牛乳には，カルシウムだけではなく，骨の新陳代謝を高める成分も含まれていることがわかり，MBP®として抽出された[50]．カルシウムとともに摂取されたMBP®は，破骨細胞に作用して骨吸収を抑制するとともに，骨芽細胞にも働きかけて，骨にカルシウムを取

表12　骨の健康維持に役立つ関与成分とその作用機序

関与成分	作用機序
大豆イソフラボン	骨からのカルシウムの溶出（骨吸収）を抑制
ビタミンK_2	カルシウムが骨をつくること（骨形成）を促進
乳塩基性たんぱく質（MBP®）	骨の新陳代謝を促し，骨吸収を抑制，骨形成を促進．骨密度を高める

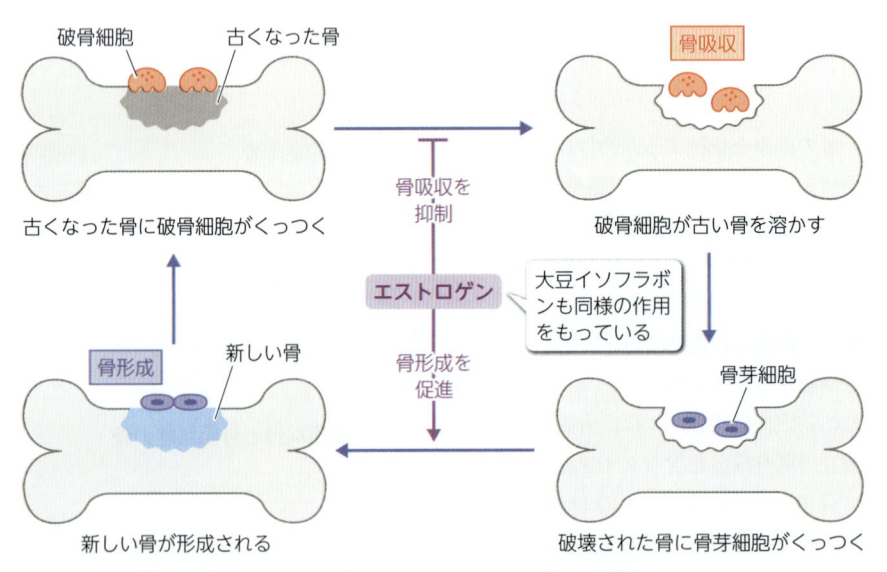

図26　骨代謝におけるエストロゲンおよびイソフラボンの影響

り込む骨形成を促進させる．この結果，骨密度を高めて，骨の健康を維持できる可能性が高まる．MBP®は，牛乳200 mL中に10 mgしか含まれていないため，特定保健用食品による効率的な摂取が期待される．

活性酸素種は老化とともにがんや心疾患，脳血管疾患など日本人の死因の上位を占める病気にかかわる．活性酸素種は生物による生命活動の営みにより生じ，常に身体は活性酸素種に曝されている．抗酸化防御機構は活性酸素種の消去に機能し，食品由来の抗酸化物質も抗酸化防御機構の一員として働く．

A. 活性酸素種と酸化ストレス

1）ミトコンドリアの電子伝達系における活性酸素種の産生

ミトコンドリアでの電子伝達系は2つの過程に大きく分けることができる．1つ目の過程は，電子供与体から電子受容体[※2]へ電子を次々に受け渡すことで生じるエネルギーを用いてプロトンポンプを駆動し，ミトコンドリア膜間腔とマトリクスの間のプロトン濃度勾配を形成する反応である．この過程では，酸素が最終的な電子受容体として電子を受け取り，水の合成が起きる．2つ目は，ミトコンドリア膜間腔側からマトリクス側へのプロトンの流入によってATPを合成する反応である．

本項目では**活性酸素種**（reactive oxygen species：**ROS**）の1つである**スーパーオキシドアニオン**（$O_2^{\cdot-}$，スーパーオキシドともいう）産生にかかわる1つ目の過程において，電子供給体から電子受容体への電子の受け渡しに注目する．

図27はエネルギー代謝において重要な役割を担う電子受容体と電子供与体およびミトコンドリア電子伝達系のモデルを示す（p.116，Columnも参照）．ミトコンドリアの電子伝達系では，標準還元電位（表

13）[※3]の値が低い方から高い方へ物質中の電子が受け渡しされることで，効率よくエネルギー代謝を行っている（図28）．例えば，細胞内でグルコースは解糖系，クエン酸回路，電子伝達系を経ることで完全燃焼される．解糖系やクエン酸回路で，電子受容体であるNAD^+やFADは電子を受け取り，電子供与体であるNADHや$FADH_2$になる．NADHの電子は，呼吸鎖複合体Ｉで酸化型CoQ（ユビキノン）に渡されて，還元型CoQ（ユビキノール）になる．次に，還元型CoQの電子は呼吸鎖複合体Ⅲで酸化型シトクロムc（ヘムたんぱく質，ヘム内に鉄イオンをもつ）に渡されて，還元型シトクロムcになる．最後に，還元型シトクロムcの電子は呼吸鎖複合体Ⅳで酸素に渡されて，水の合成が行われる．電子の受け渡しのエネルギー差を用いることで呼吸鎖複合体Ｉ，Ⅲ，Ⅳではプロトンポンプが駆動し，プロトンがマトリクス側からミトコンドリア膜間腔へ汲み出される．$FADH_2$の電子は，呼吸鎖複合体Ⅱで酸化型CoQに渡されて，還元型CoQになり，以下，同様の経路をたどる．このように，ミトコンドリア内では電子の受け渡しが連続的に行われることで，ミトコンドリア膜間腔とマトリクスの間のプロトン濃度勾配の形成と水の合成反応が生じており，**この電子の受け渡しに支障が生じることが，活性酸素種の産生に大きく関係している**．支障が生じる要因としては，各種の呼吸鎖複合体を形成するたんぱく質の遺伝子発現の変化や，阻害物質の存在があげられる．また，CoQやシトクロムcはミトコンドリア内膜上の呼吸鎖複合体の間を行き来しており，移動に時間を要するため，過剰な栄養摂取が電子の受け渡しに影響を及ぼす可能性が指摘されている．

CoQの酸化還元反応には，2つの電子が必要になる（図29）が，その際1つだけの電子を受け取ったり，または失ったりすると，**ユビセミキノンを生じることがある**（図29）．このユビセミキノンはラジカルであり，非常に反応性が高い状態であるため，何か別の物質に電子を渡すか，新たに電子得ることで安定した形になる．表13にあるように，標準還元電位が一番高く，電

※2　酸化還元反応において，反応物は酸化剤と還元剤としてあらわされるが，電子の受け渡しに注目すると，酸化剤は電子受容体（電子を受け取ることができる状態，エレクトロンアクセプター）と還元剤は電子供与体（電子を渡すことができる状態，エレクトロンドナー）とも表現できる．

※3　物質の標準還元電位E_0（V）は，すべて電子を受け取る反応（還元反応）の半反応式であらわされ，その値が正の場合は電子を受け取りやすい反応が起こりやすい一方で，その値が負の場合は電子を渡す反応が起こりやすいことを示している．

	解糖系，クエン酸回路，β酸化	電子伝達系 呼吸鎖複合体ⅠとⅡ	電子伝達系 呼吸鎖複合体Ⅲ	電子伝達系 呼吸鎖複合体Ⅳ
電子受容体 （酸化剤，酸化状態）	NAD^+ FAD	酸化型CoQ （ユビキノン）	酸化型シトクロムc （Fe^{3+}）	酸素分子
電子の授受	↓ $2e^-$ ↑	↓ $2e^-$ ↑	↓ e^- ↑	↓ $4e^-$ ↑
電子供与体 （還元剤，還元状態）	NADH $FADH_2$	還元型CoQ （ユビキノール）	還元型シトクロムc （Fe^{2+}）	水（2分子）

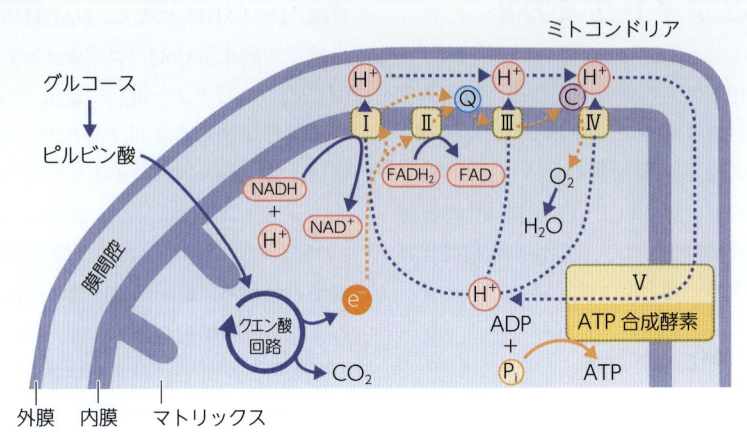

図27 エネルギー代謝に関与する電子受容体と電子供与体，およびミトコンドリアの電子伝達系

「栄養科学イラストレイテッド 生化学 第3版」（薗田 勝／編），羊土社，2017をもとに作成

表13 エネルギー代謝に関与する物質の標準還元電位

半反応式	標準還元電位（V）
$1/2\,O_2 + 2H^+ + 2e^- \rightarrow H_2O$	0.816
酸化型シトクロムc（Fe^{3+}）$+ e^- \rightarrow$ 還元型シトクロムc（Fe^{2+}）	0.254
酸化型CoQ（ユビキノン）$+ 2H^+ + 2e^- \rightarrow$ 還元型CoQ（ユビキノール）	0.045
$FAD + 2H^+ + 2e^- \rightarrow FADH_2$	-0.219
$NAD^+ + H^+ + 2e^- \rightarrow NADH$	-0.320

Column

酸化還元反応について復習してみよう

「銅が酸化して酸化銅になる」という文章を考えてみよう．例えば，10円玉や銅像がサビて緑青（酸化銅）を生じるように，銅（Cu）と酸素（O_2）が反応することで，酸化銅が生じたことを想像しただろう．**図A**は，この化学反応式をあらわしている．さて，ここでそれぞれの反応物の変化について着目すると，1の銅原子（Cu）は2つ電子を渡して，銅イオン（Cu^{2+}）になった一方で，酸素分子を構成しているそれぞれの酸素原子（O）は，2つ電子を受け取って，酸化物イオン（O^{2-}）になっている．酸化還元反応では，酸化反応と還元反応が同時に起こること，その際電子の授受を理解することが重要である．復習しよう．

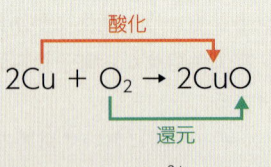

$$2Cu + O_2 \rightarrow 2CuO$$

酸化 / 還元

$$2Cu \rightarrow 2Cu^{2+} + 4e^-$$
$$O_2 + 4e^- \rightarrow 2O^{2-}$$

Point
電子を渡すと酸化され，電子を受け取ると還元される

図A 銅と酸素の化学反応式

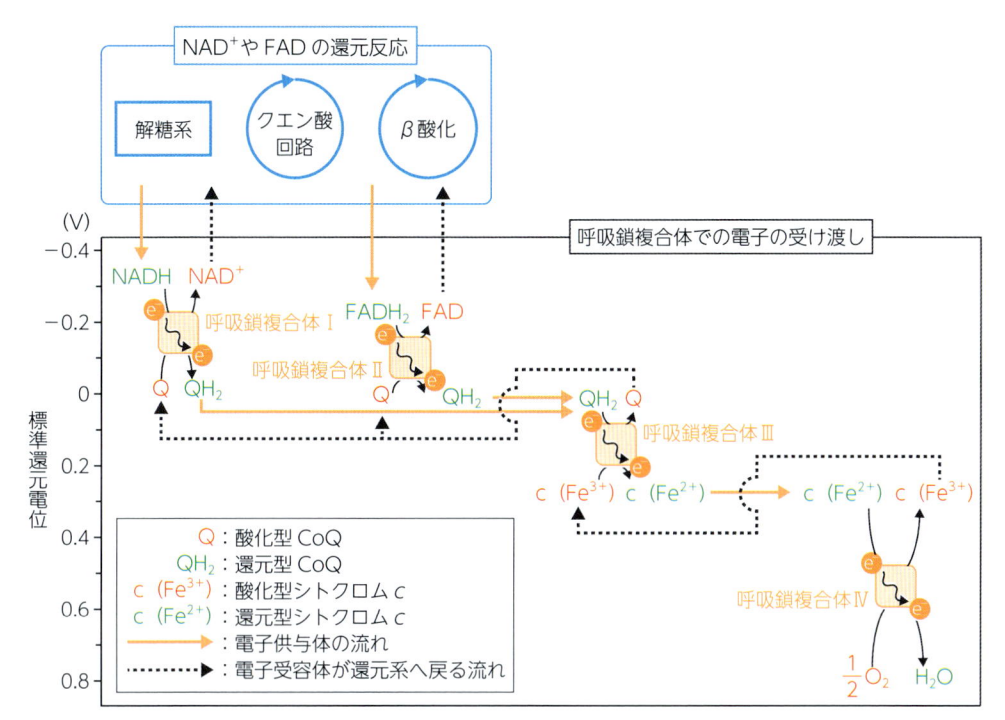

図28 呼吸鎖複合体で行われる電子の受け渡し

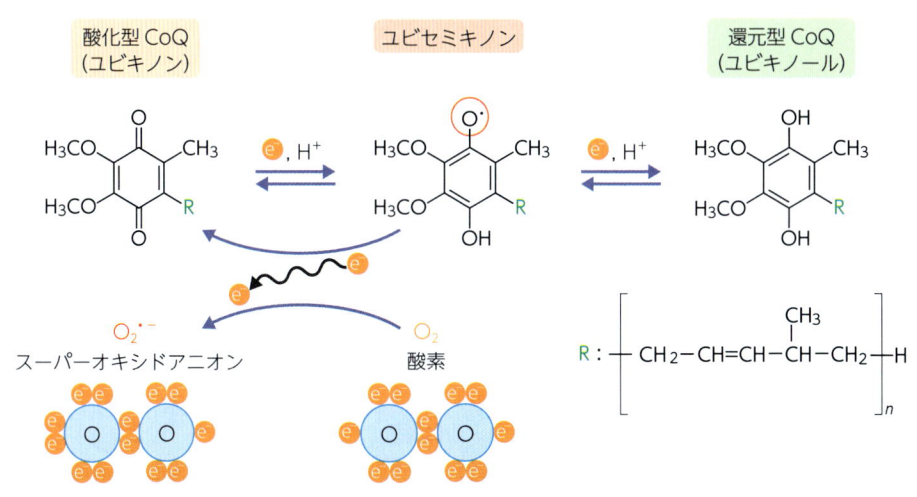

図29 CoQの酸化還元状態とスーパーオキシドアニオン産生との関係

子を受け取りやすいのが，酸素である．このため，ユビセミキノンが1つ電子を渡す場合に，その電子を受け取る相手は酸素になる．通常の1分子の酸素分子は4つ電子を受け取り，2分子の水分子になる．しかし，ラジカル（ユビセミキノンなど）からの電子の受け渡

しは1つだけであるため，水を生じる反応のためには電子が不十分である．1分子の酸素分子（O_2）が電子を1つだけ受け取った場合は，**活性酸素種（ROS）**の1種であり，通常の酸素分子より反応性が高いラジカル状態の酸素である**スーパーオキシドアニオン**が生じ

る（図29, 30）．スーパーオキシドアニオンからは連鎖的に種々のROSが産生される（図30）．スーパーオキシドアニオンは，スーパーオキシドジスムターゼ（SOD）の働きにより，酸素とROSの一種である過酸化水素（H_2O_2）になる．鉄や銅などの遷移金属元素が触媒するフェントン反応では，過酸化水素にさらに1つ電子が供給され，非常に反応性が高いヒドロキシラジカル（・OH）を生じる．一方で，過酸化水素に2つ電子が供給されることで無害な水を生じるが，この反応を触媒する酵素としてカタラーゼ（CAT）やグルタチオンペルオキシダーゼ（GPx），ペルオキシレドキシン（Prx）がある．SODも含めこれらの酵素は活性酸素種の消去にかかわるため抗酸化酵素とよばれている．呼吸によって摂取された酸素の大部分は，ATPの産生のため，ミトコンドリアで消費される（p.119, Columnも参照）．そのため，ミトコンドリアの電子伝達系で何かの障害が生じ，電子受容体と電子供与体での間の電子の受け渡しに支障が出た場合には，スーパーオキシドアニオンおよびそれから派生する多種のROSが生じる．

2）酵素による活性酸素種の産生

ミトコンドリア以外でも酸素を利用した化学反応を触媒する酵素からもROSを生じることがある．解毒反応やステロイドホルモン産生にかかわるシトクロムP450や，核酸由来のプリン塩基の代謝や虚血・再灌流障害にもかかわるキサンチンオキシダーゼ，アラキドン酸やEPAなどの炭素数20の脂肪酸から炎症や抗炎症にかかわる物質であるエイコサノイド産生にかかわるシクロオキシゲナーゼ，好中球やマクロファージに存在し，細菌の殺菌にかかわるNADPHオキシダーゼなどがある．さらに，神経系や免疫系，血管内皮細胞ではアミノ酸のアルギニンから一酸化窒素合成酵素の働きにより一酸化窒素（NO）が産生され，神経伝達や細菌の殺菌，血管平滑筋の弛緩に関与する．NOおよびNOから派生する亜硝酸や硝酸，ペルオキシ亜硝酸などは反応性が高い**活性窒素種**（reactive nitrogen species，**RNS**）と称される（図31）．

3）環境因子による活性酸素種の産生

紫外線や放射線，農薬や薬剤，日々摂取する食物由来の物質も活性酸素種の産生に関与する．

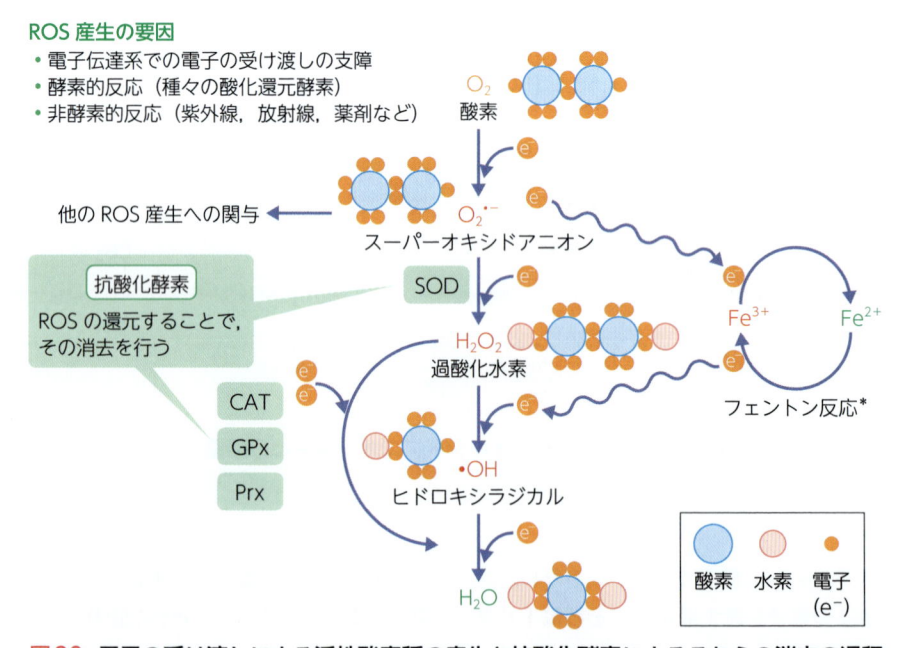

図30　電子の受け渡しによる活性酸素種の産生と抗酸化酵素によるそれらの消去の過程
＊ $Fe^{2+} + HOOH \rightarrow Fe^{3+} + \cdot OH + OH^-$
ROS：活性酸素種，SOD：スーパーオキシドジスムターゼ，CAT：カタラーゼ，GPx：グルタチオンペルオキシダーゼ，Prx：ペルオキシレドキシン．

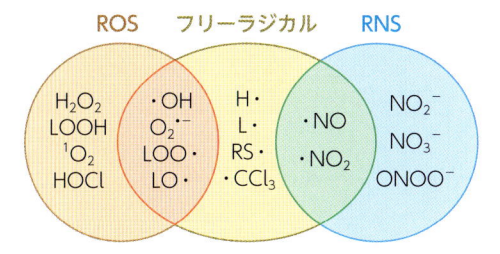

図31　活性酸素種（ROS）とフリーラジカル，活性窒素種（RNS）について

H₂O₂（過酸化水素），LOOH（脂質ペルオキシド），¹O₂（一重項酸素），HOCl（次亜塩素酸），・OH（ヒドロキシラジカル），O₂・⁻（スーパーオキシドアニオン），LOO・（脂質ペルオキシラジカル），LO・（脂質アルコキシラジカル），H・（水素ラジカル），L・（脂質ラジカル），RS・〔チイルラジカル（有機硫黄ラジカル）〕，・CCl₃（トリクロロメタンラジカル），・NO（一酸化窒素），・NO₂（二酸化窒素），NO₂⁻（亜硝酸イオン），NO₃⁻（硝酸イオン），ONOO⁻（ペルオキシ亜硝酸イオン）

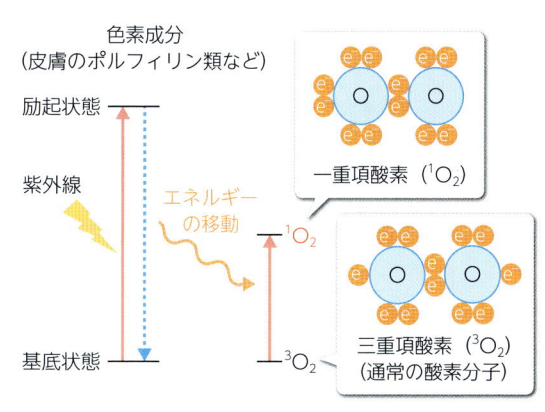

図32　紫外線と色素化合物による一重項酸素の産生

色素成分を含む皮膚では**紫外線**の光エネルギーを受け取り，基底状態から励起状態になる．この励起状態から基底状態へ戻るときのエネルギーによって，三重項酸素（通常の酸素分子）から活性酸素種の一種である一重項酸素を産生することがある（**図32**）．この一重項酸素は皮膚がんの発症に寄与すると考えられている．

放射線は宇宙や地殻から放出されているため，極微量ではあるが私たちも日々，放射線に曝されている．また，放射線は，DNAに損傷を与えることで，がん細胞を死滅させることができるため，放射線療法としてがん治療に利用されている．放射線の一種である電離放射線は，水分子と衝突することで，水分子から，水イオンラジカル（H₂O・）や，ヒドロキシラジカル（・OH）や水素ラジカル（H・）を生じる（**図33**）．放射線療法では，放射線による直接的な影響とともに，これらの活性酸素種を介して間接的なDNAの損傷が，その治療効果に関与すると考えられている．

Column

エネルギー代謝にかかわる酸素の消費量と摂取量について考えてみよう

　私たちヒトを含め，多くの動物の生命活動の維持には酸素が必要不可欠である．特に，エネルギー代謝では酸素を利用して三大栄養素（糖質，脂質，たんぱく質）を燃やすことで，エネルギーの通貨であるATPを産生している．

　1日にどのくらいの酸素がエネルギー代謝において消費されているのかを考えてみよう．「日本人の食事摂取基準（2025年版）」における推定エネルギー必要量は，身体活動レベルが低い（レベルⅠ）成人男性では1日当たり2,250 kcalと掲載されている．1 Lの酸素消費が約5 kcalに相当することから，1日当たり約450 Lの酸素が必要になる．

　一方で，1日どのくらいの酸素が体内に取り込まれているかについて考えてみよう．1回の呼吸では約350 mLの空気が肺胞まで到達し，ガス交換される（1回肺胞換気量）．また，成人の呼吸数は1分間で平均18回程度であり，

これらから1日（1,440分間）当たりの換気量は約9,100 Lになる．平均的な呼吸では，吸気中（空気中）の酸素量は約20.8 ％であるが，呼気中での酸素量は約15.3 ％であるため，その差の約5.5 ％の酸素が体内に取り込まれていることになる．つまり，1日当たりでは約500 Lの酸素を摂取していることになる．前述の条件は，体格や睡眠時や覚醒時，休息時や運動時，外部環境などで変動することは注意していただきたい．

　体に取り込まれる酸素の約90 ％がエネルギー代謝に利用されることが理解いただけるだろう．ミトコンドリアをもたない細胞（赤血球など）以外の細胞ではミトコンドリアに依存してATP産生を行っていることから，多くの酸素がミトコンドリアで消費されていることを意味している．

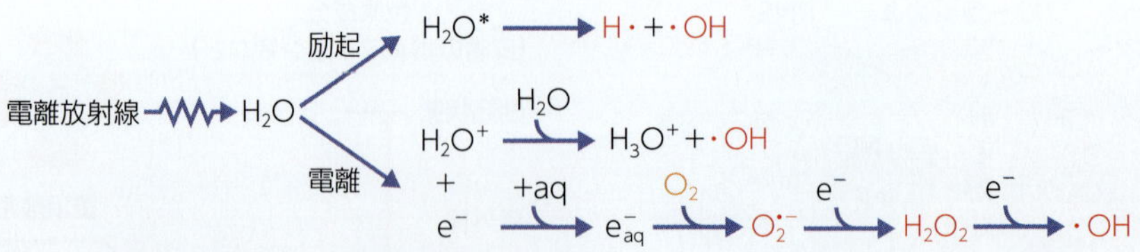

図33 電離放射線による活性酸素種の産生
H_2O^*は励起された水分子を意味する.
+aqは多量の水を加えることを意味する. e_{aq}^-は，電子が水分子によって囲われた状態（水和電子）の事を指し，強い還元性を示す.

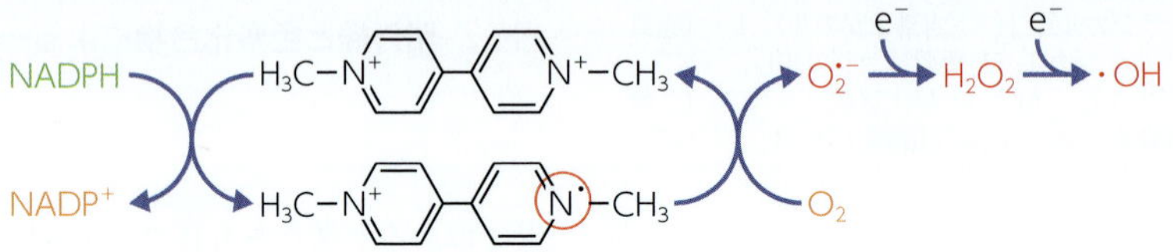

図34 パラコートによる活性酸素種の産生

非選択性除草剤の**パラコート**は，電子供与体のNADPHから電子を1つ受け取ることでパラコートラジカルになり，酸素への電子の受け渡しを仲介するため，活性酸素種の産生に寄与する．この活性酸素種は植物のたんぱく質やDNAに損傷を与えるため，植物を枯死させることができる（図34）．パラコートは，幅広い農作物の栽培時に利用されているが，ヒトにおいては誤飲や皮膚・粘膜を介した吸収による中毒がたびたび問題になる．そのため，畜産物も含めた農作物の残留量の基準値が設定されている．

脂質を構成する脂肪酸の中には，二重結合を多数もつ多価不飽和脂肪酸が含まれる．脂肪酸の不飽和結合部は，酸素や活性酸素種による酸化を受けやすく，脂肪酸が一度酸化すると酸化反応の連鎖反応により，次々に不飽和結合部が酸化する脂質の自動酸化が起こる（図35）．脂質の自動酸化により生じた脂質ラジカル（L・）や脂質アルコキシラジカル（LO・），脂質ペルオキシラジカル（LOO・）が十分に蓄積し，これらのラジカル同士が反応することで反応は終結する（終結反応）．脂質の自動酸化は，食品では油脂の品質を低下させ，生物では細胞膜やミトコンドリア膜など，脂質に富んだ細胞構造である膜構造の障害や破壊を招き，細胞死にかかわることがある．

4) 抗酸化防御機構と酸化ストレス

体にはSODやCAT，GPx，Prxのように，直接活性酸素種の除去にかかわる抗酸化酵素や，抗酸化物質として機能するグルタチオンやチオレドキシン，ビリルビン，尿酸などを合成する酵素が存在する．また，食事によって摂取する食品成分にも抗酸化物質は存在し，ビタミンA・カロテノイドやビタミンC，ビタミンEに加えて各種のポリフェノール類などは，活性酸素種と直接反応することで活性酸素種を消去することができる．いろいろな種類の抗酸化酵素や抗酸化物質が協調的に活性酸素種を消去することで体を活性酸素種から保護している（図36）．

身体やそれを構成する細胞は，常に活性酸素種に曝されており，**抗酸化防御機構**によって過剰な活性酸素種は消去されている．この活性酸素種（酸化力）と抗酸化防御機構（抗酸化力または還元力）は，天秤のように，均衡を保つようになっている（図36）．しかし，生活習慣や加齢などにより，活性酸素種の産生が亢進したり，抗酸化防御機構の働きが弱まったりすることで，活性酸素種による酸化力が抗酸化防御機構による抗酸化力より勝ってしまった状態を酸化ストレスという（図36）．体を構成する細胞の中には，遺伝を司る核酸（DNAやRNA）や生命活動の主役であるたんぱく質，細胞膜の構成要素として細胞小器官の機能維持

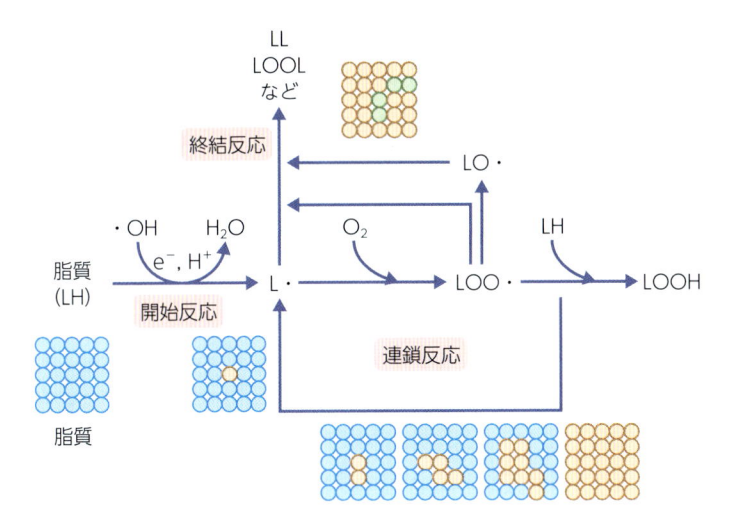

図35 脂質の自動酸化

青丸（◯）一つひとつは不飽和結合を有する脂質を意味する．オレンジ丸（◯）は脂質ラジカル（L・）や脂質アルコキシラジカル（LO・），脂質ペルオキシラジカル（LOO・）を意味する．さらに緑丸（◯）は，ラジカル同士が反応することで生じた生成物（LL，LOOLなど）を意味する．

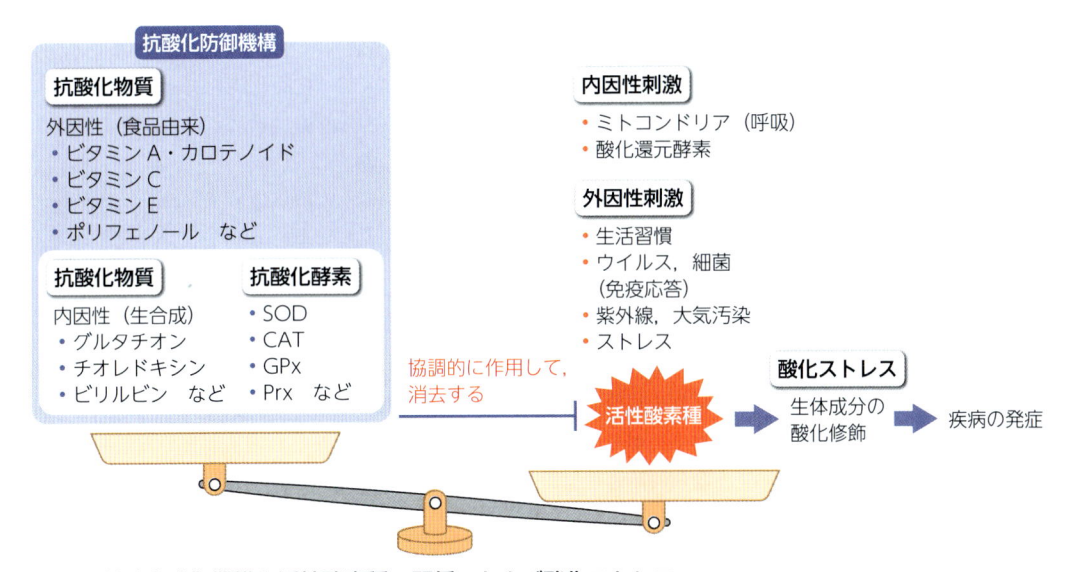

図36 抗酸化防御機構と活性酸素種の関係，および酸化ストレス

SOD：スーパーオキシドジスムターゼ，CAT：カタラーゼ，GPx：グルタチオンペルオキシダーゼ，Prx：ペルオキシレドキシン．

に必須の脂質など多様な生体成分が存在する．過剰な量の活性酸素種はその反応性の高さから，これらの生体成分を酸化し，これらの働きを損傷する．核酸が酸化されると塩基置換が生じ遺伝子変異による細胞のがん化を促進したり，たんぱく質が酸化されると生命維持にかかわるたんぱく質の機能が正常に働かなくなったり，脂質が酸化されると細胞の膜構造の破綻を招いたりする．また，末梢組織へコレステロールを輸送す

るLDLが酸化することで生じる酸化LDLはアテローム性動脈硬化症による心筋梗塞や脳卒中の発症に関与する．この酸化ストレスの状態が続くと，細胞や組織，器官の機能不全を生じ，各種の疾病の要因になると考えられている．そのため，活性酸素種に適切に対抗するために，食事からの抗酸化物質の摂取は，身体の抗酸化防御機構を補強する役割を担う．

B. フィトケミカル

1）フィトケミカルとは

　フィトケミカル（phytochemical）は，「植物」の意味するphytoと「化合物」を意味するchemicalからなる造語であるため，植物が産生する化学物質のことを指す．しかし，今日では，心疾患やがん，糖尿病などの慢性疾患のリスク低減にかかわる果物や野菜，穀物，その他の植物性食品中の生理活性をもつ非栄養成分（機能性成分）と定義される[51]．フィトケミカルがもつ生理活性は抗酸化作用や抗がん作用，抗菌作用など多様なものがあげられる．本項目では，ROSの消去に働く抗酸化活性をもつポリフェノール類やカロテノイド類とともにその他の抗酸化物質について概説する（3章も参照）．

2）ポリフェノール

　一般的に，炭化水素基にヒドロキシ基（OH基）がついた場合はアルコールという総称になるが，ベンゼン環に直接OH基がついたものをフェノールという．ポリフェノールは「ベンゼン環のような芳香族環に2つ以上のフェノール基を有する物質である」（図37）[52]と定義されている．図37のカテコールにあるように，これらの2つの共役関係にあるフェノール性OH基のOとHとの結合は，通常のフェノールより反応性に富むため，周りのラジカル種に電子を供与することができる．このため，ポリフェノールはラジカル状態の活性酸素種を消去する**抗酸化物質**として働く．ポリフェノール類は広く植物に含まれ，多様な種類の糖質と結合した配糖体としても存在する（図38）．

3）フラボノイド

　図39に示したように，「2つのフェニル基（A環とB環）が炭素原子3つを介して結合したC_6-C_3-C_6の化学構造を形成している成分の総称」がフラボノイドである[53]．フラボノイドはポリフェノールの一種であり，OH基やメトキシ基（OCH_3基）をもつ．自然界では，野菜や果物に広く分布し，ポリフェノール部分は，グルコースやガラクトース，ラムノースなどの単糖やルチノースなどの二糖類が結合した配糖体としても存在する．黄色，赤色，青色の多様な花の色や，柑橘類の苦味や茶の渋みやえぐ味にフラボノイドが関与しており，これらの色素や呈味成分は食品の二次機能として料理の彩りや風味に影響を及ぼしている．さらに，これらフラボノイドのうち，①カテコール構造や，②2,3位の二重結合や，③3位や5位のヒドロキシ基，4位のケトン基の存在が，**抗酸化能**を有し，活性酸素種の消去に機能することが報告されている（図40）[54]

4）カテキン類

　カテキン類はフラボノイドの一種であり，お茶やワインなどに含まれ，苦味や渋み，えぐ味に影響する．カテキン類，エピカテキン（EC），エピガロカテキン（EGC），エピカテキンガレート（ECg），エピガロカテキンガレート（EGCg）などがある（図41）．緑茶の**抗酸化活性**は，茶カテキンに強く認められ，そのうち**EGCgが最も強い**ことが明らかにされている．

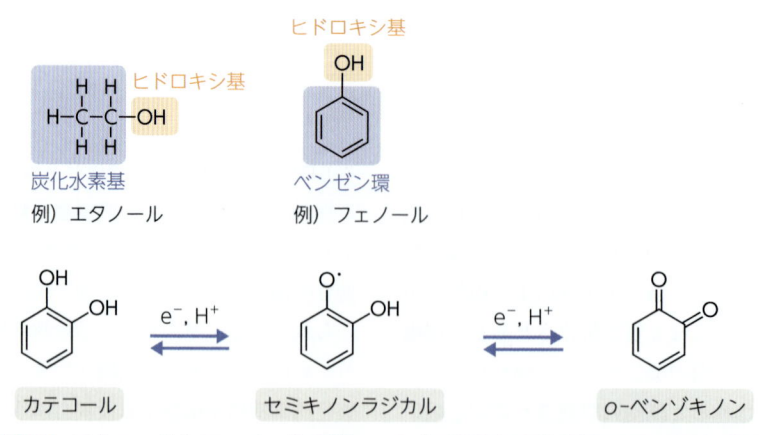

図37　**アルコールとフェノールの違い，および電子の受け渡しにかかわる反応**

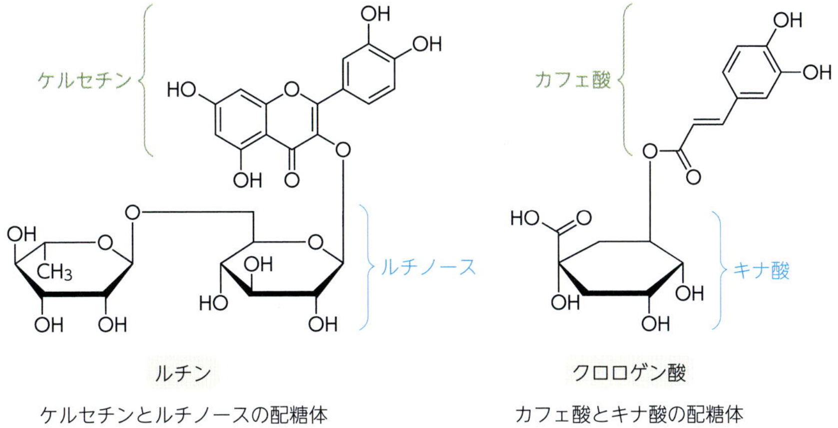

図38 自然界に存在する配糖体の例
3章図7, 24と見た目は異なるが同じ内容を示す.

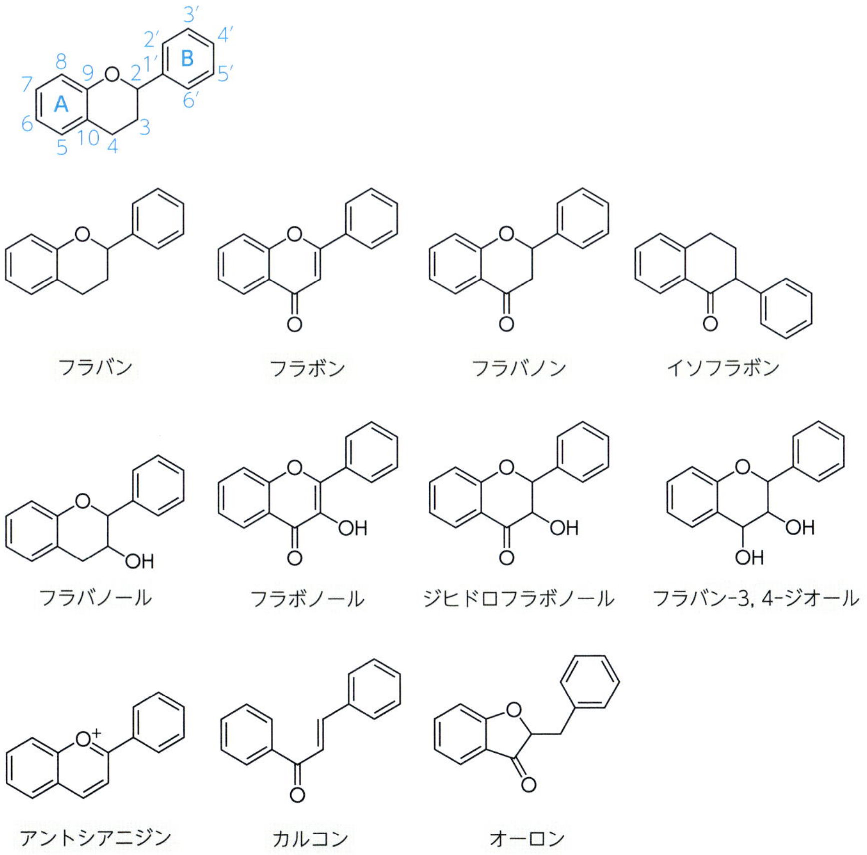

ケルセチン

カフェ酸

ルチノース

キナ酸

ルチン
ケルセチンとルチノースの配糖体

クロロゲン酸
カフェ酸とキナ酸の配糖体

フラバン　　　　フラボン　　　　フラバノン　　　　イソフラボン

フラバノール　　フラボノール　　ジヒドロフラボノール　　フラバン-3, 4-ジオール

アントシアニジン　　カルコン　　　オーロン

図39 フラボノイド類の基本骨格

5) カロテノイド

カロテノイドはテトラテルペノイド（C40）に分類される化合物である．カロテン類は炭素と水素から構成され，キサントフィル類は，炭素と水素に加えて，ヒドロキシ基（OH基）やケトン基（R–CO–R基）のように酸素をもつものが含まれる（図42）．

緑黄色野菜に多く含まれる代表的なカロテン類であるβ-カロテンや温州みかんなどの柑橘類に含まれるキサントフィル類であるβ-クリプトキサンチンは，体の中ではプロビタミンAとして機能する．網膜でのロドプシンの合成に必須の役割を担うビタミンAが不足した際に，ビタミンAを供給する働きがある．一方，β-

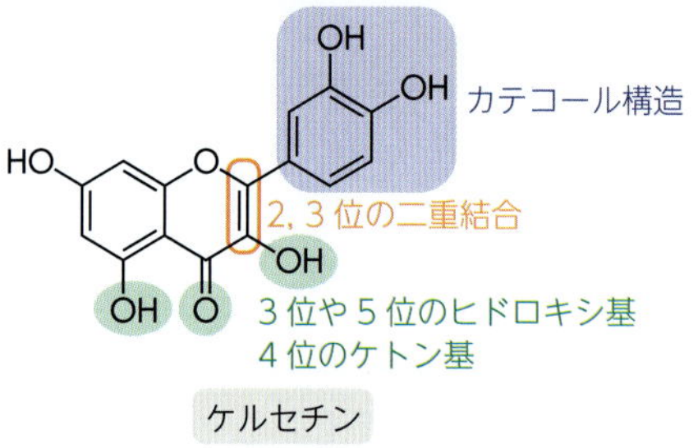

図40 **抗酸化にかかわる構造（ケルセチンを例に）**

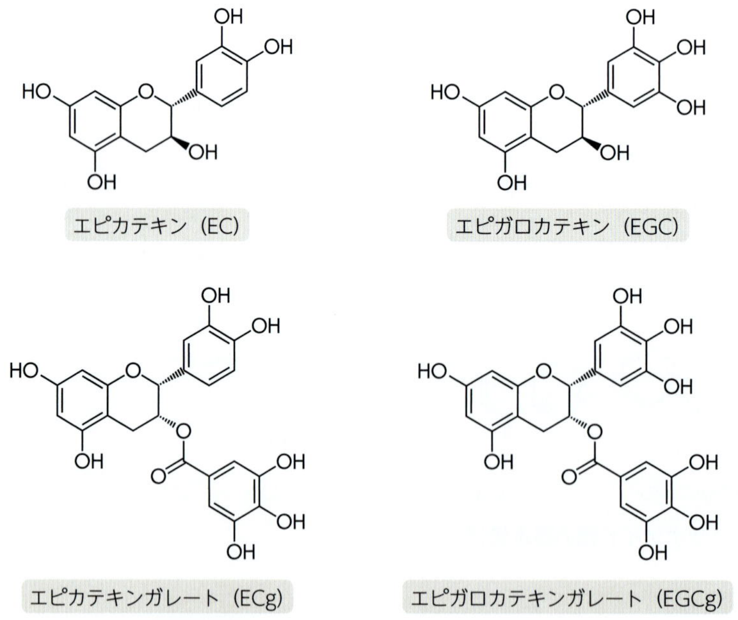

カロテンと同様に緑黄色野菜に多く含まれるカロテン類であるリコペンやエビやカニなどの甲殻類に含まれるキサントフィル類であるアスタキサンチンはプロビタミンAとしての機能はない．アスタキサンチンはエビやカニの他にもサケやマスにも含まれるが，これは微細藻類やある種のバクテリアなどが生合成したものを，食物連鎖によって，それらの動物が摂取し，鮮やかな赤色やピンク色の色素物質として蓄積したためである．同様に，フラミンゴもアスタキサンチンを含む餌を食べているため，特徴的なピンク色の羽をもつが，生まれたばかりのひな鳥は白く，また，アスタキサンチンを含まない餌を与えられたフラミンゴは白くなる．これらのカロテノイドは，一重項酸素消去能がある**抗酸化物質**として機能し，リコペン＞アスタキサンチン＞β-カロテン＞β-クリプトキサンチンの順にその能力は強いことが報告されている[55]．また，カロテノイド類はその脂溶性から，細胞膜やLDLなどのリポたんぱく質に分布でき，脂質の自動酸化を抑え，細胞膜の保護とLDLの酸化を防ぐ働きがある．ビタミンA（レチノール，レチナール，レチノイン酸）にも脂質の自動酸化を抑え，細胞膜の保護に働くことが明らかになっている[56]．しかし，ビタミンAの摂りすぎは過剰症を

エピカテキン（EC）

エピガロカテキン（EGC）

エピカテキンガレート（ECg）

エピガロカテキンガレート（EGCg）

図41 **カテキン類の構造**

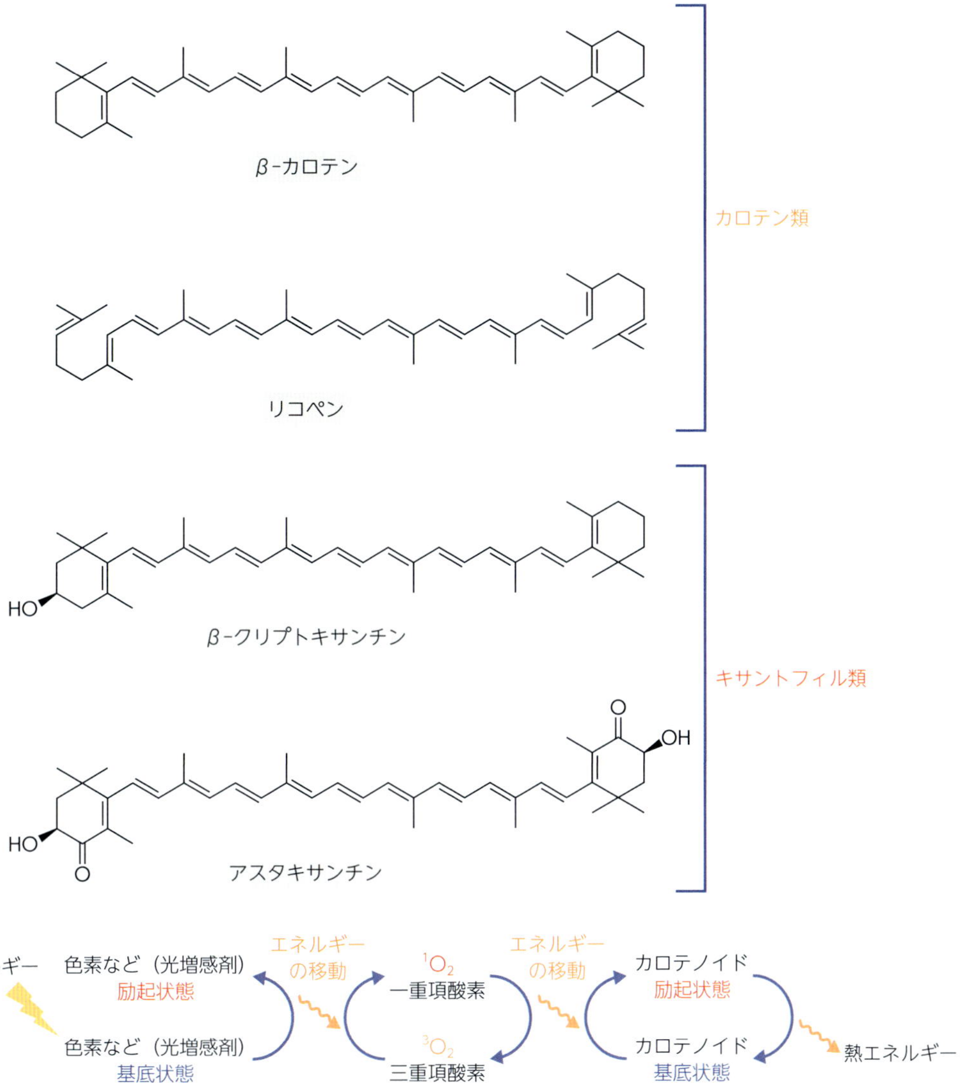

図42 カロテノイドの種類と抗酸化能

β-カロテン

カロテン類

リコペン

β-クリプトキサンチン

キサントフィル類

アスタキサンチン

光エネルギー　色素など（光増感剤）　エネルギーの移動　¹O₂　エネルギーの移動　カロテノイド
　　　　　　　励起状態　　　　　　一重項酸素　　　　　　　　励起状態

色素など（光増感剤）　³O₂　カロテノイド　熱エネルギー
基底状態　　　三重項酸素　　　基底状態

引き起こす恐れがあるため，日々の食事では適量のビタミンAを摂取しつつ，プロビタミンAを含むカロテノイドとともに本書で紹介するような抗酸化物質を積極的に摂ることが重要である．

6) その他の抗酸化物質

　ビタミンCは水溶性ビタミンの一種であり，物質ではアスコルビン酸のことを指す．ヒトはビタミンC生合成経路の酵素の欠損によって合成できないため，食物からビタミンCを摂取しなければならない．ビタミンCは野菜や果物類に多く含み，身体においてはコラーゲン合成やモノアミン合成に必須な役割を担うビタミンであるが，その抗酸化作用から酸化防止剤としても食品に利用される．還元型のビタミンCは電子を受け渡すことができ，直接，活性酸素種やフリーラジカルの消去にかかわるとともに，酸化した多種の抗酸化物質（ビタミンEなど）の再還元にも機能する（図43）．

　ビタミンEはトコフェロール類やトコトリエノール類があり，脂溶性の抗酸化物質として機能する．ビタミンEはその脂溶性から，細胞膜やLDLなどのリポたんぱく質に分布でき，脂質ペルオキシドの消去に機能

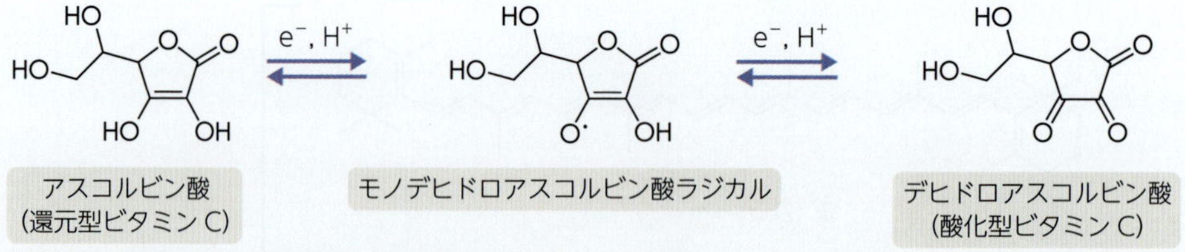

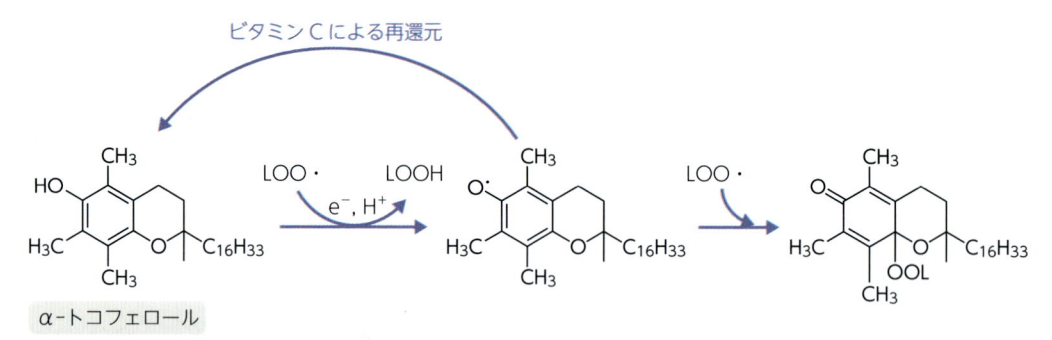

アスコルビン酸
(還元型ビタミンC)

モノデヒドロアスコルビン酸ラジカル

デヒドロアスコルビン酸
(酸化型ビタミンC)

図43 アスコルビン酸の電子の受け渡しにかかわる反応
2章図23も参照.

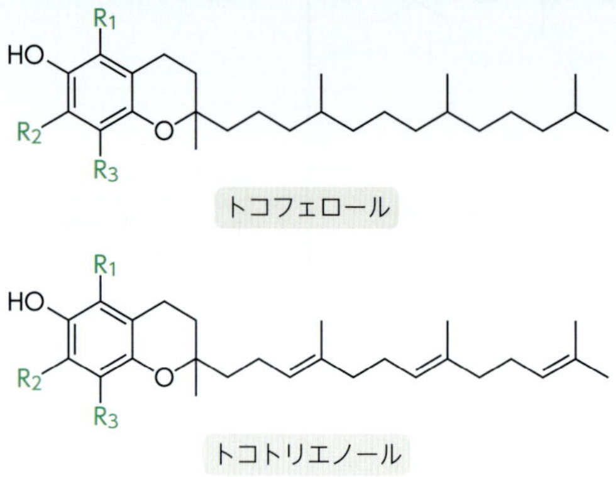

	R₁	R₂	R₃
α	CH₃	CH₃	CH₃
β	CH₃	H	CH₃
γ	H	CH₃	CH₃
δ	H	H	CH₃

トコフェロール

トコトリエノール

ビタミンCによる再還元

α-トコフェロール

図44 ビタミンEの構造と抗酸化作用

することができるため，脂質の自動酸化を抑える働きがある（図44）.

C. 栄養素のトランスポーター

細胞の膜上に存在する**トランスポーター（輸送体）**とよばれるたんぱく質は，栄養素をはじめとする低分子物質やイオンなどを細胞内に運ぶことによって，生体機能を調節している．細胞膜に存在する膜たんぱく質には，「レセプター（受容体）」「チャネル（チャンネル）」「トランスポーター」がある．レセプターは，ある特定の分子を認識して結合するが，細胞膜は通過さ

せない．チャネルは，特定の刺激に応じて開閉しイオンを通過させる．トランスポーターは，チャネルのようにゲートを全開にすることなく，輸送のたびに基質との結合部位の向きを細胞外から細胞内へと1回ごとに切り替えながら物質を輸送する（図45）．ほとんどの栄養素は，トランスポーターを介して細胞内，生体内に取り込まれている．したがって，トランスポーターは食品の栄養や機能を考えるうえで非常に重要な場である．トランスポーターやレセプターは，チャネルとは異なり，内在性物質だけではなく薬物や食品成分などの多くの**外因性物質も認識**する．このことが，食品

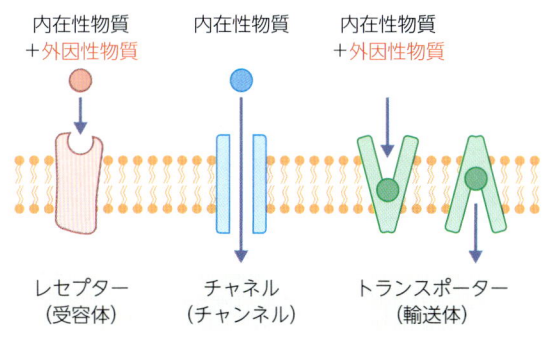

レセプター（受容体）　チャネル（チャンネル）　トランスポーター（輸送体）

図45　膜たんぱく質：レセプター，チャネル，トランスポーターの違い

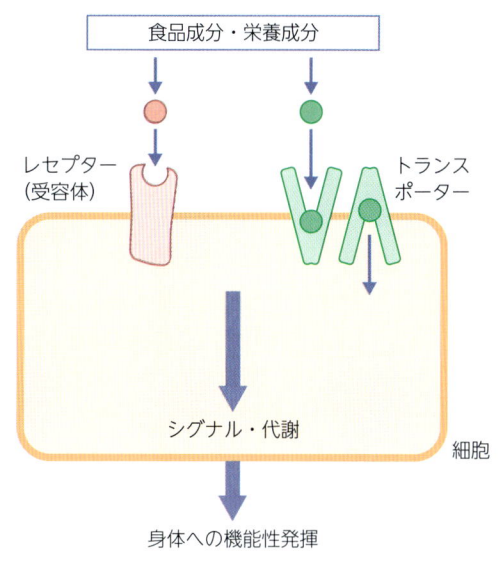

食品成分・栄養成分

レセプター（受容体）　トランスポーター

シグナル・代謝　細胞

身体への機能性発揮

図46　食品成分による身体への機能性発揮のメカニズム

の機能性につながっているのである（図46）[57].

　栄養素トランスポーターとして，特に糖やアミノ酸のトランポーターは，機能性食品や創薬の標的とされてきた.

　グルコースは，最も重要な栄養素の1つであるが，生体内への取り込みが過剰になると糖尿病という病態を示す. 例えば，ナトリウム依存的にグルコースの取り込みを行うナトリウム／グルコース共輸送体**SGLT2**（sodium glucose transporter 2）を選択的に阻害する糖尿病治療薬は，りんごポリフェノールである**フロリジン**をもとに創られた. これは，天然化合物をもとに，その機能性を生かすことを念頭に創薬を行った成功例である[58].

　また，がん細胞は急速な増殖を維持するために栄養素トランスポーターの発現が高くなり，糖やアミノ酸の取り込み量が増加していることが知られる. グルコーストランスポーターでは**GLUT1**（glucose transporter 1）が，アミノ酸トランスポーターでは**LAT1**（L-type amino acid transporter 1）が，ほぼすべてのがん細胞で亢進しており，特にLAT1はがん細胞特異性が高いことが知られている. つまり，GLUT1やLAT1を阻害することで，それらを高発現しているがん細胞の増殖を抑制できる可能性があるということだ. セロリやパセリ，カモミールなどに含まれるフラボノイドである**アピゲニン**や，ネギやしょうがなどに含まれる**ケンペロール**は，GLUT1の働きを阻害することが報告されている[59]. がん細胞が取り込んだ**ロイシン**のほとんどはLAT1によって取り込まれたものであり，LAT1が取り込んだロイシンはがん細胞を増殖させる因子である

mTORC1（mechanistic/mammalian target of rapamycin complex 1）を活性化することが報告されている[60]. LAT1やGLUT1の分子標的阻害薬の開発は，がんの治療に役立つことが考えられる.

　その他の栄養素トランスポーターとして，例えばコレステロールを吸収するトランスポーターは腸管で働くが，タマネギやりんご，シソなどに含まれる**ケルセチン**や**ルテオリン**などのポリフェノールは，このトランスポーターの働きを抑制することが報告されている[61]. つまり，これらのポリフェノールを食事に取り入れることで，動脈硬化や心疾患・脳血管疾患の原因となる高コレステロール血症の発症を防ぐ可能性が期待される. これも，トランスポーターの制御による食品機能の活用例である.

　さらに，栄養素のなかでミネラル（無機質）もトランスポーターを介して恒常性を厳密に管理されているものがある. 例えば，亜鉛トランスポーター，鉄トランスポーター，銅トランスポーター，カルシウムトランスポーターなど，その働きによって，シグナルを介して大きく病態とかかわる可能性がある. これらのトランスポーターを制御する食品成分も多く発見されてきている.

　トランスポーターは，ほとんどの栄養素を細胞内に

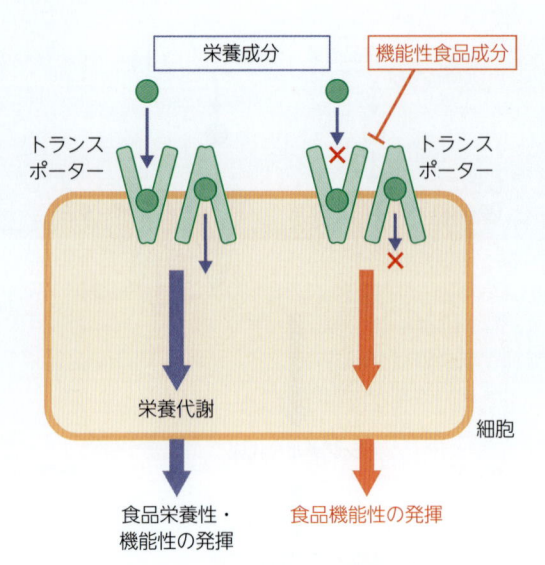

図47 トランスポーターを介した食品機能性の発揮メカニズム
栄養素トランスポーターはそれ自体が食品機能性にかかわるが，そのトランスポーターを制御する機能性食品成分により，さらなる食品機能性を発揮する．

1	安全性が保証されている	
2	もともと宿主の腸内フローラの一員である	
3	胃液，胆汁などに耐えて生きたまま腸に到達できる	
4	下部消化管で増殖可能である	
5	宿主に対して明らかな有用効果を発揮できる	
6	食品などの形態で有効な菌数が維持できる	
7	安価かつ容易に取り扱える	

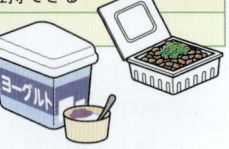

図48 プロバイオティクスとして用いられる条件
Joint FAO/WHO Working Group：Guidelines for the Evaluation of Probiotics in Food. 2002 をもとに作成

取り込む装置であることから，その存在自体が食品の機能性発揮に大きくかかわる．しかしそれだけではなく，そのトランスポーターを促進する食品成分や抑制する食品成分がまた存在することから，トランスポーターがかかわる病態に効果的な機能性食品というものが実在するのである（図47：図では機能性食品成分がトランスポーターを阻害する形で示しているが，実際には部分的な抑制の場合が多く，また促進の場合もある．それらの場合ももちろん食品機能性を発揮する）．

トランスポーターはこれからの食品機能学の重要なターゲットの1つといえる．食品機能学を学ぶ読者の皆さんのなかには，将来的に病態の行方を左右するトランスポーターをコントロールする新しい食品成分の発見者も出るかもしれない．

4 プロバイオティクスとプレバイオティクス

近年，腸内環境が健康維持や疾患の予防・治療に大きく関与することが，さまざまな研究で明らかとなり，この分野の産業も急速に発展してきている．それに伴い，**プロバイオティクス**，**プレバイオティクス**，シン

バイオティクスにかかわる食品・商品も増加してきている．

A. 腸内細菌・プロバイオティクス

最近テレビCMでもよく聞く「**プロバイオティクス**」とは何だろうか．プロバイオティクスは「腸内フローラのバランスを改善することにより，人に有益な作用をもたらす生きた微生物（有用菌）」として，イギリスの微生物学者フラー博士らによって最初に定義された[62]．その後，FAO/WHO が 2002年の合同国際会議で公表[63] した「十分量を摂取したときに宿主に有益な効果を与える生きた微生物」という定義が主流となっている．つまりプロバイオティクスとは，乳酸菌やビフィズス菌などを代表とする，体によい作用をもたらす生きた細菌（有用菌，善玉菌）のことである．そして，プロバイオティクス食品とは，生きた善玉菌が含まれるヨーグルトや納豆，漬物などを指す．

プロバイオティクスとして用いられる条件として，腸内細菌学会では図48[64] のような項目があげられている．

プロバイオティクスがもたらす有益な作用としては，おなかの健康を整える整腸作用だけではなく，感染の防御・アレルギーの抑制・炎症性腸疾患の抑制・抗腫瘍作用につながる免疫調節機能[65][66]，動脈硬化の予防[67]，血圧降下作用[68]，中性脂肪の吸収抑制作用なども報告されている（図49）．

特に整腸作用，血圧降下作用，脂肪の吸収抑制作用に関しては，乳酸菌飲料などの特定保健用食品として

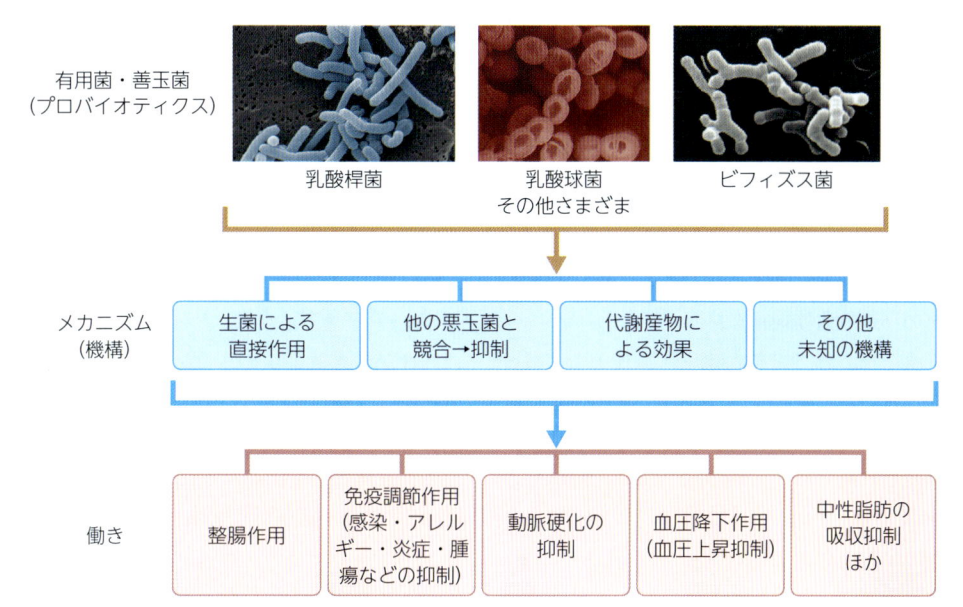

図49 プロバイオティクスのメカニズムと働きについて

乳酸桿菌：©Dr.Horst Neve, Max Rubner-Institut, クリエイティブ・コモンズ・ライセンス：CC BY-SA 3.0 DE（https://commons.wikimedia.org/wiki/File:Lactobacillus_paracasei.jpg）
乳酸球菌：©Kenneth Todar, PhD, クリエイティブ・コモンズ・ライセンス：CC BY 4.0（https://commons.wikimedia.org/wiki/File:Lactococcus_lactis,_scanning_electron_micrograph.jpg）
ビフィズス菌：©Julie6301, クリエイティブ・コモンズ・ライセンス：CC BY-SA 3.0, via Wikimedia Commons（https://commons.wikimedia.org/wiki/File:Bifidobacterium_longum_en_microscopie_%C3%A9lectronique.jpg）

すでに販売されており，免疫調節機能に関しては，機能性表示食品として販売されている．それらのメカニズムについては，生菌による腸管での直接作用のほか，他の悪玉菌との競合，さらには代謝産物による効果など，さまざまである（図49）．今後プロバイオティクスの研究が進むことで，多岐にわたる生理調節機能をもつ保健機能食品が市場に出回る可能性が期待されている．

B. 食物繊維・プレバイオティクス

「プレバイオティクス」は，「プロバイオティクス」と言葉が似ているが，どう違うのだろうか．「プレバイオティクス」は，「プロバイオティクス」のエサなのである．「プレバイオティクス」という言葉は，イギリスの微生物学者ギブソン博士らによって1994年のILSI EUROPE（国際生命科学研究機構，ヨーロッパ）主催のワークショップにおいてはじめて提唱され，翌年の総説[69]で説明された．プレバイオティクスは有害な細菌を抑制する抗生物質（antibiotics：アンチバイオティクス）に対して考案された言葉で，前もって（pre：プ

1	消化管上部で加水分解，吸収されない
2	大腸に共生する1種または限定された数の有益な細菌（ビフィズス菌など）の選択的な基質であり，それらの細菌の増殖を促進し，または代謝を活性化する
3	大腸の腸内細菌叢（フローラ）を健康的な構成に都合のよいように改変できる
4	宿主の健康に有益な全身的な効果を誘導する

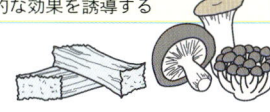

図50 プレバイオティクスの条件

腸内細菌学会：田代靖人．用語集 プロバイオティクス（probiotics）（https://bifidus-fund.jp/keyword/kw022.shtml）をもとに作成

レ）摂取しておくことで，腸内の有用な細菌を増やしたり特定の細菌を活性化させたりすることで宿主に有利な影響を与え，宿主の健康を改善する難消化性食品成分と定義された（ちなみに「プロバイオティクス」は，pro：ともに，biosis：生きるを意味するプロバイオシスを語源としている）．プレバイオティクスに要求される条件として，腸内細菌学会があげている項目は，図50[70]の通りである．

つまりプレバイオティクスとは，消化管上部で消化吸収を受けない，宿主の栄養とならずに有用な腸内細菌の栄養源となる物質のことである．したがって，食物繊維も含まれる．代表的なプレバイオティクスには，フラクトオリゴ糖やガラクトオリゴ糖などの**難消化性オリゴ糖**，そして難消化性デキストリンやグアーガム分解物などの**水溶性食物繊維**，セルロースやヘミセルロースなどの**不溶性食物繊維**がある（図51）．

プレバイオティクスの有益な働き・機能としては，おなかの調子を整える整腸作用，アレルギー抑制・炎症性腸疾患の抑制・抗腫瘍作用など免疫調節作用，中性脂肪の吸収抑制などのプロバイオティクスの働き（図49）を後押しするもののほか，血糖値上昇の抑制，血中コレステロール上昇の抑制[71]，インスリン抵抗性の改善，脂質代謝調節，カルシウムなどのミネラル吸収促進作用などが報告[72]されている．そのメカニズムとしては，プロバイオティクスと同様，腸内フローラ（細菌叢）の改善のほか食物繊維特有の粘性によるもの，そして代謝産物による効果特に酢酸・プロピオン酸・酪酸などの短鎖脂肪酸の産生[73]が注目されている．プレバイオティクスの分類別作用としては，すべてにおけるプロバイオティクスの育成効果のほかに，難消化性オリゴ糖では短鎖脂肪酸産生，それによる排便回数増加，糖尿病予防作用，肥満抑制作用，ミネラル吸収

促進作用があげられ，水溶性食物繊維では特に胆汁酸を吸着・体外排出することによる血清コレステロールの低下や粘性による糖の吸収抑制，短鎖脂肪酸産生による効果，不溶性食物繊維では便のカサを増すことでの排便促進効果があげられる（図51）．

C. シンバイオティクス

「**シンバイオティクス**」とは，すでにAで述べたプロバイオティクスとBで述べたプレバイオティクスの両方を組合わせたものである．シンバイオティクス（synbiotics）の<u>syn</u>には，同時に，一緒に，という意味がある．乳酸菌やビフィズス菌などの宿主に有益な細菌（プロバイオティクス）と同時に（一緒に），プロバイオティクスのエサである難消化性オリゴ糖や食物繊維も摂取することで，どちらの機能もより効果的・相乗的に働くとされている（図52）．プレバイオティクスの概念を提唱したイギリスの微生物学者ギブソン博士らによって，1995年にシンバイオティクスの概念も提唱された[69]．

例えば，難消化性オリゴ糖（プレバイオティクス）が入った市販のビフィズス菌入り（プロバイオティクス）ヨーグルトなどは，双方同時に摂取できるシンバイオティクスである．また，市販のヨーグルト（プロバイオティクス）にオリゴ糖が入っていなかったとし

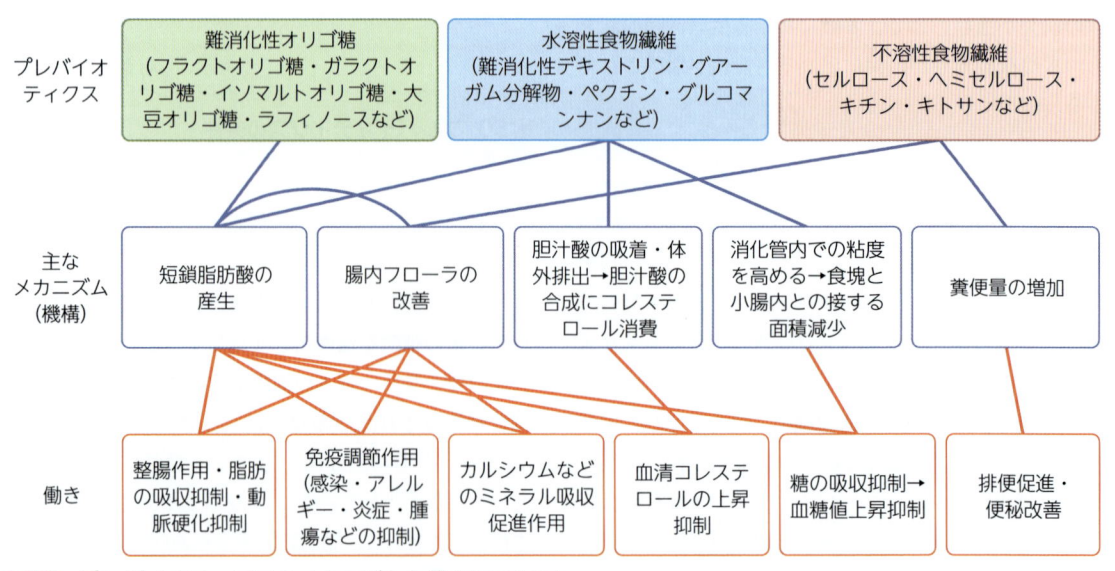

図51 プレバイオティクスのメカニズムと働きについて

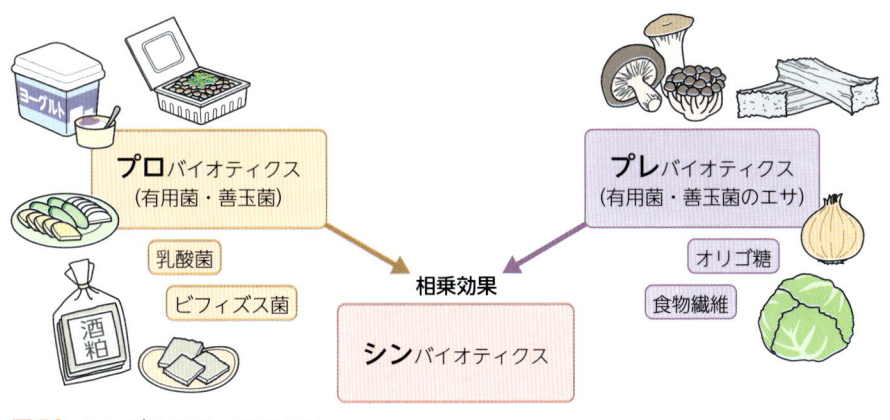

図52 シンバイオティクスとは

ても，ヨーグルトを食べるときにバナナ（水溶性食物繊維）を一緒に食べたり，はちみつ（オリゴ糖）を一緒に食べたりすることで，シンバイオティクスを日々の食事に取り入れることができる．

　近年，臨床現場においてシンバイオティクス療法は，胆管がん切除[74]，生体肝移植[75]，硬変肝切除[76]，食道がん切除[77]，大腸がん切除[78] などの消化器外科領域で術後感染性合併症を低下させる効果や，救急救命領域でも感染症を低下させる効果[79] などが報告されている．

　今後さらなる臨床研究の発展により，シンバイオティクスの感染症防御作用や炎症抑制作用などがますます医療の現場に利用されていくことが期待されている．

「科学的根拠」に基づく食品機能学は希望の光

　現在わが国では，人口の半数以上が生活習慣病によって亡くなっている．皆さんは，自分の家族のうち半数以上が生活習慣病で亡くなるかもしれないということについて，考えてみたことはあるだろうか．

　筆者は23歳の時，実母が末期がんとなり，最初の診察で余命1カ月と宣告された．治療の手立てがない中，1日でも長生きしてほしい一心で医学文献を読み漁り，1年以上にわたり栄養・食事・漢方などできる限りのことを母に施した経験が，いま栄養学・食品機能学における「科学的根拠」を追究している筆者の原点である．

　健康食品や機能性食品の情報があふれる今日，「科学的根拠」に基づくたしかな情報を選択することは重要である．「科学的根拠」とは，科学的な方法に基づいて得られた信頼できる証拠のことである．私たちの生活に身近な「食品」「栄養」については，ホントとウソが入り混じりやすく健康に直結するからこそ，正しい知識が必要となる．本書を読んだ皆さんは，「科学的根拠」のある特定保健用食品と，「科学的根拠」のない健康食品との区別はついているであろう．

　現在，筆者の研究室では，食品成分や栄養成分によってがんなどの生活習慣病を防御することをめざした研究を基礎から臨床，応用まで行っている．医学部腫瘍病理分野との共同研究も行いながら，「科学的根拠」に基づいて，治療に行き詰まったすべての方の役に立てるような栄養学・食品機能学研究の成果をめざしている．「科学的根拠」は，食品機能学研究の成果を社会に広げるための鍵となると考えている．

　わが国では，いまや2人に1人ががんになり，3人に1人ががんで亡くなる．食品機能学を学び，追究していくことで，読者の皆さんは，大切な家族の健康を正しい知識に基づく「食品」「栄養」で守れる日が来るかもしれない．

文　献

1）「高血圧治療ガイドライン2019」（日本高血圧学会高血圧治療ガイドライン作成委員会/編），ライフサイエンス出版，2019

2）Ikeda N, et al：What has made the population of Japan healthy? Lancet, 378：1094-1105, 2011

3）厚生労働量：健康日本21（第二次）（https://www.mhlw.go.jp/stf/seisakunitsuite/bunya/kenkou_iryou/kenkou/kenkounippon21.html）

4）厚生労働省：「日本人の食事摂取基準」（2025年版）（https://www.mhlw.go.jp/stf/seisakunitsuite/bunya/kenkou_iryou/kenkou/eiyou/syokuji_kijyun.html）

5）De Leo F, et al：Angiotensin converting enzyme（ACE）inhibitory peptides：production and implementation of functional food. Curr Pharm Des, 15：3622-3643, 2009

6）Ngo DH & Vo TS：An Updated Review on Pharmaceutical Properties of Gamma-Aminobutyric Acid. Molecules, 24：2678, 2019

7）中川致之，他：γ-アミノ酪酸（GABA）含有緑茶飲料の正常高値血圧者および軽症高血圧者に対する長期摂取時の血圧降下作用と安全性および正常高値血圧者，軽症高血圧者および正常血圧者に対する過剰摂取時の安全性．健康・栄養食品研究，10：21-35，2007

8）Carmichael FJ, et al：Ethanol-induced increase in portal blood flow：role of acetate and A1-and A2-adenosine receptors. Am J Physiol, 255：G417-G423, 1988

9）梶本修身，他：食酢配合飲料の正常高値血圧者および軽症高血圧者に対する降圧効果．健康・栄養食品研究，6：51-68，2003

10）川崎晃一，他：特定保健用食品"杜仲葉配糖体"の降圧機序とその臨床応用．健康科学，22：29-36，2000

11）日本動脈硬化学会：動脈硬化性疾患予防ガイドライン2022年版，2022（https://www.j-athero.org/jp/wp-content/uploads/publications/pdf/GL2022_s/jas_gl2022_3_230210.pdf）

12）Kobayashi M, et al：Epigallocatechin gallate decreases the micellar solubility of cholesterol via specific interaction with phosphatidylcholine. J Agric Food Chem, 62：2881-2890, 2014

13）Ikeda I, et al：Inhibition of cholesterol absorption in rats by plant sterols. J Lipid Res, 29：1573-1582, 1988

14）Maezaki Y, et al：Hypocholesterolemic Effect of Chitosan in Adult Males. Biosci Biotech Biochem, 57：1439-1444, 1993

15）Nishizawa M, et al：Effect of Depolymerized Sodium Alginate on the Excretion of Cholesterol from Rats. J Home Econ Jpn, 48：689-693, 1997

16）Majdalawieh AF, et al：Effects of sesamin on fatty acid and cholesterol metabolism, macrophage cholesterol homeostasis and serum lipid profile：A comprehensive review. Eur J Pharmacol, 885：173417, 2020

17）Hill CR, et al：S-methyl cysteine sulfoxide and its potential role in human health：a scoping review. Crit Rev Food Sci Nutr：1-14, 2023

18）小幡明雄：大豆イソフラボンアグリコンの有効性．New food industry ＝ ニューフードインダストリー，43：1-5，2001

19）Nagata H, et al：Effect of eucalyptus extract chewing gum on periodontal health：a double-masked, randomized trial. J Periodontol, 79：1378-1385, 2008

20）Azarpazhooh A & Limeback H：Clinical efficacy of casein derivatives：a systematic review of the literature. J Am Dent Assoc, 139：915-24；quiz 994, 2008

21）McDougall WA：Effect of milk on enamel demineralization and remineralization in vitro. Caries Res, 11：166-172, 1977

22）Mor BM & Rodda JC：In vitro remineralisation of artificial caries-like lesions with milk. N Z Dent J, 79：10-15, 1983

23）Reynolds EC：Remineralization of enamel subsurface lesions by casein phosphopeptide-stabilized calcium phosphate solutions. J Dent Res, 76：1587-1595, 1997

24）Shen P, et al：Remineralization of enamel subsurface lesions by sugar-free chewing gum containing casein phosphopeptide-amorphous calcium phosphate. J Dent Res, 80：2066-2070, 2001

25）Cai F, et al：Remineralization of enamel subsurface lesions in situ by sugar-free lozenges containing casein phosphopeptide-amorphous calcium phosphate. Aust Dent J, 48：240-243, 2003

26）Reynolds EC：Anticariogenic complexes of amorphous calcium phosphate stabilized by casein phosphopeptides：a review. Spec Care Dentist, 18：8-16, 1998

27）Jindal S, et al：Reverse The Adverse：A Review. Int J Adv Health Sci, 11：21-24, 2015

28）Dorozhkin SV：Dental Applications of Calcium Orthophosphates（CaPO$_4$）. J Dent Res, 1：1007, 2019

29）小林隆嗣，他：リン酸化オリゴ糖カルシウム（POs-Ca®）のむし歯予防への応用. 応用糖質科学, 4：133-139, 2014

30）医薬基盤・健康・栄養研究所：「中性脂肪または体脂肪が気になる方に適する」表示をした食品.「健康食品」の安全性・有効性情報（https://hfnet.nibiohn.go.jp/specific-health-food/good-use6/）

31）Singhal A, et al：Docosahexaenoic acid supplementation, vascular function and risk factors for cardiovascular disease：a randomized controlled trial in young adults. J Am Heart Assoc, 2：e000283, 2013

32）Miwa Y, et al：Glucosyl hesperidin lowers serum triglyceride level in hypertriglyceridemic subjects through the improvement of very low-density lipoprotein metabolic abnormality. J Nutr Sci Vitaminol（Tokyo）, 51：460-470, 2005

33）Zang L, et al：Globin Digest Improves Visceral Adiposity Through UCP1 Upregulation in Diet-Induced Obese Zebrafish and Mice. Front Nutr, 8：650975, 2021

34）中井正晃，他：ウーロン茶重合ポリフェノールの血中トリグリセリド上昇抑制作用メカニズム. 肥満研究, 11：88-90, 2005

35）Hill JO, et al：Thermogenesis in humans during overfeeding with medium-chain triglycerides. Metabolism, 38：641-648, 1989

36）Krotkiewski M：Value of VLCD supplementation with medium chain triglycerides. Int J Obes Relat Metab Disord, 25：1393-1400, 2001

37）浅野一朗，他：マンノオリゴ糖配合コーヒー飲料摂取による体脂肪低減作用. 医学と薬学, 55：93-103, 2006

38）熊王俊男，他：ヒトにおけるコーヒー豆マンノオリゴ糖の単回摂取が血液中中性脂肪に及ぼす影響. 日本食品工学会誌, 6：301-304, 2005

39）立石法史，他：体脂肪低減効果を有するケルセチン配糖体配合飲料の研究開発. 化学と生物, 56：408-413, 2018

40）Ueda K, et al：Combination of aerobic exercise and an arginine, alanine, and phenylalanine mixture increases fat mobilization and ketone body synthesis. Biosci Biotechnol Biochem, 81：1417-1424, 2017

41）Ueda K, et al：An arginine, alanine, and phenylalanine mixture increases synthesis of ketone bodies during low-intensity exercise via stimulating glucagon secretion in men with obesity. J Phys Fit Sports Med, 6：325-333, 2017

42）神谷智康，他：葛の花エキス含有粉末茶飲料の腹部脂肪面積低減作用および長期摂取時の安全性に関する検討. 機能性食品と薬理栄養, 7：233-249, 2012

43）Ota N, et al：Consumption of Coffee Polyphenols Increases Fat Utilization in Humans. Journal of Health Science, 56：745-751,2010

44）内藤 博：カゼインの消化時生成するホスホペプチドのカルシウム吸収促進機構. 日本栄養・食糧学会誌, 39：433-439, 1986

45）藤田孝輝：「整腸・Ca吸収促進Wの効果」乳果オリゴ糖の開発. 生物工学, 88：362-363, 2010

46）Andon MB, et al：Calcium absorption from apple and orange juice fortified with calcium citrate malate（CCM）. J Am Coll Nutr, 15：313-316, 1996

47）谷本浩之：健康・機能性新素材Ⅱ ポリグルタミン酸のカルシウム吸収促進作用. 食品工業, 46：20-24, 2003

48）宮内智美，海老沢秀道：大豆イソフラボンによる骨量維持作用機序解明に関する研究. 学苑・生活科学紀要, 794：21-26, 2006

49）Koshihara Y, et al：Vitamin K stimulates osteoblastogenesis and inhibits osteoclastogenesis in human bone marrow cell culture. J Endocrinol, 176：339-348, 2003

50）Aoe S, et al：Controlled trial of the effects of milk basic protein（MBP）supplementation on bone metabolism in healthy adult women. Biosci Biotechnol Biochem, 65：913-918, 2001

51）Liu RH：Potential synergy of phytochemicals in cancer prevention：mechanism of action. J Nutr, 134：3479S-3485S, 2004

52）本田沙理，増田俊哉：ポリフェノール，化学反応を基盤とする機能性物質―抗酸化反応から成分間反応まで. 化学と生物, 53：442-448, 2015

53）「フラボノイドの医学」（吉川敏一／編），講談社，1998

54）Heim KE, et al：Flavonoid antioxidants：chemistry, metabolism and structure-activity relationships. J Nutr Biochem, 13：572-584, 2002

55）Aizawa K, et al：Development of singlet oxygen absorption capacity（SOAC）assay method. 2. Measurements of the SOAC values for carotenoids and food extracts. J Agric Food Chem, 59：3717-3729, 2011

56）Bi G, et al：Retinol Saturase Mediates Retinoid Metabolism to Impair a Ferroptosis Defense System in Cancer Cells. Cancer Res, 83：2387-2404, 2023

57）安西尚彦：膜輸送蛋白質 Up-to-Date．日腎会誌，50：110-113，2008

58）永森收志，他：ヒト栄養素トランスポーターと分子標的創薬研究 糖やアミノ酸の取り込み装置を制御して病気を治す．化学と生物，58：520-528，2020

59）Sun Y, et al：Inhibitory effects of flavonoids on glucose transporter 1 （GLUT1）：From library screening to biological evaluation to structure-activity relationship. Toxicology, 488：153475, 2023

60）Nagamori S, et al：Structure-activity relations of leucine derivatives reveal critical moieties for cellular uptake and activation of mTORC1-mediated signaling. Amino Acids, 48：1045-1058, 2016

61）Nekohashi M, et al：Luteolin and quercetin affect the cholesterol absorption mediated by epithelial cholesterol transporter niemann-pick c1-like 1 in caco-2 cells and rats. PLoS One, 9：e97901, 2014

62）Fuller R：Probiotics in man and animals. J Appl Bacteriol, 66：365-378, 1989

63）Joint FAO/WHO Working Group：Guidelines for the Evaluation of Probiotics in Food. 2002 （https://www.mhlw.go.jp/file/05-Shingikai-11121000-Iyakushokuhinkyoku-Soumuka/0000197343.pdf）

64）腸内細菌学会：辻 浩和．用語集 プロバイオティクス （probiotics） （https://bifidus-fund.jp/keyword/kw030.shtml）

65）Yousefi B, et al：Probiotics importance and their immunomodulatory properties. J Cell Physiol, 234：8008-8018, 2019

66）Watanabe T, et al：Current knowledge on non-steroidal anti-inflammatory drug-induced small-bowel damage：a comprehensive review. J Gastroenterol, 65：481-495, 2020

67）Din AU, et al：Amelioration of TMAO through probiotics and its potential role in atherosclerosis. Appl Microbiol Biotechnol, 103：9217-9228, 2019

68）Wakai T, et al：Repressive processing of antihypertensive peptides, Val-Pro-Pro and Ile-Pro-Pro, in Lactobacillus helveticus fermented milk by added peptides. J Biosci Bioeng, 114：133-137, 2012

69）Gibson GR & Roberfroid MB：Dietary modulation of the human colonic microbiota：introducing the concept of prebiotics. J Nutr, 125：1401-1412, 1995

70）腸内細菌学会：田代靖人．用語集 プロバイオティクス （probiotics） （https://bifidus-fund.jp/keyword/kw022.shtml）

71）Rushdi TA, et al：Control of diarrhea by fiber-enriched diet in ICU patients on enteral nutrition：a prospective randomized controlled trial. Clin Nutr, 23：1344-1352, 2004

72）水野英彰，阿部展次：経腸栄養管理合併症に対するプレバイオティクスやプロバイオティクスの有用性．日本静脈経腸栄養学会雑誌，33：1115-1120，2018

73）原 博：プレバイオティクスから大腸で産生される短鎖脂肪酸 の生理効果．腸内細菌学雑誌，16：35-42，2002

74）Sugawara G, et al：Perioperative synbiotic treatment to prevent postoperative infectious complications in biliary cancer surgery：a randomized controlled trial. Ann Surg, 244：706-714, 2006

75）Eguchi S, et al：Perioperative synbiotic treatment to prevent infectious complications in patients after elective living donor liver transplantation：a prospective randomized study. Am J Surg, 201：498-502, 2011

76）Usami M, et al：Effects of perioperative synbiotic treatment on infectious complications, intestinal integrity, and fecal flora and organic acids in hepatic surgery with or without cirrhosis. JPEN J Parenter Enteral Nutr, 35：317-328, 2011

77）Yokoyama Y, et al：Randomized clinical trial of the effect of perioperative synbiotics versus no synbiotics on bacterial translocation after oesophagectomy. Br J Surg, 101：189-199, 2014

78）Komatsu S, et al：Efficacy of perioperative synbiotics treatment for the prevention of surgical site infection after laparoscopic colorectal surgery：a randomized controlled trial. Surg Today, 46：479-490, 2016

79）Shimizu K, et al：Association of prophylactic synbiotics with reduction in diarrhea and pneumonia in mechanically ventilated critically ill patients：A propensity score analysis. J Infect Chemother, 24：795-801, 2018

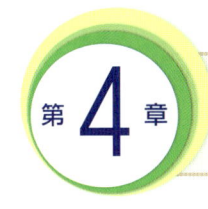

チェック問題

問 題

☐ ☐ **Q1** 血圧が高めの方に適している特定保健用食品に認められている関与成分を答えよ.

☐ ☐ **Q2** コレステロールが高めの方に適している特定保健用食品に認められている関与成分を答えよ.

☐ ☐ **Q3** 酸素からスーパーオキシドアニオンになる反応を説明せよ. さらにスーパーオキシドアニオンを消去する抗酸化酵素の名前を答えよ.

☐ ☐ **Q4** 食事から摂取できる抗酸化物質を 4 つ答えよ.

☐ ☐ **Q5** トランスポーターとは何か.

☐ ☐ **Q6** プロバイオティクス, プレバイオティクスとは何か.

解答&解説

A1 ラクトトリペプチド, サーデンペプチド, カゼインドデカペプチド, ゴマペプチド, 海苔オリゴペプチド, かつお節オリゴペプチド, イソロイシルチロシンなどのペプチド類, γ-アミノ酪酸 (GABA), 酢酸, 杜仲葉配糖体.

A2 茶カテキン, 植物ステロール, キトサン, 低分子化アルギン酸ナトリウム, サイリウム種皮由来の食物繊維, 大豆たんぱく質, セサミン, セサモリン, ブロッコリー/キャベツ由来のS-メチルシステインスルフォキシド (SMCS:天然アミノ酸).

A3 ユビセミキノンなどのラジカル種またはNADPHオキシダーゼなどの酵素反応によって, 通常の酸素分子 (三重項酸素) に電子が1つ渡されることでスーパーオキシドアニオンが生じる. スーパーオキシドアニオンを消去する抗酸化酵素は「スーパーオキシドジスムターゼ (SOD)」.

A4 ポリフェノール類 (ケルセチン, カテキンなど), ビタミンA (レチノール, レチナール, レチノイン酸), カロテノイド (β-カロテンなど), ビタミンC (アスコルビン酸), ビタミンE (トコフェロールなど).

A5 トランスポーターとは, 栄養素やイオンなどを外界から細胞内に取り込む膜たんぱく質のことである. 細胞膜上に存在する輸送体のことをいう.

A6 プロバイオティクスとは, 乳酸菌やビフィズス菌などを代表とする, 体によい作用をもたらす生きた細菌 (有用菌・善玉菌) のことをいう. プレバイオティクスとは, 難消化性オリゴ糖や食物繊維など, 消化管上部で消化吸収を受けない, 宿主の栄養とならずに有用な腸内細菌の栄養源となる物質のことをいう.

生活習慣病と栄養・免疫

Point

1. 生活習慣病とは，毎日のよくない生活習慣の積み重ねによって引き起こされる病気のことであり，日本人の死因の約半数を占めることを理解する.

2. 内臓脂肪型肥満を防ぐのは適切な食生活であることを理解する.

3. 糖尿病の背景には食生活を中心とした生活習慣の悪化による内臓脂肪型肥満があることを理解する.

4. 血管障害は血管内皮細胞の機能低下からはじまることを理解する.

5. 免疫細胞の機能を維持するための適切な栄養摂取について理解する.

6. がんの予防対策の一つとして変異原物質の回避と，細胞性免疫の維持と強化を促す生活習慣が考えられることを理解する.

概略図 栄養と関連が深い疾病・生体防御機構

1 生活習慣病

A. 生活習慣病という概念

　読者の皆さんも含めて，今では全国民によく知られるようになった**生活習慣病**という言葉は，1996年頃から使われるようになった．それまでは「成人病」とよばれていた脳卒中，がん，心疾患，糖尿病などの40代以降に死亡率が高くなる疾病について，①生活習慣が深くかかわっていること，②生活習慣を改善することで発症・進行が予防できること，③その認識を広く国民に植え付けることが大切であることから，国をあげて「生活習慣病」とよぶようになった[1]．生活習慣病（life-style related diseases）という呼称と概念の導入にあたり，「食習慣，運動習慣，休養，喫煙，飲酒等の生活習慣が，その発症・進行に関与する疾患群」と定義することが適切であるとされた[1]．生活習慣病の範囲としては，はっきりと定められたものはないが，健康増進法では「がん及び循環器病」[2]，「健康日本21」では「がん，循環器疾患（脳血管疾患，虚血性心疾患，高血圧症，脂質異常症，メタボリックシンドローム），糖尿病，COPD（慢性閉塞性肺疾患），歯周病」[3] などが含まれるとされている．つまり，生活習慣病とは，不健康な食生活，過度のアルコール摂取，運動不足，喫煙などのよくない生活習慣の積み重ねを一因として引き起こされる疾病全般をいう．厚生労働省は，生活習慣病の提唱にあたり，不健康な生活習慣をレベル1，肥満・高血糖・高血圧・高脂血をレベル2，肥満症，糖尿病，高血圧症，高脂血症をレベル3，心疾患・脳卒中などをレベル4，半身麻痺などをレベル5として，生活習慣を改善しなければレベル悪化の流れを止められないというイメージを公表した（図1）[4]．

　生活習慣病は，学んで生活習慣を改善していくこと

健康な生活習慣

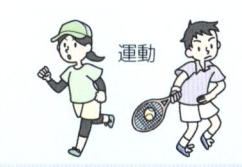

運動

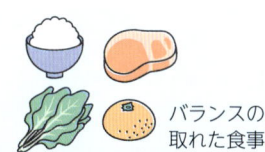

バランスの取れた食事

不健康な生活習慣

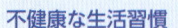

レベル1
（まだ改善できる）

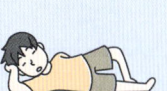

運動不足

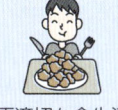

不適切な食生活

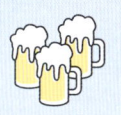

過度の飲酒

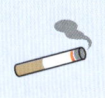

喫煙

レベル2（注意）
・肥満　　・高血糖
・高血圧　・高脂血

レベル3（治すなら今）
・肥満症（特に内臓脂肪型肥満）
・糖尿病　・高血圧症　・高脂血症

レベル4（危ない）
・虚血性心疾患（心筋梗塞・狭心症など）
・脳卒中（脳出血・脳梗塞など）
・糖尿病の合併症（失明・人工透析など）

レベル5（生活機能の低下・要介護状態）
・半身の麻痺
・日常生活における支障
・認知症

図1　生活習慣病のイメージ
厚生労働省生活習慣病対策室資料（https://www.mhlw.go.jp/bunya/kenkou/seikatsu/pdf/ikk-a20.pdf）をもとに作成

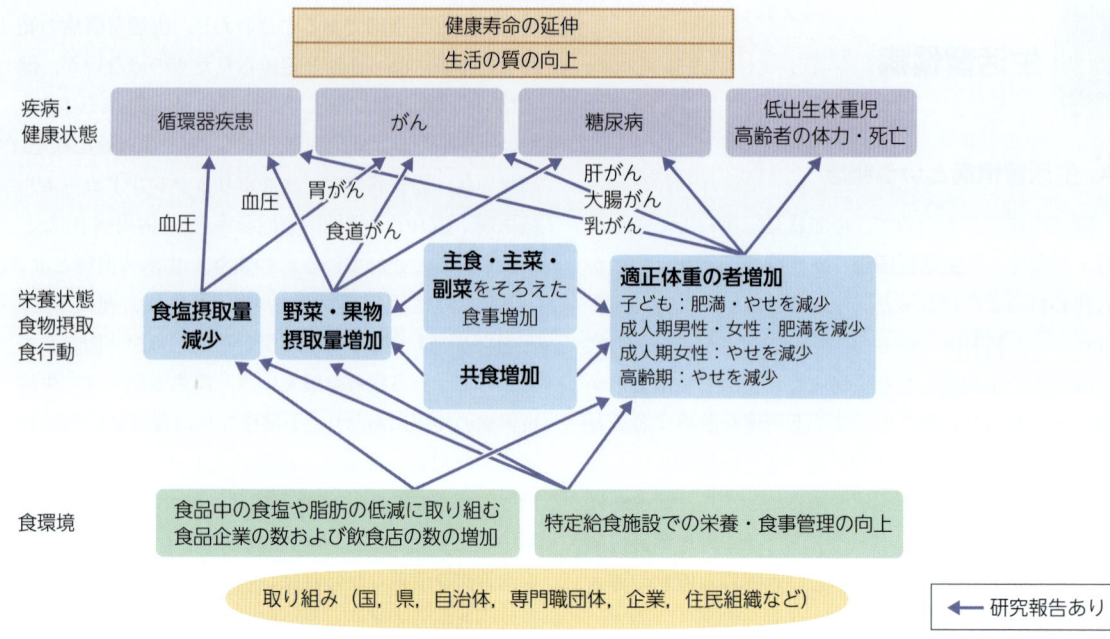

図2　生活習慣病等と栄養・食生活の目標関連

厚生労働省：健康日本21（第二次）の推進に関する参考資料（平成24年7月）．2012（https://www.mhlw.go.jp/bunya/kenkou/dl/kenkounippon21_02.pdf）より引用

で防ぐことができる．このため，厚生労働省では生活習慣病予防対策を含む「健康日本21」という運動を行っている（第一次指針：2000〜2010年，第二次指針：2013〜2023年，第三次指針：2024〜2035年）．厚生労働省は，生活習慣病等を予防するための栄養・食生活の目標について，研究報告に基づいて第二次指針の資料に示している（図2）[5]．

なお，世界保健機関（WHO）は，似たような概念としてNCDs（non-communicable diseases，非感染性疾患）という言葉を用いている[6]．NCDsは感染または伝染しない病気の総称であり，脳卒中，がん，心疾患，糖尿病，慢性閉塞性肺疾患（COPD），メンタルヘルスなどを含む．NCDsの範囲には生活習慣病も含まれるが，生活習慣だけでなく，遺伝的な要因や生活習慣以外の外的な要因にも関連した疾病も含まれる．したがって，生活習慣病は生活習慣によって主に引き起こされる特定の疾患を指し，NCDsは非感染性の病気全般を指す．

厚生労働省によって2023年に公表された2022年の人口動態統計によると，生活習慣病は日本人の死因の約半分を占めることがわかる（図3）．先進国において

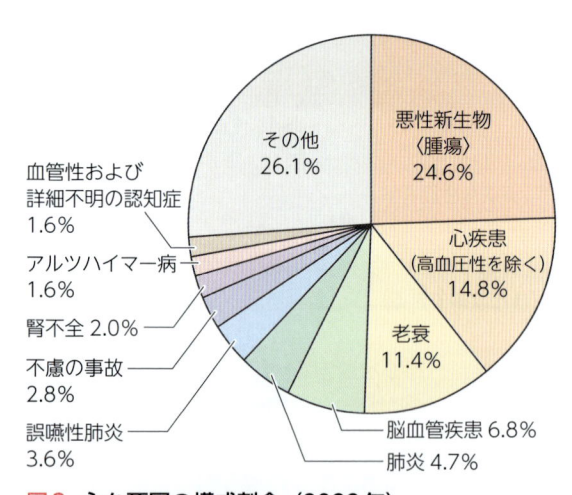

図3　主な死因の構成割合（2022年）

厚生労働省：令和4年（2022）人口動態統計月報年計（概数）の概況．2023（https://www.mhlw.go.jp/toukei/saikin/hw/jinkou/geppo/nengai22/dl/gaikyouR4.pdf）より引用

死因の大きな部分を占める生活習慣病は，学んで改善することで防ぐことが可能であり，特に食生活の改善によって健康寿命を伸ばすことが可能であることがわかっている．生活習慣病を防ぐために，食品の三次機能は注目されているのである．

B. 死の四重奏，死の五重奏

「死の四重奏」とは，**肥満，高血糖（糖尿病），高血圧，高脂血症**の4つが同時にそろっている状態をいう．アメリカの医師，カプラン氏により1989年に提唱された言葉[7]で，これら4つの危険因子のうち3つ以上揃うと心筋梗塞などの致命的な心疾患の発症率が35倍以上にも及ぶ（図4）[8]．この4つは併発しやすく，互いに悪影響を及ぼし合うことが知られている．

これら4つの危険因子のうち，はじめに引き起こされるのは**肥満**，特に**内臓脂肪型肥満**であることが多いとされる．肥満（内臓脂肪型肥満）を原因として，（p.143からの「肥満」の項目で詳しく説明を行うが）脂肪細胞から分泌されるアディポサイトカインの働きが異常となり，インスリン抵抗性やインスリン分泌不全が起こり，その結果，糖尿病，高血圧，高脂血症へ，そして心筋梗塞へという悲劇に至ると考えられている（**肥満→糖尿病・高血圧・高脂血症→心筋梗塞**）．肥満から死のメロディーが奏でられはじめ，二重奏，三重奏，四重奏と加速度的に積み重なり死へと向かうのである．したがって，肥満（内臓脂肪型肥満）にならないことが，まずは生活習慣病予防の第一歩であるといえる．それには食生活が非常に重要である．

なお最近では，5つめの危険因子として睡眠時無呼吸症候群を加えて「死の五重奏」[9]ともよばれる．睡眠時無呼吸症候群は，高血圧，糖尿病，慢性腎臓病，虚血性心疾患，心不全，不整脈，突然死，脳血管障害，大動脈疾患，肺高血圧など多くの循環器系疾病との合併リスクが有意に高い[10]．

C. オーダーメイド栄養療法／オーダーメイド栄養指導

1）遺伝子，DNAとは

例えば，全く同じような食生活をして，全く同じカロリーを摂取しているAさんとBさんでも，体質によって，やせたり，太ったりすることがある．太りにくい体質，太りやすい体質というのは，実際，**遺伝子**によって生まれつきある程度決まっているのだ．

遺伝子と**DNA**（deoxyribonucleic acid）というのは，何が違うだろうか．遺伝子というのは，非常に長い物質であるDNAのごく一部で，たんぱく質をコードしている情報をもつ箇所のことである（図5）．

DNAは**ヌクレオチド**が多数つながったものであり，ヌクレオチドは**塩基**，**糖（デオキシリボース）**，**リン酸**の3つの部分からなる．イヌのような動物の形に例えると，顔の部分が「塩基」，胴体の部分が五角形の「糖（デオキシリボース）」，尻尾の部分が「リン酸」と覚えるとよい（図6）．

そして，糖から出ている後ろ足と次のヌクレオチド（イヌ）の尻尾とがつながって，鎖を形成しているのだ（図7）．

クリスマスの電飾に例えると，リン酸と糖で電線部分を形成し，そこに4色（4種類）の電飾（塩基）が飛び出している構造をしている（図8）．つまり，ヌクレオチド同士で異なっているのは塩基の部分だけである．

（グラフ：横軸「危険因子*の保有数」0, 1, 2, 3〜4　縦軸「心疾患の発症危険度」0〜40）

図4　死の四重奏
＊　危険因子：肥満，高血糖，高血圧，高脂血症.

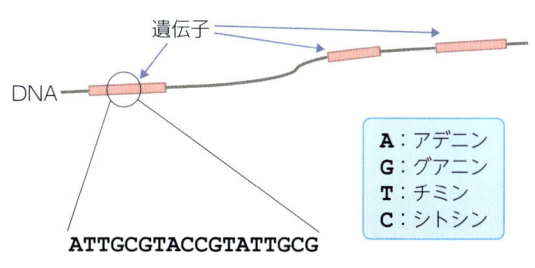

A：アデニン	
G：グアニン	
T：チミン	
C：シトシン	

ATTGCGTACCGTATTGCG

図5　DNAと遺伝子の違い
栄養科学イラストレイテッド「基礎栄養学　第4版」（田地陽一／編），羊土社，2020より引用

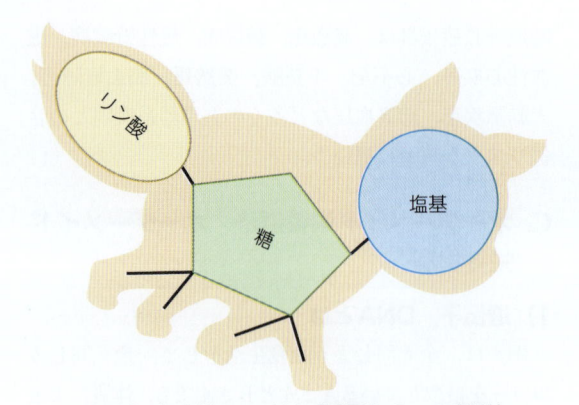

図6 ヌクレオチドのつくり（重要な3つの部分）

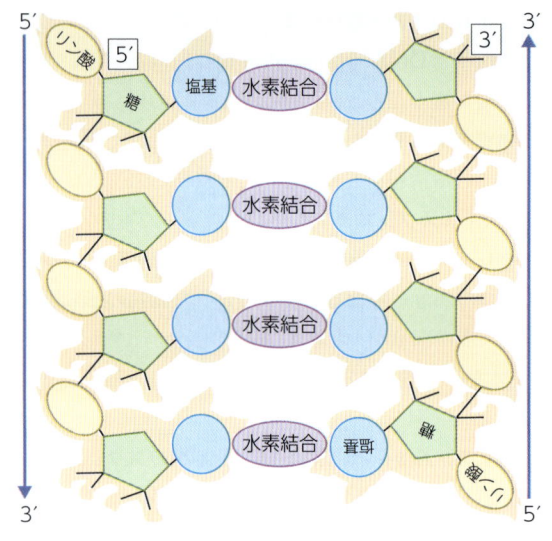

図7 DNAのつくり1

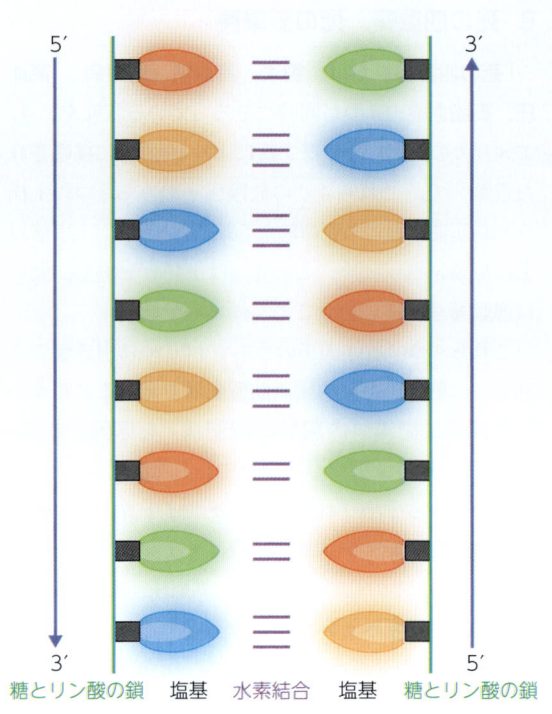

糖とリン酸の鎖　　塩基　　水素結合　　塩基　糖とリン酸の鎖

図8 DNAのつくり2

だからこそ，この異なっている部分である塩基が，**暗号**になっているのである．DNAの4種類の塩基は，**アデニン（A），グアニン（G），シトシン（C），チミン（T）** である．例えば，電飾の色をアデニン（赤），グアニン（橙），シトシン（青），チミン（緑）とすると，アデニンとチミン，グアニンとシトシン，つまり赤と緑，橙と青の組合わせでのみ結合する（**図8**）．この性質を**相補性**という．向かい合った相補的な塩基は，水素結合によってつながり，DNA鎖は二本鎖となり，二重らせん構造を形成する．AとTは水素結合2つ，GとGは水素結合3つによって結合する．

　DNAそしてヌクレオチドのつくりについて大まかにイメージできただろうか．

　ところで，DNAは非常に長い物質であると書いたが，どれくらい長いのだろう．その長さについても，イメージしてみよう．

　ヒトの身体では，1個の細胞（直径約100分の2 mm程度）の1個の核（直径約100分の1 mm程度）の中に，46本の染色体があり，染色体をほどくとヒモ状のらせん構造をしたDNAが現れる．1個の核の中のDNAは，仮に1本につなげたとすると約2 mにもなるといわれている．核の直径よりも約20万倍も長いのだ．それがどれほど脅威的なことであろうか．

　ヒトの身体は，約37兆個の細胞でできているといわれている[11]．もし仮にヒトの身体のDNAを全部1本につなぎ合わせたとすると，どのくらいの長さになるのか，計算してみよう．細胞1個あたり約2 mのDNAが，細胞約37兆個分あるので，

　　$2\,[m] \times 37兆 = 74兆\,[m]$

　74兆［m］とはどのくらいの長さであろうか．ちなみに，地球一周が約4万［km］つまり4千万［m］である．したがって，74兆［m］とは，

　　$74兆\,[m] \div 4千万\,[m] = 185万$

　ヒト1人のDNAをつなぐと地球を185万回糸巻きに

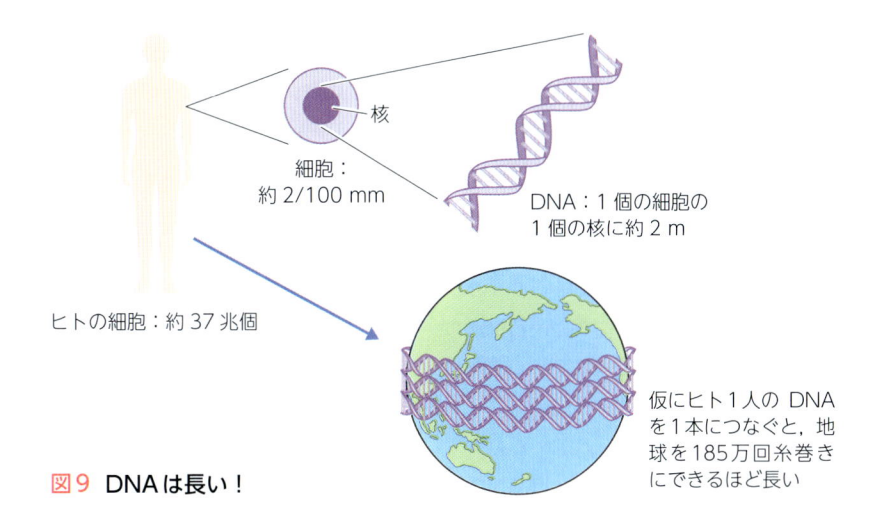

図9　DNAは長い！

細胞：
約2/100 mm

核

DNA：1個の細胞の
1個の核に約2 m

ヒトの細胞：約37兆個

仮にヒト1人の DNA
を1本につなぐと，地
球を185万回糸巻き
にできるほど長い

できるほど長いのである．読者の皆さん，いかに自分の身体が糸だらけなのか，実感していただけただろうか（図9）．

2）ヒトゲノム計画とポストゲノム時代

そのような長いDNAの暗号つまりA-G-C-Tの塩基配列を全部解読しようという**ヒトゲノム計画（ヒトゲノムプロジェクト）**が，1990年から15年間の予定で30億ドル（当時の相場で4320億円）の予算でスタートした．アメリカ政府主導で開始したが，日本も含む世界各国が参加を申し入れ，18カ国共同で行われた．このプロジェクトは，ヒトの設計図である全塩基配列30億文字の解明をめざして行われ，予定よりも早い2003年4月に完了した．これによって，ヒトの設計図が解明され，約26,000個のほぼすべての遺伝子が釣り上げられた．

その後はポストゲノム時代として，それらの遺伝子がどこでいつどのように機能しているのかを明らかにする**エンサイクロペディア計画**（ENCODEプロジェクト；2014年まで推進）と，多くの塩基配列の個人差（＝多型）を網羅的に明らかにする**1000人ゲノム計画**（1000ゲノムプロジェクト；2008年より）が行われた．それらのプロジェクトの成果により，一人ひとりの体質が異なる根拠が遺伝子レベルでわかってきたのである．このことは，ヒトの生命や健康に直結する重要な情報である．文部科学省は，『ここまでわかった！！ヒトゲノム』と中央に書かれた「ゲノムマップ」を無料発行し（最新版は第4版），『一家に1枚ヒトゲ

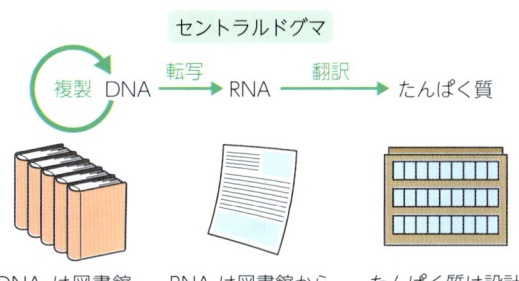

セントラルドグマ

複製　DNA　転写　RNA　翻訳　たんぱく質

DNA は図書館から持ち出せない蔵書のようなもの
（設計図であるDNA は核から出ない）

RNA は図書館から持ち出せるコピー紙のようなもの
（設計図のコピーであるRNA は核から出る）

たんぱく質は設計図をもとに造り上げた建物のようなもの（機能する本体＝身体）

図10　なぜDNAはヒトの設計図といえるのか（セントラルドグマ）

ノムマップ』とよびかけている[12]．

3）なぜDNAはヒトの設計図だといわれるのか

DNAはヒトの設計図だといわれるが，それはどうしてだろうか．ヒトの身体をつくっている成分のうち，最も多いのは水分である．その次に多く含まれる成分は**たんぱく質**である．つまり，ヒトの身体は（スーパーに売っている牛肉やブタ肉と同様）主にたんぱく質でできている．たんぱく質を合成するための暗号はDNAの中の遺伝子にある．だから，DNAはヒトの身体の設計図といわれるのだ．

詳しく見てみよう．図10の通り，DNAは，**核**という図書館からもち出し禁止の蔵書のようなものであり，

核から外に出ることはできない．しかし，DNAの中のつくりたいたんぱく質をコードする遺伝子部分の暗号（ヌクレオチドの塩基配列）は，コピーして核から外にもち出すことができる．まさに，持ち出し禁止の蔵書は図書館から出せないが，その一部分をコピーした紙なら図書館からもち出せる，ということと同じである．その欲しい暗号（塩基配列）部分だけをコピーすることを**転写**という．そしてコピーされたものを**mRNA（メッセンジャーRNA）**という．このmRNAは核から（核膜孔を通じて）外に出て，細胞質において，mRNAの暗号（塩基）3文字につき対応するアミノ酸が1つ運ばれてくる**翻訳**を受ける．mRNAの塩基3文字につき対応するアミノ酸が1つ，また隣の塩基3文字につきアミノ酸が1つ，と順にアミノ酸は連鎖的に運ばれてきて，ヌクレオチドの塩基配列がアミノ酸配列へと翻訳されるのである．そのアミノ酸がつながったものがたんぱく質であり，身体の重要な構成成分となる．だからこそ，DNAはヒトの設計図だといえるのである．

4）遺伝子多型／体質がオーダーメイド医療／オーダーメイド栄養指導の必要性にかかわる

DNAの塩基配列は，同じヒトという種であっても個人によって少しずつ異なることがわかっている．もしも，設計図上の塩基配列が個人によって1塩基違ったとすると，運ばれてくるアミノ酸の種類も変わり，アミノ酸の配列が変わることによってたんぱく質の立体構造も変化するということが起こりうる．つまり，個人によって形の違うたんぱく質ができることになるのだ．このような塩基配列の変化（遺伝子バリアント[※1]）が，同じ種の集団の中で1％以上の頻度で存在し，病的でないものを**遺伝子多型**という．

例えば，ヒトのアルデヒド脱水素酵素2（ALDH2）遺伝子では，正常型Gに対して変異型Aというたった1塩基の違いで，運ばれてくるアミノ酸がグルタミン

酸からリジンへと変わり，お酒に強いか弱いかというヒトの性質が異なる．このように1塩基の違いで性質が変わる**多型**を**SNP**（スニップ：single nucleotide polymorphismの略，一塩基多型）といい，数多くあるので**SNPs**（スニップス）と複数形をよく用いる．SNPは，一塩基バリアント（SNV）[※2]に含まれる．

SNPは500〜1,000塩基に1個程度の割合で存在し，全ゲノム中には300万〜1,000万カ所もあると考えられている．このSNPが，病気の罹りやすさや薬の効きやすさ，お酒の酔いやすさ，そして太りやすさなど体質にかかわっている．

太りやすい・太りにくい，お酒に酔いやすい・酔いにくい，生活習慣病になりやすい・なりにくい，といった体質は，持って生まれたDNAの塩基配列に違いによって存在する（**図11**）．

近年，薬の効きやすさや副作用の出やすさなどを遺伝子変異の違いから捉え，個人の体質の多様性に応じて治療を行う**オーダーメイド医療／オーダーメイド治療**が，大学病院や国立病院を中心に行われるようになってきた．

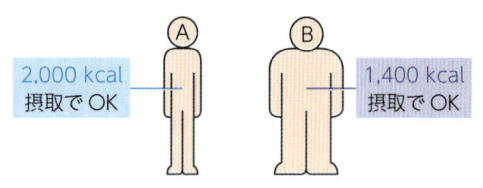

全く同じ食べ物を毎日2,000 kcalずつ摂取する場合，Bさんは毎日600 kcalのオーバーカロリー
→毎日600 kcalの脂肪蓄積　→肥満

生活習慣病の発症は，「環境因子＞遺伝因子」であり，遺伝因子に合わせて環境因子（食生活）を整えることが大切

遺伝子診断（遺伝子鑑定）に基づき個人の体質に合わせてオーダーメイドな栄養プログラムを作成する（オーダーメイド栄養指導／オーダーメイド栄養療法）

図11　オーダーメイド栄養指導／オーダーメイド栄養療法

「太りやすい」「太りにくい」，「お酒に酔いやすい」「お酒に酔いにくい」体質（遺伝子）は存在する．
例えば，もって生まれた遺伝子（倹約遺伝子）により，安静時代謝量がAさんよりもBさんは600 kcal少ないということもありうる．Aさんにとっての2,000 kcal摂取がBさんにとっては1,400 kcal摂取ですむ．体質の違うAさんとBさんが，全く同じ食べ物を毎日2,000 kcalずつ摂取する場合，Bさんは毎日600 kcalのオーバーカロリーとなり，600 kcalの脂肪を蓄積する．

※1　**遺伝子バリアント**：遺伝子バリアントとは一般に，遺伝子やDNA配列に何らかの変化が生じたことを広く指す．頻度に関係なく，病的なもの，病的でないものなど，すべての遺伝子変異を含む．これに対して，遺伝子多型は頻度が1％以上で病的でないもの，遺伝子異常は機能に問題が生じる病的なものを指すことが多い．

※2　**一塩基バリアント（SNV）**：一塩基バリアント（SNV）とは，頻度に関係なく特定の場所で一塩基が他の塩基に置き換わった変異を広く指す．病気に関連する変異も含む．これに対してSNPは，一般に1％以上の頻度でみられる一塩基の変異を刺し，病気とは無関係の中立的なものが多い．

ごく近い将来，栄養においても，遺伝子診断に基づき，個人の体質に合わせてオーダーメイドな栄養プログラムが作成されるようになることが考えられる．個人の遺伝子情報に基づいて，個人の体質に応じた最適な栄養指導や栄養療法，つまり**オーダーメイド栄養指導／オーダーメイド栄養療法**が求められる時代がくると予測される．

日本を含めた先進国で過半数の人口の死因となっている生活習慣病は，前述したように遺伝因子と環境因子が複数重なって発症することが知られているが，特に食生活などの環境因子が重要とされている．それぞれ，持って生まれた遺伝因子に応じて，環境因子，つまり健康に必要な食品成分を取り入れたよい食生活，よい運動など，生活習慣を整えることで，生活習慣病は抑えることができるのである．

自らの遺伝的体質を正しく理解した上で，おのおのの身体に合った生活習慣，食生活を送っていくことが，すべての生活習慣病の予防・抑制，そして健康寿命の延伸につながるのである．

2 肥満

A. 肥満とは

生活習慣病の入口は**肥満**であるといわれている．肥満とは，単に体重が重いことではなく，身体に入ってくるエネルギー（食べたエネルギー）と身体から出ていくエネルギー（使ったエネルギー）のバランスが崩れ，入ってくるエネルギーが体脂肪として過剰に蓄積された状態のことをいう．

しかし，肥満の判定には**BMI（body mass index）＝［体重（kg）］÷［身長（m）]^2** という体格指数が用いられている．標準とされるBMIは男女とも**22.0**であり，これは統計上，肥満と関連が強い生活習慣病に最もかかりにくい値とされている．わが国において，肥満とは「**脂肪が過剰に蓄積した状態で，BMIが25以上のもの**」[13] と定義されている．BMI ≧ 25は，日本肥満学会が定義する日本独自の判定基準であり，世界保健機構（WHO）が定義する国際的な肥満判定基準はBMI ≧ 30である（表1）[14]．日本人ではBMIが

表1 日本における肥満基準と国際的な肥満基準

BMI（kg/m^2）	日本における肥満判定 （日本肥満学会基準）	国際的な肥満判定 （WHO基準）
< 18.5	低体重	Underweight （低体重）
18.5 ≦ BMI < 25.0	普通体重	Normal range （普通体重）
25.0 ≦ BMI < 30.0	肥満（1度）	Pre-obese （肥満の前段階・普通体重）
30.0 ≦ BMI < 35.0	肥満（2度）	Obese class Ⅰ （肥満1度）
35.0 ≦ BMI < 40.0	肥満（3度）*	Obese class Ⅱ （肥満2度）
40.0 ≦ BMI	肥満（4度）	Obese class Ⅲ （肥満3度）

＊　BMI ≧ 35.0を高度肥満と定義する.
注）標準体重（理想体重）はもっとも疾病の少ないBMI 22.0を基準として，標準体重（kg）＝身長（m）^{2} × 22で計算された値とする.
日本ではBMIが25以上で肥満と判定されるが，WHOの国際的な基準ではBMIが30以上で肥満と判定される.
これは，日本人がBMI ＝ 25という少しの肥満でも肥満に関連する生活習慣病にかかりやすい体質を有しているからである.

25の時点で，肥満に関連する健康障害にかかりやすくなることがわかっているため[15]，国際的な基準よりも厳しく設定されている．日本人はもともと体質的に欧米人よりもインスリン分泌能が低く，少しの肥満で糖尿病や血管障害などの生活習慣病を引き起こしやすいのである[16]．

B. 肥満と肥満症とメタボリックシンドローム

肥満は病気ではない．肥満と判定されたからといって直ちに治療が必要なわけではない．しかし，**肥満症**は病気であり，医学的に治療や減量を必要とする．肥満と肥満症は何が違うのであろうか．

肥満症は，肥満に起因ないし関連する健康障害を合併するか，その合併が予測され，医学的に減量を必要とする病態である．また**内臓脂肪型肥満**は，健康障害の合併リスクが非常に高いため，現時点で健康障害を伴っていなくても，肥満症と診断される[13]．腹囲が男性で85 cm，女性で90 cm以上の場合，内臓脂肪型肥満とされる（図12）．

では，**メタボリックシンドローム**と肥満，肥満症は何が違うのであろうか．メタボリックシンドロームは，内臓脂肪型肥満に加えて，高血圧・高血糖・脂質異常

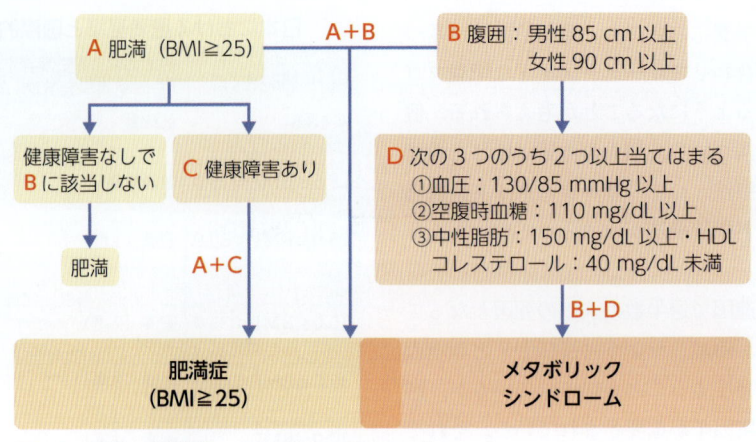

図12 肥満，肥満症，メタボリックシンドローム

のうち2つ以上が重なっている状態である[13]．1つが重なっている場合は，メタボリックシンドローム予備軍とされる．すでに**本章-1. 生活習慣病**で述べた「死の四重奏」と同じ考え方である．一つひとつのリスクは軽度でも，リスクが重なると心筋梗塞や狭心症，脳卒中などの命にかかわる血管障害を引き起こしやすくなるのである．ここで特徴的なのは，メタボリックシンドロームにはBMIがかかわらないこと，つまり体重が関係ないことである．体重よりもおなかの脂肪，つまり腹囲が重視されている．BMIが25未満であり肥満でなくても，メタボリックシンドロームとなることはあるのである（図12）．

C. 肥満を防ぐ保健機能食品

　肥満は生活習慣病へと導く第一歩であるが，まだ病気ではなく治療を必要としない．肥満から肥満症にならないために，そしてメタボリックシンドロームにならないために大切なのは，食生活を中心とする生活習慣の改善，セルフケアである．保健機能食品のなかには，「血中中性脂肪が気になる方に適する」「肥満気味の方の内臓脂肪を減らすのを助ける」「ウエスト周囲径を減らす」「高めのBMIの改善に役立つ」といった記載のある製品がある．肥満から非肥満へと導くために，保健機能食品を上手に活用しながら生活習慣を整えることはよい方法である．肥満症やメタボリックシンドロームはすでに病気であるため，病院での治療の対象となり，保健機能食品は制度上，対象外とされている

が，食品としてセルフケアに用いる場合も考えられる．
　肥満気味の方に適した保健機能食品成分としては，特定保健用食品成分の茶カテキン，マンノオリゴ糖，中鎖脂肪酸，ケルセチン配糖体，難消化性デキストリン，EPA・DHA，そして機能性表示食品成分のエラグ酸，キトグルカン，グラブリジン，ベータコングリシニン，ポリメトキシフラボン，イソフラボン，サラシノールなど多数ある（表2）．

D. 内臓脂肪型肥満と皮下脂肪型肥満

　BMIは身長と体重から計算される値であるため，これだけでは健康に問題となる肥満であるのかどうか見分けがつきにくい．同じBMIであっても，どこに脂肪が多くついているのかによって，健康リスクは大きく変わってくる．脂肪がおなかについているのか，下半身についているのか，脂肪が多くついている場所によって，肥満は大きく2種類に分けられて論じられる．**内臓脂肪型肥満（リンゴ型肥満）**と**皮下脂肪型肥満（洋ナシ型肥満）**である．内臓脂肪型肥満は，腸などおなかの臓器の周りにつく脂肪が多くなった状態で，リンゴの形のようにウエストのあたりがポコッと出ているのが特徴である．それに対して，皮下脂肪型肥満では，皮膚のすぐ下につく脂肪がお尻や太ももなど下半身に多くなった状態で，洋ナシの形のようにウエストよりも下に特に脂肪がついているのが特徴である（図13）．
　内臓脂肪型肥満は，皮下脂肪型肥満よりも病的意義が高いことがわかっている．例えば内臓脂肪型肥満で

表2 肥満気味の方に適した保健機能食品成分（特定保健用食品の例）

肥満が気になる方に適した市販の特定保健用食品の例	関与成分	許可された表示の一部
特茶　TOKUCHA	ケルセチン配糖体	脂肪分解酵素を活性化させるケルセチンの働きにより，脂肪を代謝する力を高め，体脂肪を減らす．
お〜いお茶　カテキン緑茶	茶カテキン	食事の脂肪の吸収を抑えて排出を増加させ，体に脂肪がつきにくい．
三ツ矢サイダーW	難消化性デキストリン	食物繊維（難消化性デキストリン）の働きにより，食事から摂取した脂肪の吸収を抑えて排出を増加させることで，血中中性脂肪の上昇をおだやかにする．
ヴァームスマートフィットウォーター	アラニン・アルギニン・フェニルアラニン	アラニン・アルギニン・フェニルアラニン混合物は，10分程度の歩行などの身体活動との併用による脂肪の分解と消費する力をより高める働きがあるので，体脂肪をさらに減らすことを助ける．
綾鷹　特選茶	難消化性デキストリン	食物繊維（難消化性デキストリン）の働きにより，食事から摂取した脂肪の吸収を抑え，食後の血中中性脂肪の上昇をおだやかにする．
イマークS	DHA・EPA	血中中性脂肪を低下させる作用のあるEPA・DHAを含んでいるので，血中中性脂肪が気になる方に適する．
ガセリ菌SP株ヨーグルト	ガセリ菌SP株	ガセリ菌SP株の働きにより，食事とともに召し上がることで脂肪の吸収を抑え，内臓脂肪を減らすのを助ける．
黒烏龍茶	ウーロン茶重合ポリフェノール	脂肪の吸収を抑えるウーロン茶重合ポリフェノールの働きにより，食後の血中中性脂肪の上昇を抑える．
血中中性脂肪が高めの方の緑茶	モノグルコシルヘスペリジン	血中中性脂肪を低下させる作用のあるモノグルコシルヘスペリジンを含んでおり，脂肪の多い食事をとりがちな方，血中中性脂肪が高めの方に適する．
DHCお腹の脂肪が気になる方の葛花茶	葛の花エキス	体脂肪やお腹の脂肪に作用する葛の花エキスを含んでいるので，お腹の脂肪が気になる方，お腹周りやウエストサイズが気になる方，体脂肪が気になる方，肥満が気になる方に適する．
ヘルシーリセッタ	ヘルシーリセッタ	中鎖脂肪酸を含み，体に脂肪がつきにくいのが特徴．体脂肪が気になる方や肥満気味の方は，通常の油に替えてこの油の使用を勧める．
ヘルシア緑茶α	茶カテキン	脂肪の分解と消費に働く酵素の活性を高める茶カテキンを豊富に含んでおり，脂肪を代謝する力を高め，エネルギーとして脂肪を消費し，内臓脂肪を減らすのを助ける．

2024年8月現在での，肥満気味の方に適した特定保健用食品の例を示す（全てではない）．いずれも科学的根拠に基づいて承認を受けている．作用としては，脂肪の吸収を抑えたり，脂肪分解酵素を活性化したり，脂肪の消費を促したりと，いずれも内臓脂肪を抑える働きを有するが，関与成分の種類はさまざまである．

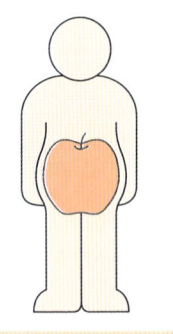
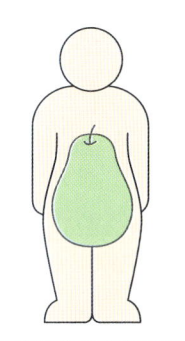

内臓脂肪型肥満
（リンゴ型肥満）
生活習慣病発症リスク高

皮下脂肪型肥満
（洋ナシ型肥満）
生活習慣病発症リスク低

図13　内臓脂肪型肥満と皮下脂肪型肥満

は，心血管障害をはじめとする生活習慣病など肥満による健康障害のリスクが高くなることが知られている[17]．

E. 内臓脂肪型肥満が危険な理由

　ではなぜ，内臓脂肪型肥満は皮下脂肪型肥満よりも健康障害リスクが高くなるのだろうか．それには，脂肪細胞から分泌される**アディポサイトカイン**がかかわっている．脂肪細胞・脂肪組織は，一昔前までは単なるエネルギーの貯蔵庫にすぎないと考えられていた．しかし近年，脂肪細胞からはアディポサイトカインという重要な生理活性物質が分泌されていることがわかった．

　アディポサイトカインには，私たちの身体によい作用をもつ善玉のアディポサイトカインと，悪い作用をもつ悪玉のアディポサイトカインがある．善玉アディポサイトカインには生活習慣病を抑制する**アディポネクチン**や肥満を抑制する**レプチン**があり，悪玉アディポサイトカインにはインスリン抵抗性や炎症を引き起こすTNF-αや血栓を引き起こすPAI-1，血圧を上昇

させるアンジオテンシンなどがある．内臓脂肪型肥満の肥大した脂肪細胞からは，善玉サイトカインであるアディポネクチンの分泌が減少し，悪玉アディポサイトカインの分泌が亢進していることがわかっている．また善玉サイトカインであるレプチンは，内臓脂肪型肥満の肥大した脂肪細胞からも，脂肪があればあるほど大量に分泌されるが，分泌されすぎることで，**レプチン抵抗性**というレプチンが効かなくなる状態に陥ることがわかっている．つまり，内臓脂肪型肥満においては，善玉アディポサイトカインが減少したり効かなくなったりすると同時に悪玉アディポサイトカインが増大することで，炎症促進・血栓促進・高血圧・インスリン抵抗性促進・血管障害促進などが起こり，生活習慣病が発症しやすくなるのだ（図14）．だからこそ，内臓脂肪型肥満は怖いのだ．

自らのもって生まれた遺伝子多型，体質を理解して，内臓脂肪型肥満にならないような食生活，機能性食品成分，生活習慣を取り入れていくことで，過半数の人の死因となっている生活習慣病を防いでいくことができる．

3 糖尿病

A. 糖尿病とは

糖尿病とは，血液中のグルコース濃度（血糖値）が高くなり，血管障害を合併する疾患である．血糖値が高いままで放置していると，血管が傷つき，心疾患や脳卒中の**大血管障害**として直接命が奪われたり，網膜症・腎症・神経障害の**細小血管障害**としてQOL（生活の質）が低下したりする（図15）．

日本における糖尿病人口は，可能性を否定できない人も合わせると約2,000万人だといわれる．糖尿病人口は，生活習慣と社会環境の変化に伴って急速に増加してきており，早急な対策が必要であるとされているのだ．

糖尿病の診断にあたっては，2024年8月現在，次の通りの基準となっている．

- 1．①空腹時血糖値126 mg/dL以上，②75 g経口ブドウ糖負荷試験（OGTT）2時間値200 mg/dL以上，③随時血糖値200 mg/dL以上，④HbA1c 6.5％以上，のうち①～③のいずれかと④

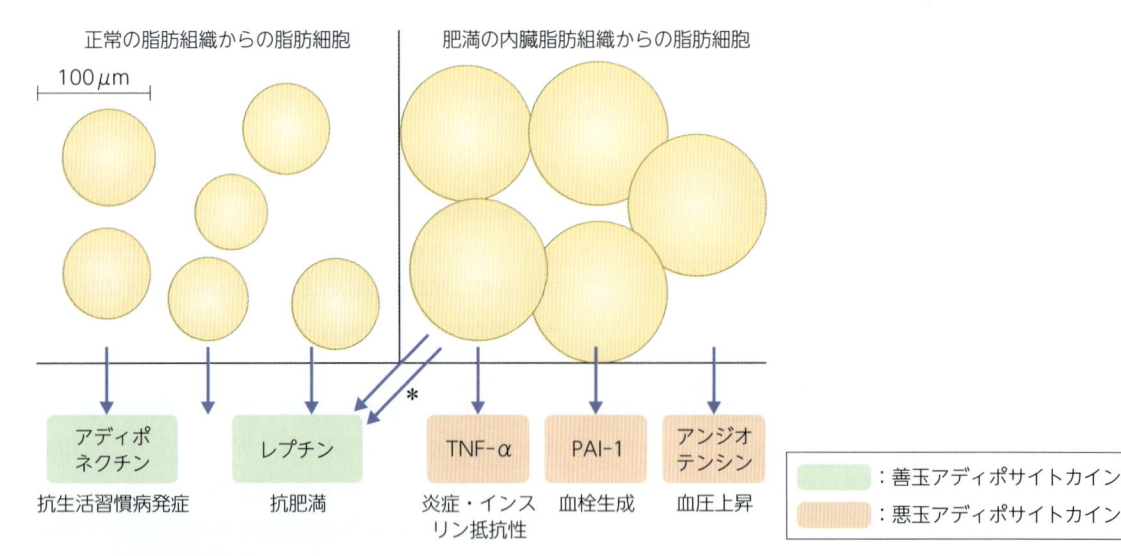

図14 内臓脂肪型肥満はなぜ怖いの？
＊ 分泌されすぎて効かなくなる（レプチン抵抗性）．
肥満の内臓脂肪細胞から分泌されるアディポサイトカインでは，善玉のものは減少（アディポネクチン）もしくは抵抗性（レプチン）となり，悪玉のものが分泌増加している．このことが，生活習慣病発症の原因の1つとなっているのである．

糖尿病とは，血糖値が異常に高くなり，
血管障害（糖尿病性血管障害）を合併する疾患

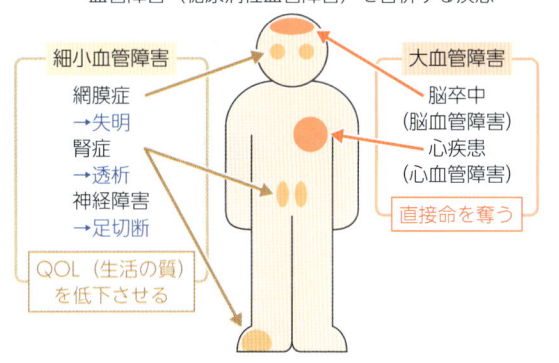

細小血管障害
網膜症
→失明
腎症
→透析
神経障害
→足切断

QOL（生活の質）
を低下させる

大血管障害
脳卒中
（脳血管障害）
心疾患
（心血管障害）

直接命を奪う

図15 糖尿病と糖尿病性血管障害

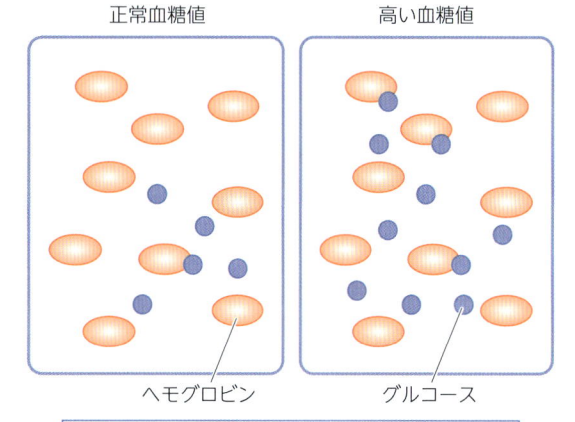

正常血糖値　　　　　　高い血糖値

ヘモグロビン　　　　　グルコース

血糖値が高い状態が続くと，血中グルコースに長期
間さらされることによって糖化しているヘモグロビ
ン（＝HbA1c）の割合が上昇する

図16 HbA1cの生成
赤血球の寿命は120日．HbA1cは，長期的な血糖コントロールの
指標で，過去1〜数カ月間の血糖コントロールの状態を反映する．

が確認されれば，糖尿病と診断する．［注：ストレスのない状態での高血糖の確認が必要］

- 2．①〜④のいずれか1つだけを認めた場合は「糖尿病型」と診断する．別の日に再検査を行い，再び「糖尿病型」が確認されれば糖尿病と診断する．ただし，HbA1cのみの反復検査で糖尿病と診断することは不可とする．
- 3．血糖値が「糖尿病型」（①〜③のいずれか）を示し，かつ次のいずれかの条件が満たされた場合は糖尿病と診断する．
  - 糖尿病の典型的症状（口渇，多飲，多尿，体重減少）の存在
  - 確実な糖尿病網膜症の存在
- 4．過去において，前述1．〜3．の条件が満たされていたことが確認できる場合には，現在の検査値が上記の条件に合致しなくても，糖尿病と診断するか，糖尿病の疑いをもって対応する．
- 5．前述1．〜4．によっても糖尿病の判定が困難な場合には，糖尿病の疑いをもって患者を追跡し，時期をおいて再検査する．

つまり，糖尿病の診断にあたっては，血糖値だけではなくHbA1c（ヘモグロビン・エーワンシー）の値も重要となる．赤血球の寿命は120日であることから，糖尿病患者の赤血球は約4カ月間血糖にさらされることになる．HbA1cとは，ヘモグロビンが糖にさらされて変化（糖化）した割合を見るものである（図16）．HbA1c値の半分は過去1カ月間につくられ，約25%

が過去3〜4カ月でつくられるとされている．したがって，HbA1cは長期的な血糖コントロール状態の指標であり，重要視されている．検査の前日に甘いものを我慢したところで，血糖値は下げられてもHbA1cは急には下げられないのである．

B. インスリンの働き

血液中のグルコースは，筋肉などの組織・細胞にたどり着くと，血液中に分泌されたインスリンの働きによって細胞に取り込まれる．取り込まれたグルコースは，身体が活動するためのエネルギー源となる．インスリンは，膵臓から血液中に分泌されるホルモンであり，血液中のグルコース（血糖）を細胞に取り込ませることによって，血糖値を下げる（図17）．

C. 糖尿病や高血糖の原因となるメカニズム

血糖値は通常，空腹時で約100 mg/dLつまり約1 g/Lである．不思議なほど厳密に，常に身体の中で管理されている．非常に狭い範囲の正常なグルコース濃度に，常にコントロールされているのだ．血糖値を上げるホルモンが5種類（グルカゴン，アドレナリン，成長ホルモン，甲状腺ホルモン，糖質コルチコイド）あるのに対して，血糖値を下げるホルモンは，インスリンただ1種類である．

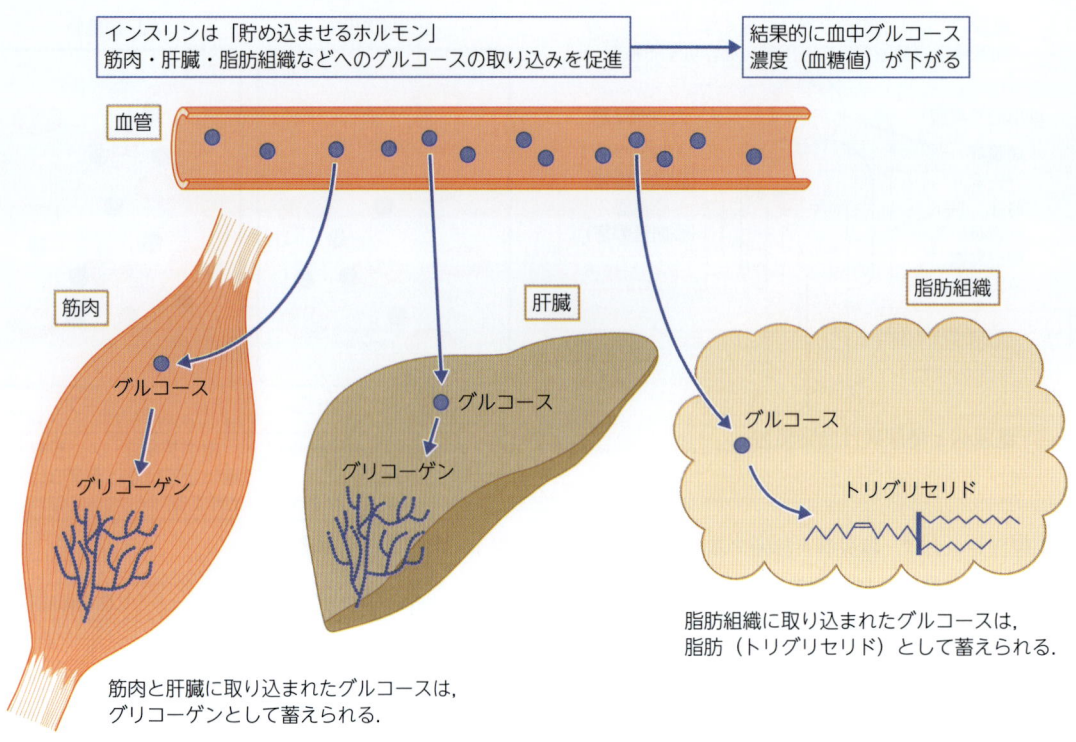

インスリンは「貯め込ませるホルモン」
筋肉・肝臓・脂肪組織などへのグルコースの取り込みを促進 → 結果的に血中グルコース濃度（血糖値）が下がる

血管

筋肉
グルコース
グリコーゲン

肝臓
グルコース
グリコーゲン

脂肪組織
グルコース
トリグリセリド

脂肪組織に取り込まれたグルコースは，
脂肪（トリグリセリド）として蓄えられる．

筋肉と肝臓に取り込まれたグルコースは，
グリコーゲンとして蓄えられる．

図17 インスリンの働き
栄養科学イラストレイテッド「基礎栄養学　第4版」（田地陽一／編），羊土社，2020をもとに作成

インスリンが十分に働かず，血糖を細胞にうまく取り込めなくなると，血液中にグルコースがあふれて糖尿病になる．この原因となるメカニズムは2つある（図18）．

● **インスリン分泌の低下**：インスリンの分泌が不足することで，血液中グルコースは細胞にうまく取り込めなくなる

● **インスリン抵抗性**：インスリンが分泌されているにもかかわらず，うまく働くことができず効かない．細胞は血液中グルコースを効率よく取り込めない．

このようなメカニズムが起こる背景には，内臓脂肪型肥満がある．

D. 糖尿病にはどんな種類があるの？

糖尿病は，その成因によっていくつかの種類に分類される[18)19)]．

1）1型糖尿病

1型糖尿病は，インスリンを分泌する細胞（膵臓の

ランゲルハンス島 β 細胞）が炎症などによって壊れてしまう病態である．インスリンがほとんど出なくなるため，血糖値が高くなる．1型糖尿病と診断されたら，治療のためにインスリン製剤を用いる．1型糖尿病の発症に肥満や生活習慣は関係なく，免疫反応が正しく働かないことで自己免疫が β 細胞を破壊することが原因と考えられている．

1型糖尿病は後述する2型糖尿病と違って，発症年齢は低く子どもや若い人に多く，発症のしかたも急激であり，やせ型が多い特徴がある（図19）．2型糖尿病とは病態が大きく異なり，1型糖尿病は生活習慣病ではない．

2）2型糖尿病

2型糖尿病は，複数の遺伝的要因に，食べ過ぎや運動不足など内臓脂肪型肥満を促進するような環境要因が重なることで起こる病態で，糖尿病全体の95％以上を占める．よくない生活習慣が内臓脂肪型肥満へとつながり，インスリン分泌の低下もしくはインスリン抵抗性が徐々に引き起こされるのが特徴である．持続的

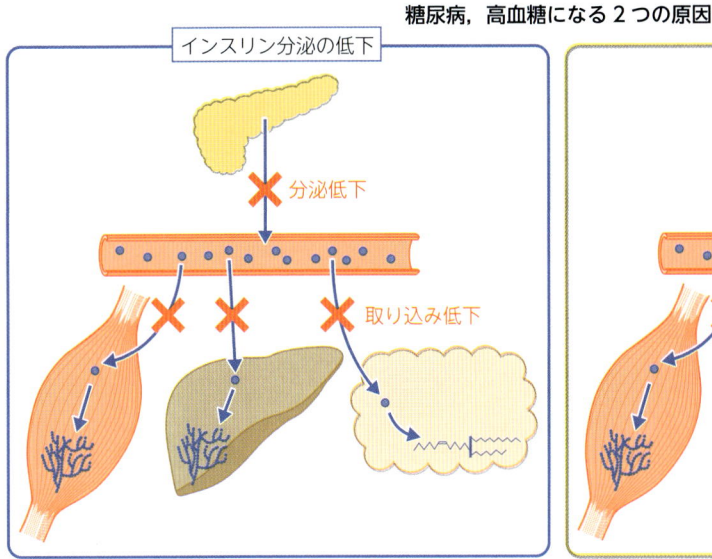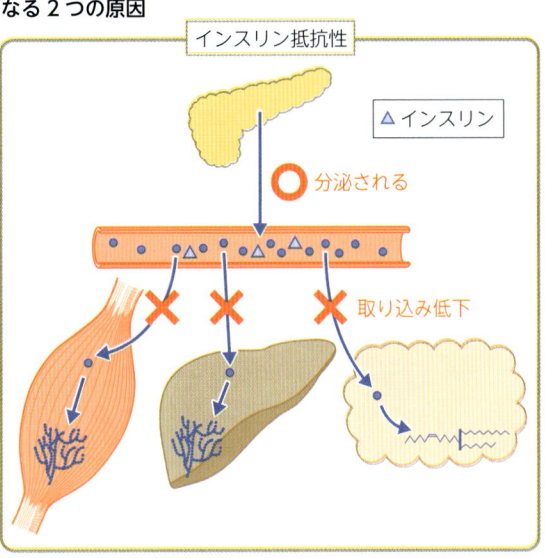

糖尿病, 高血糖になる2つの原因

図18 糖尿病の原因となるメカニズム

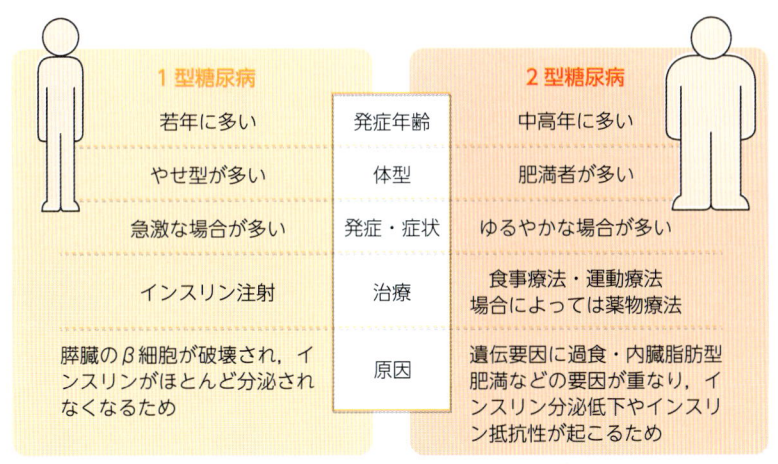

図19 糖尿病の1型と2型の違い

に高血糖状態が続くと, 膵臓が疲弊しインスリン分泌能が低下しやすくなることが知られる.

2型糖尿病は1型糖尿病と違って, 発症年齢は高く中高年に多く, 発症のしかたはゆるやかで, 肥満型が多い特徴がある (図19). 1型糖尿病とは異なり, 2型糖尿病は生活習慣病であり, 食生活に気をつけることで防ぐことが可能である. したがってここでは, 2型糖尿病を中心に記述している.

3) その他の原因による糖尿病
①単一の遺伝子異常によって起こるもの

ミトコンドリア遺伝子異常[20], グルコキナーゼ遺伝子異常, インスリン遺伝子異常, インスリン受容体遺伝子異常など, 膵β細胞がインスリンを分泌する過程や作用する過程に関与する遺伝子に異常をきたすものがわかっている. 家族歴が認められる場合や若い頃から糖尿病を発症した場合などで, 遺伝子検査が行われることがある.

② その他の病気や薬剤によって起こるもの

膵臓自体に起きる病気や慢性肝炎などによってインスリンの分泌能が低下し，糖尿病を発症することがある．また，血糖値を上昇させる副作用をもつ薬剤もある．

4）妊娠糖尿病

妊娠中に胎盤から分泌されるホルモンには，インスリンの作用不足を引き起こすものがある．このことから，胎盤が発達する妊娠中期以降に，血糖値が上昇しやすくなる．妊娠糖尿病の頻度は妊婦の約7〜9％とされている．出産とともに血糖値が改善することが多いが，妊娠糖尿病を経験した人は将来的に糖尿病になりやすいことが知られている．一度でも妊娠糖尿病を経験した人は，生活習慣，特に食生活に気をつける必要があると考えられる．

E. 糖尿病の人は世界に何人くらいいるの？

最新の調査によると，世界の糖尿病人口は，2021年時点で5億2900万人に上り，糖尿病有病率は6.1％であることが明らかになった[21]．この研究では，糖尿病はどの国でも65歳以上の人で特に高く20％以上になっており，75〜79歳の人では24.4％と最も高くなっているとしている．研究グループは，糖尿病人口は今後も増加し続け，2050年には2倍以上の13億人になると予測している．このまま私たちがこれまでと同じような生活を続ければ，2050年までに世界全体の糖尿病有病率は10％以上になるといわれているのだ（図20）．ちなみに，20歳以上の成人に限れば，現在でもすでに人口の10％つまり10人に1人が糖尿病であることが報告されている．

世界の糖尿病症例の96％は2型糖尿病であり，内臓脂肪型肥満が主要な要因となっているとされる．「不健康な食事（果物の少ない食事，野菜の少ない食事，全粒穀物の少ない食事，赤身肉の多い食事，加工肉の多い食事，砂糖入り飲料の多い食事，食物繊維の少ない食事など）」「喫煙習慣」「運動不足」「身体活動の低下」「アルコール過剰摂取」など食習慣・生活習慣における16の危険因子が，2型糖尿病の増加に影響していると報告されている[21]．

国際糖尿病連合（IDF）が発表した「Diabetes Atlas 第10版」では，日本は世界第9位の糖尿病大国となっ

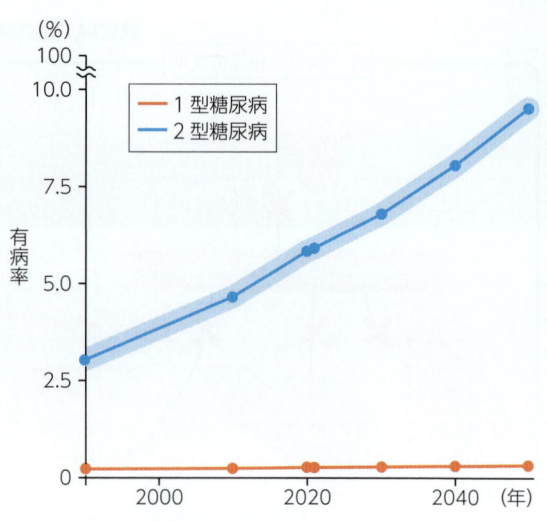

図20 2021年から2045年における世界の糖尿病人口予測

undefined, et al：Global, regional, and national burden of diabetes from 1990 to 2021, with projections of prevalence to 2050：a systematic analysis for the Global Burden of Disease Study 2021. Lancet, 402：203-234, 2023より引用

ている[22]．こちらの報告では，2021年から2045年までの間に，世界の糖尿病罹患者数（20〜79歳）は46％増加し約7億8300万人になるだろうとされている．

さまざまな報告をかんがみても，世界の糖尿病人口が急激に増え続けていることは確かであり，また日本においてもそうである．

特に日本人は，欧米人よりもインスリン分泌能が著しく低く，少しの肥満で糖尿病を発症しやすいことで知られる（図21）．

欧米人と日本人が同じBMI＝25であった場合，欧米人が糖尿病を全く発症しなくても日本人はすでに発症していることがあるのだ．日本人は，より一層，内臓脂肪型肥満にならないよう，食生活に気をつけなければならないのである．古来より日本人が摂取してきた食事内容に基づき，私たちの遺伝因子は構成されている．そのような遺伝的体質をもちながら，近年，食が欧米化することによって，日本人の体内で長年育まれてきた遺伝因子が想定していなかったレベルの脂肪を摂取してしまっているのかもしれない．最近，日系アジア系アメリカ人の2型糖尿病患者は，年齢が若め

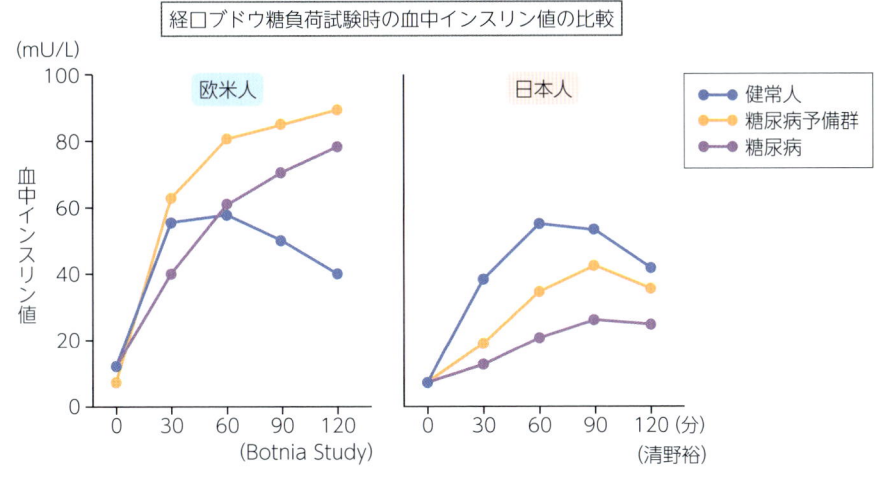

経口ブドウ糖負荷試験時の血中インスリン値の比較

図21　日本人は欧米人と比べてインスリン分泌能が著しく低い

経口ブドウ糖負荷時の日本人のインスリン分泌は，血糖値の高い糖尿病予備群，糖尿病患者において下がっており，分泌不全が起きている．欧米人では血糖値の高い糖尿病予備群，糖尿病患者において血中インスリン値が高くなっているが，日本人においては著しく低くなっている．欧米人ではインスリン分泌低下ではなくおそらくインスリン抵抗性による病態がメインとなっている．

厚生労働省：糖尿病の「発症予防」と「重症化予防」の観点から，日本人の食事を考える．2013（https://www.mhlw.go.jp/file/05-Shingikai-10901000-Kenkoukyoku-Soumuka/0000015823.pdf）より引用

で肥満していないことが多く，MONW[※3]（metabolically obese normal weight）とよばれて問題になっている．日本人の遺伝因子をもちながらアメリカでの食生活を送ることで，肥満以前にインスリン分泌能が低下して2型糖尿病となり，心血管障害のリスクが高くなることが知られる．

糖尿病は生活習慣病であり，食生活の改善によって抑えることができる．食品の機能を有効に活用して，食事から糖尿病を防ぐことに，真剣に取り組まなければならないときが来ているのである．

F. 血糖値が気になる方に適した保健機能食品

高血糖・糖尿病は内臓脂肪型肥満を原因の1つとして発症することが知られているため，糖尿病を防ぐためには前述した「肥満を防ぐ保健機能食品」の活用も有効である．また，国から認められた保健機能食品の中には，「食後の血糖値の上昇を緩やかにする」「血糖値が気になる方に適している」という表示をもつ食品がある（表3）．

血糖値が気になる方に適した保健機能食品の成分は，ほとんどの場合「難消化性デキストリン（食物繊維）」である（表3）．難消化性デキストリンには，①おなかの調子を整える働き，②脂肪の吸収をおだやかにして血中中性脂肪値を抑える働き，③糖の吸収をおだやかにして血糖値の上昇をおだやかにする働き，の主に3つの働きがある．

血糖値が気になる方は，特定保健用食品などの保健機能食品を上手に利用するのも一案であるが，まずは保健機能食品を利用する前に，

① 糖質の摂りすぎに気をつける

② 食物繊維の多い食品を積極的に取り入れる

③ 食後に運動する

など，血糖値の上がりにくい食生活を心がけることが推奨されている．

※3　**MONW**：MONWとは，代謝的には肥満者と同様のリスクをもつにもかかわらず，外見上は標準的な体型・体重である状態を示す用語である．体重が正常範囲であるのに，内臓脂肪の蓄積，インスリン分泌不全や抵抗性，高血圧や脂質異常症を有していることが多い．

表3　血糖値が気になる方に適した保健機能食品成分（特定保健用食品の例）

血糖値が気になる方に適した特定保健用食品の例	関与成分	許可された表示の一部
食後の血糖値が気になる方の玄米八茶	難消化性デキストリン（食物繊維として）	食物繊維（難消化性デキストリン）の働きにより，糖の吸収をおだやかにするので，食後の血糖値が気になる方に適している．
米と麦の合わせみそ仕立てわかめの味噌汁	難消化性デキストリン（食物繊維として）	食物繊維（難消化性デキストリン）の働きにより，糖の吸収をおだやかにするので，食後の血糖値が気になる方に適している．
すっきり緑茶	難消化性デキストリン（食物繊維として）	食物繊維（難消化性デキストリン）の働きにより，糖の吸収をおだやかにするので，食後の血糖値が気になる方に適している．
続けるよもぎ茶	難消化性デキストリン（食物繊維として）	食物繊維（難消化性デキストリン）の働きにより，糖の吸収をおだやかにするので，食後の血糖値が気になる方の食生活の改善に役立つ．
三ツ矢サイダーW	難消化性デキストリン（食物繊維として）	食物繊維（難消化性デキストリン）の働きにより，食事から摂取した糖の吸収をおだやかにすることで，血糖値の上昇をおだやかにするので，食後の血糖値が気になる方の食生活の改善に役立つ．
からだすこやか茶W	難消化性デキストリン（食物繊維として）	食物繊維（難消化性デキストリン）の働きにより，脂肪の吸収を抑え，糖の吸収をおだやかにするので，脂肪の多い食事を摂りがちな方，食後の血糖値が気になり始めた方に適している．
綾鷹　特選茶	難消化性デキストリン（食物繊維として）	食物繊維（難消化性デキストリン）の働きにより，食事から摂取した糖の吸収をおだやかにして，食後の血糖値の上昇をおだやかにする．血中中性脂肪が高めで脂肪の多い食事を摂りがちな方，食後の血糖値が気になり始めた方に適している．

2024年8月現在での，血糖値が気になる方に適した特定保健用食品の例を示す（全てではない）．いずれも科学的根拠に基づいて承認を受けている．ほとんど全てが「難消化性デキストリン（食物繊維として）」である．難消化性デキストリンの働きで，食後の糖の吸収をおだやかにし，血糖値の上昇をおだやかにする．

4　血管障害

A. 血管障害の成因について

　本章において，生活習慣病，肥満，糖尿病について述べてきた．ここまで読んでくださった方はもうおわかりだろうが，肥満も糖尿病も，怖いのは結局，**血管障害**である（図22）．

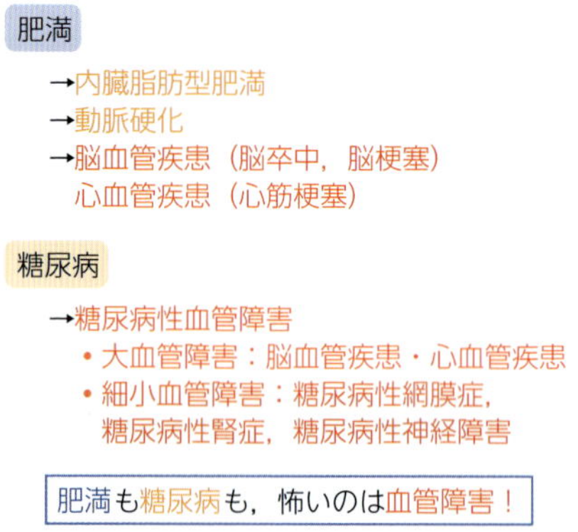

　「人は血管とともに老いる」といわれるが，長寿社会の到来や生活習慣の変化とともに，疾病構造は大きく変化し，血管障害に起因する疾患が急速に増加している．

　本章の図3（p.138）にわが国における主な死因の割合を示した．心血管疾患による死亡者数は増加の一途を辿り，悪性新生物（がん）に次いで単独第2位である．脳血管疾患による死亡者数も第3位の老衰に次いで第4位と，血管障害による死亡者数は心血管と脳血管を合わせただけでもかなり大きな部分を占める．

　では，血管障害はどのように発症するのであろうか．じつは，このように死因の大きな部分を占める血管障害はすべて，血管の一番内側に位置する**血管内皮細胞**（図23）の死や不具合がトリガーとなって起こってい

肥満
→内臓脂肪型肥満
→動脈硬化
→脳血管疾患（脳卒中，脳梗塞）
　心血管疾患（心筋梗塞）

糖尿病
→糖尿病性血管障害
　・大血管障害：脳血管疾患・心血管疾患
　・細小血管障害：糖尿病性網膜症，糖尿病性腎症，糖尿病性神経障害

肥満も糖尿病も，怖いのは血管障害！

図22　肥満も糖尿病も血管障害（血管疾患）を合併する

ることが明らかとなっている[23)24)]．血管障害のはじまりは，血管内皮細胞の障害から起こっているのである（図24）．

B. 血管内皮細胞障害因子について

　血管障害について考える際には，その基礎疾患である肥満症や糖尿病，高脂血症について考えることに加えて，血管内皮細胞自体の生理について考えることも重要になってくる．血管内皮細胞は，血管の最も内側

に位置し，流れる血液成分（血球成分，血漿成分）に常に接している．したがって，血液中の脂質，活性酸素，生理活性物質などの影響を直接受ける．このことから，血管内皮細胞の障害因子として，脂質過剰，高血圧，高血糖，酸化LDL（コレステロールの多い低比重リポたんぱく質），血行力学ストレス，TNF・IL-6などの炎症性サイトカイン，アンジオテンシンなどの生理活性物質，活性酸素，虚血など種々の因子があげられる（図24）．これらの血管内皮細胞障害因子が過剰に存在すると，内皮細胞は細胞死を起こし，血管障害が進むことがわかっている．

つまり，血液成分によって，血管障害を促進することも抑制することもできるのである．食べたものは血液中に血液成分として反映される．常に血液に接している血管内皮細胞を健康に保つためには，食事によって血液成分を整えることが大切である．日本人の死因の大きな部分を占める血管障害を抑えるためには，血管内皮細胞・血液成分への意識，そして食事への意識が鍵を握るのである．

C. 血管内皮細胞による血管障害抑制作用

血管内皮細胞は，血管の一番内側にあって，いつも血液に接している．総面積はテニスコート6面分にも及び，長さは地球2周半にもなるといわれている．内側を通る血球がこすれたり，血中の成分や酸素などにも接して，ストレスの最前線にいる．最も傷つきやすい環境にいる血管内皮細胞は，自分自身を修復するための血管修復作用や自分自身を整えるための血管調整作用ももっているのである（図25）．

血管内皮の働きとして，活性酸素・酸化ストレスなどの害から血管を守るバリア機能や，血管を弛緩させるための因子NO（一酸化窒素）などのシグナル分子を出す司令塔のような働き，血管壁の柔軟性や収縮拡張などをコントロールして血管障害を予防してくれる

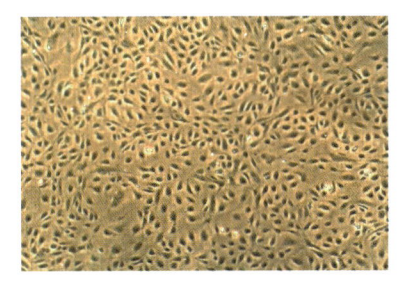

図23　血管内皮細胞（ヒト臍帯静脈内皮細胞）の顕微鏡写真（×40）
血管内皮細胞は，「敷石状」とよばれる並び方をする．石畳のようにすきまなく，血管の内側を形成している．

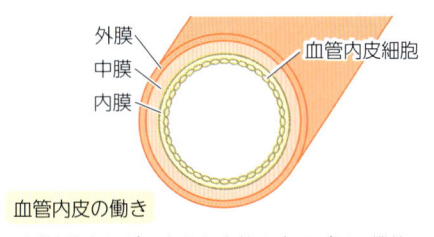

外膜
中膜
内膜
血管内皮細胞

血管内皮の働き
- 活性酸素などの害から血管を守るバリア機能
- 血管を緩めるためのNO（一酸化窒素）などの分子を出す司令塔の働き
- 血管壁の柔軟性や収縮拡張などをコントロールする働きなど，血管障害予防作用

図25　血管内皮の血管障害予防作用

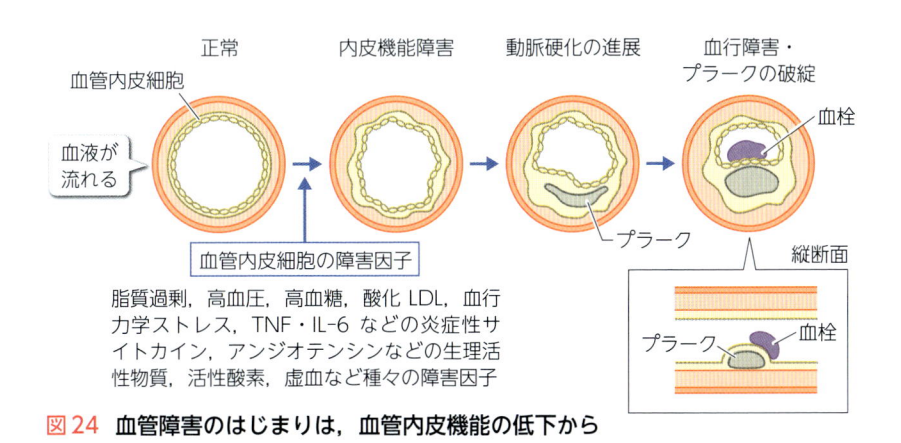

正常　　内皮機能障害　　動脈硬化の進展　　血行障害・プラークの破綻

血管内皮細胞
血液が流れる
血栓
プラーク
縦断面
プラーク
血栓

血管内皮細胞の障害因子

脂質過剰，高血圧，高血糖，酸化LDL，血行力学ストレス，TNF・IL-6などの炎症性サイトカイン，アンジオテンシンなどの生理活性物質，活性酸素，虚血など種々の障害因子

図24　血管障害のはじまりは，血管内皮機能の低下から

作用などがある．体中に張り巡らされた血管の内側で，血管をコントロールする役割を果たしている．

血管内皮を健康に保つことは，血管内皮の血管障害予防作用を促進することにもつながるのである．

D. 血管内皮細胞を守るために～食事が大切～

では，血管内皮細胞を健康に保つためには，どうすればよいのであろうか．血管内皮細胞の表面は，**グリコカリックス**というヌメヌメとした構造に覆われている．グリコカリックスは，時速約250 kmという速さで血管内を駆け抜ける血液と血管内皮細胞との摩擦を減らす重要な役割をしているのだ．糖尿病状態や高血圧状態になると，グリコカリックスの厚さが小さく薄くなってしまうことが知られている．そうなると，血管内皮細胞が傷つき，血管障害が起こりやすくなるのである．

血管は，血圧を感知して伸び縮みを調整し，全身に血液中の栄養成分を送り届ける作用をもつ．1 kg体重が増えると毛細血管は約1.5 kmも伸びるといわれる．血管が伸びると，すみずみまで血液を送り届けるために血圧が高くなる．そうすると，グリコカリックスが薄くなったり，圧力に耐えるために血管が硬くなったりする．硬くなった血管はもろくなり，切れやすくなるのである．

「血管の老化」とは，血管が硬く・厚く・狭くなることを指す．これを防ぐ鍵として，血管内皮細胞の機能は注目されている．

血管内皮細胞を健康に保つためには，グリコカリックスの厚さを保ち，急激な体重増加や肥満を避けることが重要になってくる．糖尿病を避けることも非常に重要である．血管内皮細胞が正常に機能していると血管は若く保たれるが，機能が低下すると動脈硬化や血管障害を引き起こしやすくなる．動脈硬化は突然現れるのではなく，生活習慣によって早い人では10歳頃から徐々にはじまり，長い年月をかけて30歳から40歳代に症状として現れることが知られる．生活習慣によって徐々に忍び寄るのだ．

血管内皮細胞を痛める主な原因は，糖分・塩分・脂質の摂りすぎと，運動不足，喫煙である．精神的なストレスや睡眠不足も，血圧を上げる原因となるため，避けるべきである．

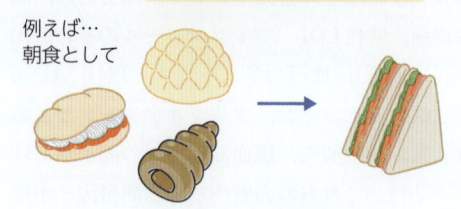

血管内皮細胞を健康に保つためには…

- 減塩に努める
- 動物性脂肪を過剰に摂らない
- 食物繊維の量を増やす
- 糖質を摂りすぎない

例えば…
朝食として

菓子パンをやめて　　　野菜サンドイッチにするなど

図26　血管内皮細胞を健康に保つためには

したがって，血管内皮細胞を守るためには，食事において，減塩に努めること，動物性脂肪を過剰に摂らないこと，食物繊維の量を増やすこと，糖質を摂りすぎないことが大切である（図26）．また，カリウムを多く含む食品を摂取すること，抗酸化成分を積極的に摂取することも，血管年齢を下げるためには有効である．血管内皮細胞は一定周期でターンオーバーする．日々の食生活を見直して改善することで，一度乱れた血管細胞も整えて蘇らせることができるのである．

E. 血管内皮細胞の健康によい保健機能食品および食品成分

国に認められた保健機能食品のなかで，血管を守るための作用を有する食品は数多く存在する．なかでも特筆すべきは，2023年10月に，これまで長年2つしかなかった「特定保健用食品の疾病リスク低減表示」に3つ目の表示として，「心血管疾患リスク低減表示」が認められたことである．関与成分はDHA（ドコサヘキサエン酸）・EPA（エイコサペンタエン酸）である．DHA・EPAは長らく民間では「血液サラサラ成分」といわれながらも，2014年に栄養機能食品として「n-3系脂肪酸」という形で認められた際には「皮膚の健康維持を助ける」という表示しか許可されていなかった．それが最近になって十分な科学的根拠とともに，保健機能食品のなかでも最もハードルの高い「疾病リスク低減表示」の特定保健用食品として，血管障害のリスクを抑える表示が認められたのである（表4）．

表4に示す通り，特定保健用食品として国に認めら

表4 血管を健康に保つための保健機能食品（特定保健用食品の例）

「心血管疾患」のリスク低減の表示が許可された特定保健用食品の例	関与成分	許可された表示の一部
DHA入りリサーラソーセージω	DHA・EPA	DHA（ドコサヘキサエン酸）とEPA（エイコサペンタエン酸）を豊富に含んでいる．日頃の運動とDHA及びEPAを含む健康的な食事は，将来，心血管疾患になるリスクを低減する可能性がある．
血圧が気になる方に適した特定保健用食品の例	関与成分	許可された表示の一部
胡麻麦茶	ゴマペプチド	胡麻ペプチドを含んでおり，血圧が高めの方に適している．
緑の抑茶	γ-アミノ酪酸（GABA）	γ-アミノ酪酸（GABA）を配合しており，血圧が気になりはじめた方，血圧が高めの方に適している．
シーペプチド	サーデンペプチド	バチルチロシンを含むサーデンペプチドを配合しており，血圧が高めの方に適している．
海苔ペプチドS	海苔オリゴペプチド	ノリペンタペプチド（AKYSY）を含む海苔オリゴペプチドを配合しており，血圧が高めの方に適している．
マインズ＜毎飲酢＞リンゴ酢ドリンク	酢酸	食酢の主成分である酢酸を含んでおり，血圧が高めの方に適している．
コレステロールが気になる方に適した特定保健用食品の例	関与成分	許可された表示の一部
お～いお茶　カテキン緑茶	茶カテキン	コレステロールの吸収をおだやかにする茶カテキンの働きにより，血清コレステロール，特にLDL（悪玉）コレステロールを減らすのが特長．体脂肪が多めの方やコレステロールが高めの方に適する．
キトサン大麦若葉青汁	キトサン	コレステロールの吸収を抑え，血清コレステロールを低下させる働きのあるキトサンを配合しているので，コレステロールが気になる方の食生活の改善に役立つ．
イサゴール・ジンジャー味	サイリウム種皮由来の食物繊維	摂り過ぎたコレステロールの吸収を抑え，おなかの調子を整える食物繊維の豊富なサイリウム種皮を原料にし，血清コレステロールを低下させるよう工夫しているので，コレステロールが高めで気になる方，おなかの調子が気になる方の食生活の改善に役立つ．
おいしさスッキリ調整豆乳	大豆たんぱく質	豆乳を原料とし，血清コレステロールを低下させる働きがある大豆たんぱく質を摂取しやすいように工夫されているので，コレステロールが気になる方の食生活の改善に役立つ．

れた，血管の健康に役立つ食品成分としては，DHA・EPAのほかに，血圧対策としてのGABA・ゴマペプチド・サーデンペプチド・海苔オリゴペプチド・ラクトトリペプチドなどのペプチド類，酢酸，杜仲葉配糖体，コレステロール対策としての茶カテキン，キトサン，サイリウム種皮由来の食物繊維，大豆たんぱく質などがあげられる．このほかにも，食後の血糖の上昇を緩やかにする食品成分も，血管の健康を保つためには有効である．

前述食品成分を多く含んだ食事を摂ることも大切である．DHA・EPAの多いさんま・さば・あじなどの魚，GABAの多いトマト，ゴマ，海藻，大豆・大豆製品などは，血管の健康のために有効である．

食事・食品から血管内皮細胞・血管を整え，禁煙，有酸素運動も心がけることで，日本における死因第2位（心血管疾患）と第4位（脳血管障害）である血管障害を防ぐことができるのである．

5 免疫

A. 免疫とは何か

私たちの体には，免疫系とよばれる器官や細胞の働きによって，自己と非自己を生物学的に識別し，非自己を異物と認識して排除するしくみが備わっている．すなわち，**免疫**とは，体の内外からの攻撃に対して，体を守る生体の防御機構である．微生物などによる体の外側からの攻撃だけではなく，がん化した細胞や，ウイルスが感染した自身の細胞による体の内側からの攻撃も防御の対象となる．

古代エジプトのパピルスには，傷口を動物の糞から

遠ざけることなどが書かれているとされており，感染防御の重要性は，古くから知られていた．また，感染症に一度かかると次はかかりにくくなることも，昔から経験的に認知されていた．感染症が猛威をふるった中世から18世紀になると，イギリスの**エドワード・ジェンナー**（1749～1823年）が，種痘によって天然痘の発症を予防できることを発見した（1798年）．19世紀になると，**ルイ・パスツール**（1822～1895年）と**ロベルト・コッホ**（1843～1910年）によって細菌学が発展し，免疫学の基礎が築かれた．パスツールは弱毒化細菌を用いたワクチンで免疫を引き起こすことに成功した．コッホは細菌が感染症の原因であることを論理的に証明し，感染症の研究を推進した．20世紀初頭になると，血清療法と免疫応答の基本原則に関する理解が進んだ．**エミール・フォン・ベーリング**（1854～1917年）は，動物の血清を使用して破傷風やジフテリアなどの感染症を治療する方法を開発した．また，**パウル・エールリヒ**（1854～1915年）は「**抗体**」という言葉をはじめて提唱し，抗原に対して抗体が特異的に結合することを示した．20世紀後半には，免疫系を支える細胞や分子の研究が進み，モノクローナル抗体の開発やマウスを用いた免疫学的実験，T細胞やB細胞の特定の役割が解明されるなど，さまざまな発見が行われた．さらに，近代では，分子遺伝学的解析手法が飛躍的に進歩し，免疫応答の分子メカニズムや免疫疾患の研究が進んでいる．免疫チェックポイント阻害剤[※4]やCAR-T細胞療法[※5]など，免疫学の知見を応用した治療法も開発されている．

B. 免疫を担う器官と細胞

私たちの体を守る免疫の働きは，さまざまな器官と細胞によって行われている（**図27，図28**）．器官には，中枢性の**骨髄**と**胸腺**，末梢性には**脾臓**と**リンパ節**がある．骨髄では，造血幹細胞という血液のもととなる細胞がつくられ，赤血球，血小板，**白血球**へと分化する．免疫の働きを担うのは白血球である．白血球は，

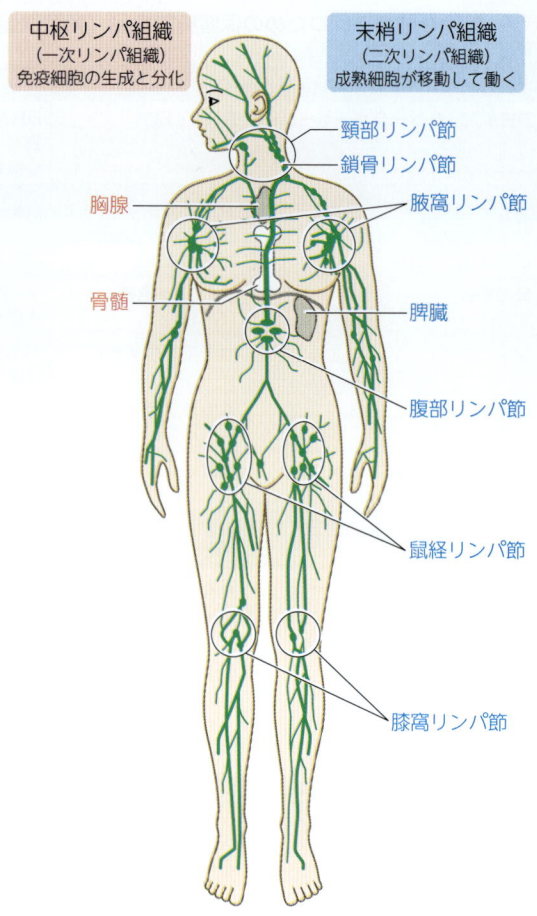

図27　免疫を担当する器官
中枢リンパ組織である骨髄と胸腺，末梢リンパ組織である脾臓と各種リンパ節の部位を示す．緑色の管はリンパ管．

リンパ球と単球・マクロファージ・樹状細胞に分化する**単球系細胞**と好中球・好酸球・好塩基球（マスト細胞）を含む**顆粒球**に分類される．リンパ球には，骨髄中で分化するB細胞，胸腺に移動して分化するT細胞，リンパ管内で分化成熟するナチュラルキラー（NK）細胞がある．免疫系の主要な細胞は，血管やリンパ管を通って全身のさまざまな器官を移動して往来し，常に生体を防御するためのパトロールを行っている．リンパ球が集まる器官としては，血管系の脾臓と，リンパ系のリンパ節，さらに粘膜付属リンパ節（mucosa-associated lymphoid tissue：MALT）がある．これらの細胞と細胞の間の情報伝達は，細胞から分泌されるサイトカインという低分子のたんぱく質が担っている．

※4　**免疫チェックポイント阻害剤**：さまざまな免疫細胞の働きを抑制する「免疫チェックポイント」を阻害することで，がん細胞に対する免疫を活性化続させる薬剤．
※5　**CAR-T細胞療法**：患者さんから採取したT細胞を，がんを攻撃できるキメラ抗原受容体「CAR」をつくり出すことができるように改変して投与する方法．

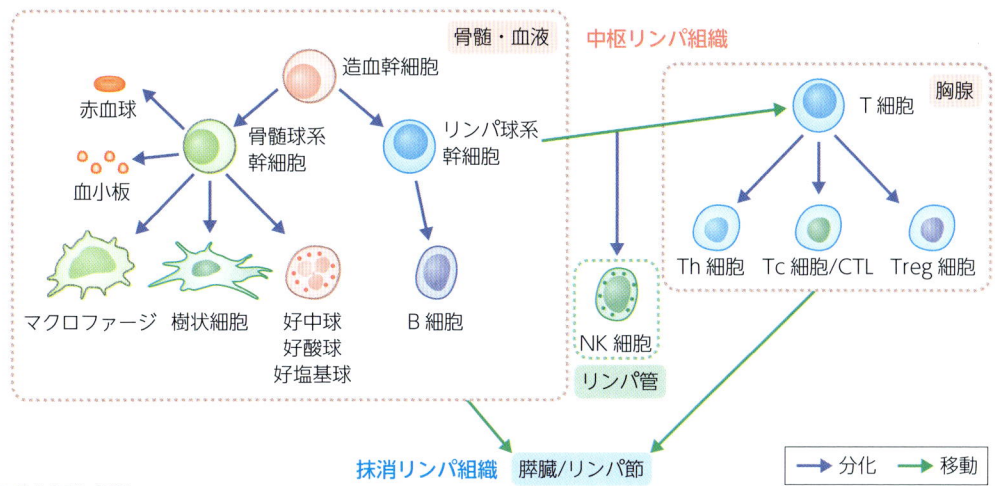

図28　免疫系を担う細胞
免疫を担う細胞は骨髄で生成，分化し，リンパ球の一部は胸腺に移動してさらに分化する．分化，成熟した細胞は末梢リンパ組織（二次リンパ組織）に移動して働く．

C. 自然免疫

　私たちの体は，微生物などの病原体や有害物質（抗原）の侵入を防ぐため，皮膚や粘膜のさまざまなバリアー（表5）を含む**自然免疫**という生まれながらに備わっている非特異的な感染防御能をもっている．バリアーが破られて，病原体や有害物質が体内に侵入すると，その種類に関係なく，炎症性サイトカインによって免疫細胞が侵入（炎症）部位へ走化して対応する．自然免疫では，マクロファージや好中球などの食細胞，ウイルス感染細胞などを傷害するNK細胞，非特異的に多数の微生物抗原に反応する自然抗体，抗体などの働きを補助する補体系などが感染初期に早期誘導免疫として働き，獲得免疫を起動する役割ももっている．これらの細胞群は，病原体のたんぱく質や脂質，核酸などの構造を認識するパターン認識受容体（Pattern Recognition Receptors：PRRs[6]）を介して，侵入者を識別する．PRRであるToll様受容体（Toll-like receptors：TLRs[7]）は，ウイルスや細菌に発現する病原体関連分子パターン（Pathogen-Associated Molecular patterns：PAMPs[8]）を認識すると，自然免疫系の細胞を刺激し，サイトカインが産生されて獲

表5　非特異的防御

防御機構	内容
物理的バリアー（侵入防御と排出）	皮膚や粘膜，気道の粘液と繊毛，排尿，腸管の蠕動運動など
化学的バリアー（抗菌物質による防御）	リゾチーム（涙，鼻汁，唾液，血液など）酸（胃の塩酸，ペプシン，胆汁酸，皮膚の脂肪酸など）消化管から分泌される消化液など
生物学的バリアー（病原微生物への拮抗作用）	腸内などの常在微生物叢

得免疫が起動される．

D. 獲得免疫

　獲得免疫は，特定の病原体の感染に備えて，特異的に獲得する免疫応答で，細胞性免疫と体液性免疫がある．

　細胞性免疫は，ウイルスが感染した細胞やがん化した細胞などの異常細胞を，免疫細胞が直接攻撃して排除するしくみで，T細胞を中心として担われている．すべての細胞に発現しているMHCクラスI[9]分子が細胞内の異物を認識すると，CD8$^+$ナイーブT細胞を

※6　**PRRs**：体に侵入した病原体をいち早く感知するためにマクロファージや樹状細胞がもつパターン認識受容体で，PAMPsを認識．
※7　**TLRs**：PRRとして初めて同定された膜貫通型受容体で多くのPAMPsを認識．

※8　**PAMPs**：微生物がもつ共通の分子構造のパターン．
※9　**MHCクラスI**：主要組織適合遺伝子複合体（MHC）クラスI．すべての有核細胞に発現し，内在性のウイルスやがん化した細胞などのペプチド抗原をCD8$^+$T細胞に提示．

活性化して CD8$^+$ キラー T 細胞となり，異常な細胞を排除する（図29A，図30A）．また，一部の樹状細胞は，ウイルス感染細胞やがん細胞を貪食すると MHC クラス I 分子上に抗原を提示して，CD8$^+$ ナイーブ T 細胞を活性化する（クロスプレゼンテーション）．

体液性免疫は，細菌や寄生虫，毒素などの外来性抗原に対して B 細胞がつくる抗体によって調節される．

病原体が体内に侵入してきた際，マクロファージや樹状細胞が貪食してそれらが非自己である抗原として認識すると，MHC クラス II $^{※10}$ 分子によって抗原が提示され，CD4$^+$ ナイーブ T 細胞から種々のサイトカイン

※10　**MHC クラス II**：主要組織適合遺伝子複合体（MHC）クラス II．樹状細胞や B 細胞など一部の細胞に発現し，ペプチドに分解された外来抗原を CD4$^+$ T 細胞に提示．

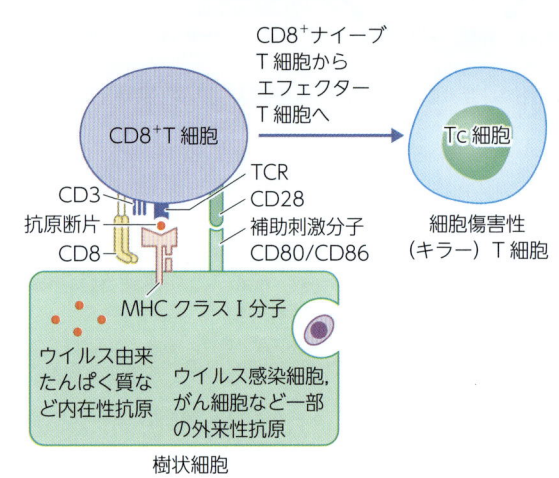

A) MHC クラス I 分子を介する CD8$^+$ ナイーブ T 細胞の活性化

B) MHC クラス II 分子を介する CD4$^+$ ナイーブ T 細胞の活性化

図29　MHC 分子を介する T 細胞の活性化
「新版改訂 微生物と免疫」（林 修／編），建帛社，2020 より引用

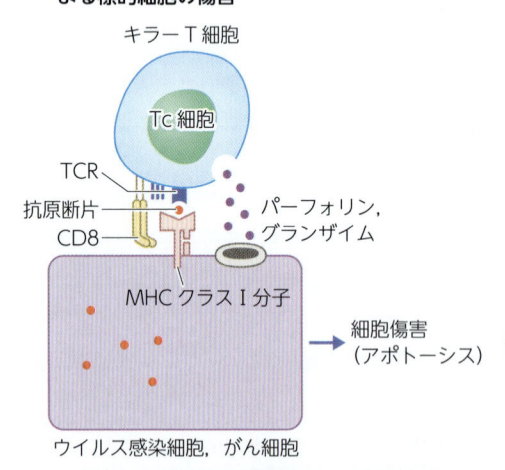

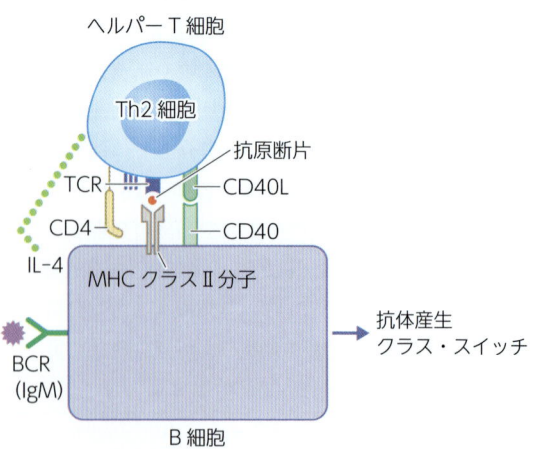

A) エフェクター（キラー）T 細胞による標的細胞の傷害

B) エフェクター（ヘルパー）T 細胞 Th2 による B 細胞の活性化

図30　エフェクター T 細胞による細胞障害（A）および B 細胞の活性化
「新版改訂 微生物と免疫」（林 修／編），建帛社，2020 より引用

が産生されて，CD4[+]ヘルパーT細胞となる（図29B）．そのなかで，Th2細胞の働きにより，抗原に合うB細胞受容体（BCR）をもつB細胞が選択されて活性化し，二次リンパ組織で形質細胞となって特異的な抗体を産生する（図30B）．Th2細胞から分泌されるサイトカインにより，B細胞の産生する免疫グロブリン（後述）はIgM型からIgGやIgA，IgE型へ変化する．一方，感染部位では，Th1細胞がマクロファージによる貪食，殺菌作用を促進する．初回の侵入に対する一次応答では，最初に産生される**IgM**抗体が抗原に作用しながら抗原を記憶して，より強力な**IgG**抗体の産生を促し，IgG抗体が抗原を排除する．一次応答でのIgG抗体の産生には1〜2週間と時間がかかるため，はじめてかかる風邪やインフルエンザなどの感染症では回復が遅れる場合がある．同じ病原体の2回目以降の侵入では，二次応答が働く．二次応答では，まず産生されるIgM抗体が抗原を記憶しているので，すぐにその病原体に合った大量のIgG抗体が産生されて対処するため，感染（発症）や，重症化を防ぐ効果が得られる．健康なヒトのCD4[+]T細胞の5％を占めるとされる制御性T細胞（Treg）は，免疫細胞が過剰に働いて正常な細胞まで攻撃することを抑制し，アレルギーや炎症反応を抑える働きをもつ．

E. 抗原と抗体

　前述のように，免疫の働きには，病原体や異物が抗原として認識されて，抗体と結合することが重要で，抗原と抗体は，鍵と鍵穴の関係にある．**抗原**とは，細菌やウイルスなどの病原体や動植物のたんぱく質，脂質，核酸，多糖類などの免疫応答を引き起こす物質である．抗原が免疫応答を誘導する性質を**免疫原性**といい，分子量が大きく，抗原が侵入する側のヒトや動物にとって，それらの免疫系が出会ったことのない成分であることが必要である．産生された抗体と反応する性質を反応原性という．

　抗体は，**免疫グロブリン**（immunoglobulin：Ig）ともよばれており，免疫系が特定の病原体を認識するための糖たんぱく質で，各2本の重鎖（**H鎖**）と軽鎖（**L鎖**）から左右対称の抗体分子がつくられる（図31）．抗体には5つのクラスがあり（表6），はじめて抗原に遭遇する前のナイーブB細胞は主にIgMとIgDを表面

表6　抗体の種類

抗体	特徴など
IgG	血液中にもっとも多く分布しており，細菌や毒素などの抗原との結合性が高い．抗体のなかで唯一胎盤を通過できるため，母体から胎児に移行して新生児の免疫を担う．
IgM	病原体が侵入すると最初にB細胞から産生され，感染初期に働く．基本のY字構造が5つ結合した形状で，主に血液中に分布．
IgA	粘膜に分泌される非特異抗体で，病原体の侵入を防ぐ．母乳中にも存在し，新生児の消化管の感染防御を担う．
IgE	肥満細胞（マスト細胞）と結合して，花粉症などのアレルギー反応に関与する．
IgD	B細胞表面に存在．不明な点も多い．

にもっている．B細胞が形質細胞へと分化する過程で，**IgM，IgG，IgA，IgE**抗体を産生するようになる．これらの免疫グロブリンのクラスはTh2細胞からのサイトカイン刺激によって転換する．これは，クラススイッチ[※11]とよばれる．抗体のH鎖の可変領域を決定する遺伝子は，V領域，D領域，J領域に分けられ，1987年にノーベル賞を受賞した利根川進氏により発見された「遺伝子再構成」によって，未知の抗原にも対応可能な，組合わせの異なる膨大な種類の抗体たんぱく質がつくられる（図31）．抗体の主な働きには，①抗原に結合して無力化する中和作用，②補体の古典経路の活性化による殺菌，③抗原に結合してマクロファージなどに食べられやすくするオプソニン化がある．

　補体は，血液中に存在して抗体の働きを補完しながら免疫反応を媒介する約20種類のたんぱく質である．抗体と結合して反応する古典経路，微生物の細胞壁成分に結合して反応する第二経路，微生物の細胞壁にある糖鎖に結合するレクチン経路が知られており，オプソニン化や膜侵襲複合体（MAC）を形成して病原体の細胞膜を破壊して溶解させる働きがある（図32）．

F. 免疫応答の調節と異常

　私たちの体は，免疫応答によって，体内に侵入してきた病原体などの有害物質を排除することで健康を維

※11　**クラススイッチ**：B細胞が活性化されるとクラススイッチが起こる．この過程で，B細胞は初期のIgMから他の抗体クラス（IgG，IgA，IgE）へと切り替えが可能になる．クラススイッチは，抗原や免疫環境に応じて誘導される特定のサイトカインによって調整される．

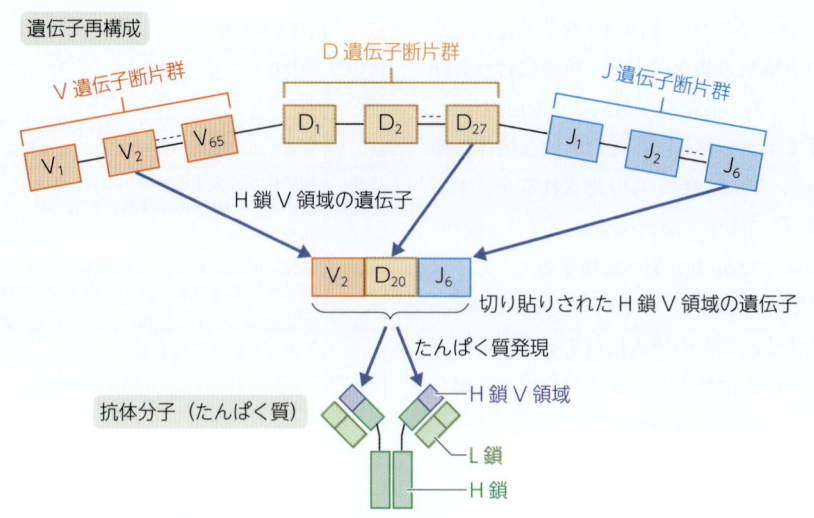

図31 抗体の構造と遺伝子再構成による多様性

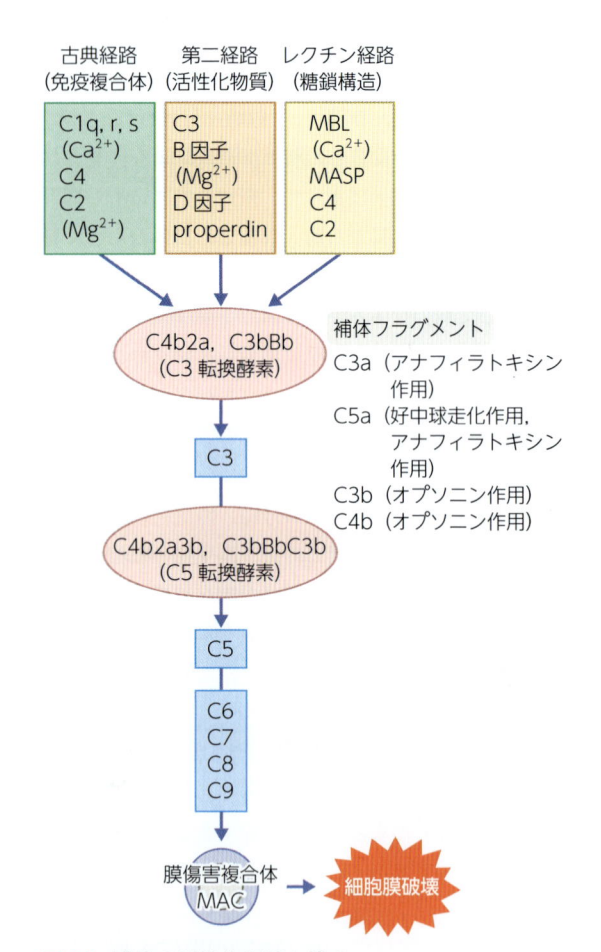

図32 補体の活性化経路と働き
「新版改訂 微生物と免疫」（林修/編），建帛社，2020より引用

持している．しかし，自己の細胞自身や日常的に口にする食物，納豆菌や乳酸菌などの微生物には反応しない．有害物質だけを排除して，他の物質は排除しないしくみを**免疫寛容**という．

　一方，免疫の働きが過剰になると，有害ではない物質に反応してしまう**アレルギー**や，自分自身の細胞や組織まで攻撃してしまう**自己免疫疾患**を引き起こす可能性がある．一過性に排除される外来抗原と異なり，自分の体内に存続し続ける自己抗原は排除されないため，免疫応答は長期化して複雑になる．過敏症反応は，Ⅰ型からⅣ型のアレルギーに分類される（**表7**）．このなかに，自己の細胞や体の成分に対して自己抗体ができてしまう自己免疫疾患も含まれる．自己免疫疾患の起きる機序には，ウイルス感染や薬剤による自己の成分の変化，外傷や炎症によって通常は決まった臓器や組織内にとどまっている抗原の漏出，自己の成分と共通した構造をもつ外来抗原などによって免疫応答が生じることがあげられる．遺伝的要因や環境要因も発症に関係する．逆に，免疫応答が不十分な場合は感染症にかかりやすく，がんの発生と進行も促進してしまう可能性がある．

G. 栄養と免疫

　生活習慣病予防の観点から，食習慣の重要性が増し

表7 アレルギー反応

型	名称	反応	主な疾患，症状
I型	即時型 アナフィラキシー型 IgE依存型	抗原の侵入によりつくられるIgE抗体が引き起こす過敏症反応.抗原が侵入すると，IgE抗体がマスト細胞や好塩基球を刺激して，ヒスタミンなどのケミカルメディエーターが放出される.	花粉症 アトピー性皮膚炎 気管支喘息 じんましん
II型	抗体依存性細胞障害型 細胞融解型	細胞表面の抗原と結合したIgG抗体やIgM抗体が，補体系を活性化して，細胞や組織を傷害（融解）する.	自己免疫性溶血性貧血 血小板減少症 不適合輸血 橋本病 グッドパスチャー症候群
III型	免疫複合体型 アルサス型	抗原と抗体による免疫複合体が血中を循環し，腎臓や肺などの特定の臓器の血管に付着して炎症を起こす.流血中に特異抗体があるとき，抗原が再びあると，血管の周囲で免疫複合体ができて出血壊死を起こす（アルサス反応）.	糸球体腎炎 血清病 慢性関節リウマチ 全身性エリテマトーデス アレルギー性気管支炎
IV型	遅延型 細胞免疫型 ツベルクリン型	抗原に感作されたリンパ球が再び抗原と反応して，サイトカインを放出し，免疫細胞を活性化する.症状が出るまでに1〜数日かかる.	ツベルクリン反応 接触性皮膚炎 臓器移植の拒否反応 結核性空洞

ている．感染防止やアレルギー，がんの予防などの，健康維持を目的とした適切な栄養摂取による免疫機能の維持と増進への関心が高まっている．免疫細胞やサイトカイン，抗体，種々の反応に必要な酵素類はすべてたんぱく質でできているため，これらの材料となるたんぱく質の摂取は必須である．さらに免疫細胞は，高い細胞増殖性をもち，酸化的障害を受けやすい特徴がある.

このため，微量元素のなかで，**亜鉛**（Zn），**鉄**（Fe），**セレン**（Se），**銅**（Cu）が重視されている．亜鉛は，細胞増殖やDNAの転写に必須で，亜鉛が欠乏すると胸腺の萎縮をきたすため，T細胞の増殖と分化が抑制される．鉄は，過酸化水素から活性酸素を生成し，好中球やマクロファージの殺菌作用に必須である．セレンは，グルタチオンペルオキシダーゼの構成成分で，過酸化水素による酸化障害を防ぐ．銅，亜鉛は，スーパーオキサイドジスムターゼの構成成分で，活性酸素の除去により酸化障害を防ぐ.

ビタミンについても，免疫機能にかかわっている．例えば，ビタミンAは，細胞の分化や正常な成長，皮膚や粘膜の形成に重要である．ビタミンCやビタミンEは，抗酸化作用をもつ．ビタミンB群のなかで，ビタミンB_6は，アミノ酸や核酸の代謝に必須であり，欠乏するとリンパ球への影響は強い．ビタミンと微量元素の推奨量または目安量のいずれかと耐容上限量などについては，「日本人の食事摂取基準」に記載されている．また，自然免疫で重要な働きを担う健全な腸内細菌叢の保持に寄与する食品摂取も望まれる.

低栄養の状態では，さまざまな免疫機能の低下が起こる．低栄養の状態には，食糧不足などによる**総合的低栄養**（undernutrition）と，単一あるいは数種の栄養素が不足する**栄養素欠乏**（malnutrition）がある．**たんぱく質・エネルギー低栄養状態**（protein-energy malnutrition：**PEM**）には，低たんぱく栄養失調症（クワシオルコル）と消耗症（マラスムス）があり，胸腺の萎縮に基づくTリンパ球の減少から，主に細胞性免疫機能の低下がみられる．二次的な低栄養状態には，クローン病などの消化器疾患による吸収障害や，思春期の女子に多くみられる神経性食欲不振症がある.

一方，過栄養の状態は免疫系の加齢変化を引き起こす．肥満になるとTリンパ球や食細胞の機能が低下する．肥満に伴う鉄や亜鉛の欠乏や，高コレステロール血症や高インスリン血症との関係も報告されている．脂肪の過剰摂取も炎症との関係がいわれているが，n-3系脂肪酸/n-6系脂肪酸比の高い食事により，炎症性サイトカインの産生が低下し，炎症が軽減すると考えられている.

6 がん

A. がん細胞とは

　私たちの体を構成する細胞は，細胞周期が非常に厳密に制御されており，増やすべき細胞だけを分裂させて増やし，それ以外の細胞は分裂させないことで，体の形や機能が維持されている．しかし，**がん細胞**は，この細胞周期が何らかの異常によって回転し続けるため，無秩序，無制限に増殖する．さらに，異常に増殖した細胞が周囲の組織に浸潤したり，血管やリンパ管に入り込んで遠くの臓器に移動して，組織を破壊しながら増殖する転移を起こす場合もある．このように，無制限に増殖し，浸潤や転移を起こす細胞をがん細胞という．

B. がんの原因

　細胞のがん化には，さまざまな遺伝子に変異が挿入されて修復されないまま細胞分裂が進むことや，多段階的な変異の蓄積が関係していることがわかっている．遺伝子変異を誘発する原因はさまざまであり，変異原物質とよばれる化学物質（**表8**），DNA損傷を引き起こす活性酸素や活性窒素種，放射線や紫外線があげられる．その他，ウイルス感染（**表9**），ピロリ菌感染，ホルモン，喫煙，飲酒，環境汚染などもがんの発生に関係している．

C. がん化に関連する遺伝子異常

　がん細胞では，細胞増殖を促進する**がん遺伝子**の活性化や，逆に，細胞増殖を抑制する**がん抑制遺伝子**の不活性化によって，制御できない無制限の増殖が起こっていると考えられる．細胞が分裂するとき，DNAが2倍に複製されるが，この時，一定の確率で複製エラーが起きる．通常は，複製エラーが起きても修復される．また，DNAが何らかの原因で損傷を受けたときも，通常は修復される．しかし，これらのDNA修復機構が破綻すると，遺伝子変異が起きやすく，蓄積しやすい状態となる．この時，細胞のがん化に直接関係するがん遺伝子の活性化変異とがん抑制遺伝子の不活性化変異も生じるが，関係のない遺伝子変異も蓄積する．そのような遺伝子産物はもともと存在しなかった変異たんぱく質となり，がん細胞が変異たんぱく質を多く発現することで，非自己として免疫細胞に認識されやすくなる．このようながん細胞は，新たなたんぱく質を発現させて免疫細胞からの攻撃を回避しようとする場合もある．

　がん抑制遺伝子の異常によって細胞周期が制御不能になり不死化したり，細胞を死に導くアポトーシス抵抗性が生じることもがん化につながる．がん抑制遺伝子の異常が生殖細胞系列に生じていると，がんになりやすい体質は遺伝して，家族性腫瘍となる．DNA修復遺伝子の1つである*BRCA1/2*遺伝子の異常を受け継ぐと，若年で乳がんや卵巣がんを発症しやすくなるとされている．他にも**表10**に示した家族性腫瘍が知られている．

　がん遺伝子の活性化には，遺伝子増幅によってたん

表8　変異原物質

変異原物質	含まれるもの
ニトロソ化合物	加工食品類（亜硝酸ナトリウムとアミンの結合による）
ヘテロサイクリックアミン類	加熱した魚や肉食品
アフラトキシン類	豆類に発生するカビの毒素
アリストロキア酸	ウマノスズクサ属（*Aristolochia*）およびカンアオイ属（*Asarum*）の植物などを用いた漢方薬
多環芳香族炭化水素	タバコ煙，ディーゼル排気ガス，食品の調理煙
ニトロアレーン（ニトロ化多環芳香族炭化水素）	ディーゼル排気ガス

表9　ウイルス感染によるがん

ウイルス	がん
HCV（C型肝炎ウイルス）	肝細胞がん
HBV（B型肝炎ウイルス）	肝細胞がん
HTLV1（ヒトT細胞白血病ウイルス1）	成人T細胞白血病
EBV（エプスタイン・バール・バーウイルス）	バーキットリンパ腫，鼻咽頭がん，リンパ腫
KSHV（カポジ肉腫関連ヘルペスウイルス）	カポジ肉腫，原発性体液性リンパ腫
HPV（ヒトパピローマウイルス）	子宮頸がん，中咽頭がん，肛門外陰部がん

表10　がん抑制遺伝子の不活性化により発生するがんの例

がん抑制遺伝子	遺伝性腫瘍	非遺伝性腫瘍	遺伝子産物の機能
RB1	網膜芽細胞腫	骨肉腫，肺がんなど多数	細胞周期制御，転写制御
TP53	リ・フラウメニ症候群	大部分の腫瘍	細胞死制御，細胞周期制御
WT1	ウィルムス腫瘍	腎芽腫	転写制御
NF1	神経線維腫症I	神経芽腫，悪性黒色腫	シグナル伝達
APC	家族性大腸ポリポーシス	大腸がん，胃がん，膵がん	シグナル伝達，細胞骨格
VHL	フォン・ヒッペル・リンドウ病	腎がん，血管芽細胞腫	ユビキチン・リガーゼ
BRCA1/2	家族性乳がん，卵巣がん，膵がん	卵巣がん，膵がん	DNA修復

ぱく質が過剰に発現してシグナル伝達を促進するものや，機能獲得型の遺伝子変異によってチロシンキナーゼの働きが活性化されてチロシンリン酸化が進むもの，融合遺伝子の融合相手によってキナーゼ領域が活性化されてシグナル伝達が進むものなどがあり，無制限の増殖を起こしている（表11）．がん遺伝子の活性型変異は，がんの発生と進展に必須のためドライバー変異とよばれており，これらの働きを阻止すればがん細胞の増殖をストップできる可能性から，治療標的分子となっている.

D. がんの代謝

　代謝とは，摂取した食物中の栄養素を体内に吸収できる形に分解して貯蔵したり，必要に応じてエネルギーに変えたり，筋肉などの組織をつくったりするために，体内で起こる生化学的反応のことで，生命活動の維持に必須である．がん細胞は，より多くのエネルギーを得ようとするために代謝異常を起こすが，特に，**糖代謝の異常**は顕著である．主食に多く含まれる糖質は，消化・分解されてグルコースになる．がん細胞は，有酸素化においてもミトコンドリアでの酸化的リン酸化ではなく，解糖系でATPを産生する（図33）．グルコースは，解糖系で代謝され，ピルビン酸を経た後にミトコンドリアを経由せず，乳酸発酵により最終代謝産物として乳酸に変換される．解糖系はATP産生効率が非常に悪いが，酸素を必要とせず，経路が単純なためATP産生速度は速い．がん細胞は，サイトカインを分泌して体内のたんぱく質や脂肪の代謝も変化させて，生成したグルコースを大量に消費して急速に増殖していく．このため，がん患者は，がん細胞にエネルギー源を奪われ，痩せて栄養不良に陥っていく．がん患者

表11　がん遺伝子の活性化により発生するがんの例

がん遺伝子	腫瘍	遺伝子産物の機能
ALK	悪性リンパ腫，肺腺がん	シグナル伝達
MYCN	神経芽腫，小細胞がん	転写活性
EGFR	肺腺がん	シグナル伝達
BRAF	メラノーマ，大腸がん	シグナル伝達
MYC	バーキットリンパ腫	転写活性
KRAS	膵がん，肺がん，大腸がん	シグナル伝達
ERBB2 (HER2)	乳がん，卵巣がん，胃がん	細胞表面受容体活性
BCL2	濾胞性リンパ腫	アポトーシス阻害

に多くみられる体重減少は，**がん悪液質**の特徴的な状態である．がん悪液質とは何か，2011年に発表されたEuropean Palliative Care Research Collaborative（EPCRC）の定義[25]が広く用いられている．EPCRCでは，「栄養療法で改善することは困難であり，進行性の機能障害をもたらし，著しい筋肉量の減少を伴う（脂肪量減少の有無を問わない）体重減少を特徴とする複合的な代謝障害である．病態生理学的には栄養摂取量の減少と代謝異常によってもたらされるたんぱく質およびエネルギーの喪失状態である」と定義している.

E. がんの治療

　がんの治療法は近年大きく発展し，**手術，放射線治療，薬物療法**の3つが基本であり，薬物療法のなかには化学療法，分子標的療法，免疫療法などがある．がんの種類ごとに，がんの大きさや広がり，患者の体の状態などを組合わせて決定する標準治療が診療ガイドラインに規定されている．がんの標準治療は，大規模な臨床試験によって科学的に治療効果が示され，かつ

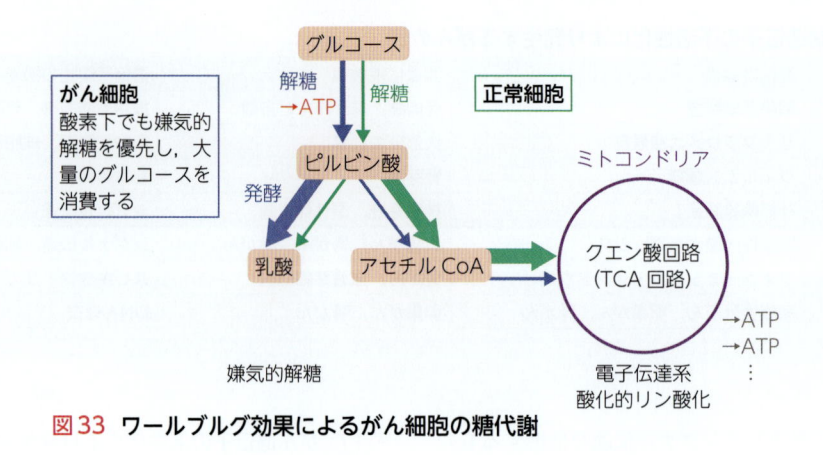

がん細胞
酸素下でも嫌気的解糖を優先し，大量のグルコースを消費する

グルコース

解糖 →ATP　解糖

正常細胞

ピルビン酸

発酵

乳酸　アセチル CoA

ミトコンドリア

クエン酸回路
（TCA 回路）

→ATP
→ATP
⋮

嫌気的解糖

電子伝達系
酸化的リン酸化

図33　ワールブルグ効果によるがん細胞の糖代謝

安全性が許容された治療法である．従来の**化学療法**は，増殖細胞に作用するため，がん以外の正常な消化管の粘膜上皮細胞や，皮膚や毛髪なども障害し，悪心や髪が抜けるなどの副作用が大きな問題であった．これに対して，**分子標的療法**は，患者個々のがん細胞の増殖の鍵となっている特徴的ながん遺伝子の異常を抑制することから，比較的，副作用が少ないとされる．また，患者ごとに異なるがん遺伝子やたんぱく発現の異常を調べて，それにあった薬剤を使用するため，効果が期待できる．**免疫療法**では，免疫チェックポイント阻害剤という，がん細胞が免疫回避するしくみを破綻させる薬剤を使用する．これまでのように，がん細胞を直接攻撃するのではなく，患者自身の免疫細胞を活性化させて，その免疫細胞にがん細胞を攻撃させる治療法である．がんの治療は，患者のがん細胞の特徴と患者の状態から最も効果的な治療方針を決定する個別化治療（precision medicine）の時代になってきている．しかし，がんの治療は，がんが発生した場所に小さくとどまっている間に行うことが望ましいため，がん検診などによる早期発見の重要性が高い．

F. がんの治療と栄養管理

がんの治療期は，各治療法による副作用によって，悪心・嘔吐，味覚・嗅覚障害，口内炎，倦怠感などが起こり，食事を摂りにくい．すなわち栄養摂取量不足や栄養障害が生じやすい．しかし，体重減少や栄養状態の悪化は副作用をさらに悪化させて，治療を継続することが困難になる場合もある．嚥下機能などを保つ

ためには経口摂取を継続することが望ましいが，難しい場合は，経腸栄養，経静脈栄養などが行われる．治療期は，体重減少を抑制し，栄養の維持と改善を目的とした栄養管理が求められる．がんの終末期は，栄養障害が栄養摂取不良によるものか，悪液質の悪化によるものかなどの評価が難しくなるため，患者の状態をよく観察し，栄養状態に加えて患者の希望も考慮した計画が重要になる．

一方，手術は，がんを体内から物理的に取り除く唯一の治療法であるが，身体に多大な侵襲と負荷がかかる．このため，明確な基準として推奨されてはいないが，術前，術後，回復期などの段階に応じた栄養療法や栄養管理が必要になる．

G. がんの予防

自己の細胞の遺伝子異常によって生じるがん細胞の発生を完全に防止することは難しい．しかし，免疫機能を強化し，特にT細胞の機能を維持すること，変異原物質の摂取や吸入を避けること，ワクチン接種により腫瘍ウイルス感染を防御すること，ピロリ菌を除菌し，放射線や紫外線の曝露を減らすことなどは対策として考えられる．がんの予防を日々の食生活に取り入れるならば，免疫機能の低下を招く低栄養にならないよう注意する．変異原性の疑われる加工食品の摂取を減らして，免疫機能を維持し，強化するために必要な栄養素の摂取に努める．肥満を防止し，抗酸化や抗炎症に有用なビタミンや脂肪酸を取り入れることなどの有用性が期待される．抗酸化機能食品としてがんのリ

スク低減が期待されるものに野菜・果実類があげられる．野菜は，トコフェロール，アスコルビン酸，カロテン類，ポリフェノールなどの抗酸化成分に加えて食物繊維に富む．1990年代，アメリカ国立がん研究所を中心に，がんの予防に役立つ可能性のあるものを特定し，それを加工食品に加えるデザイナーフーズ計画が実施された．この計画のなかで，がんのリスクを下げるのに有用な約40種類の食品をピラミッド上に示している（図34）．野菜や果実の他に，茶カテキン類，香辛料，ごま油の抗酸化性も知られている．また，摂り過ぎには注意が必要であるが，ココアやチョコレートならびに赤ワインに含まれるポリフェノール類やプロアントシアニンの抗酸化作用も注目されている．その他に，大豆，米ぬか，そば，キノコ類などにも抗酸化成分が含まれている．これらの食品の適切な摂取は，がんの予防効果が期待されているが，それとともに，定期的な健康診断や，体調の異変に気づいたときは早く受診することも重要である．

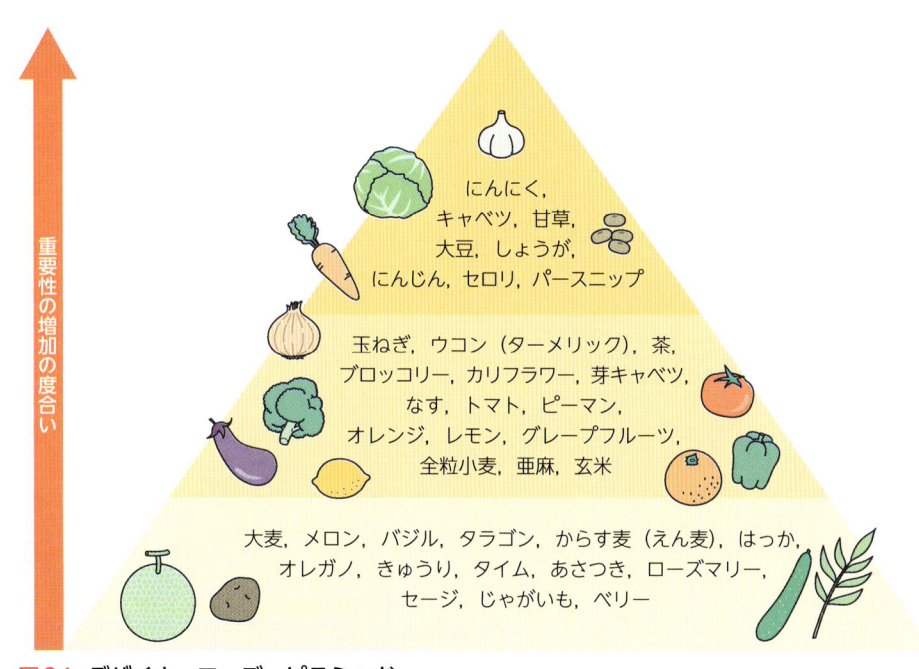

重要性の増加の度合い

にんにく，
キャベツ，甘草，
大豆，しょうが，
にんじん，セロリ，パースニップ

玉ねぎ，ウコン（ターメリック），茶，
ブロッコリー，カリフラワー，芽キャベツ，
なす，トマト，ピーマン，
オレンジ，レモン，グレープフルーツ，
全粒小麦，亜麻，玄米

大麦，メロン，バジル，タラゴン，からす麦（えん麦），はっか，
オレガノ，きゅうり，タイム，あさつき，ローズマリー，
セージ，じゃがいも，ベリー

図34 デザイナーフーズ・ピラミッド
大澤俊彦：がん予防と食品．日本食生活学会誌，20：11-16，2009をもとに作成

健康のために，食べる？ 食べない？

健康になるための，健康を維持するための，「食」を考える時，私たちは，何を食べればよいだろうと考えることが多いのではないだろうか．免疫力向上，抗酸化作用，食物繊維，発酵食品，などのキーワードがいくつもあげられる．しかし，何を食べればよいかということと同時に，何を食べない方がよいか，ということも重要である．テレビの健康番組で何かの食品が健康によいと紹介されると，一気に売り切れる傾向があるが，健康のための「食」は，じつは人によって効果が大きく異なる場合がある．

例えば，健康食品というと，納豆がすぐに頭に浮かぶだろう．納豆菌には血液をサラサラにしたり，腸内環境を整えたりする効果が知られている半面，尿酸値の高い人は食べ過ぎない方がよいとされる．また，免疫力の非常に低下した入院患者にとっては，納豆菌も日和見感染を引き起こす悪い菌になってしまう．高血圧の人は，納豆のタレに含まれる塩分にも注意が必要である．同様に，イワシやサバなど青身の魚には，ドコサヘキサエン酸（DHA）やエイコサペンタエン酸（EPA）などのω3脂肪酸が多く含まれ，善玉コレステロールを増やすなど，さまざまな健康効果がいわれている．しかし，脂質であるため，高脂血症や脂質異常症などの人には，やはり食べ過ぎない方がよい食品となる．ハチミツも，免疫力向上への効果が期待される，天然の健康食品として知られているが，じつは，1歳未満の乳児の体内ではハチミツに含まれるボツリヌス菌が増殖してしまい，菌が産生する毒素による重篤な健康被害を生じる危険がある．

このように，年齢や体質，健康状態などによって，一般的によいと思われている食品も，効果は大きく異なってしまう場合がある．自分の健康状態や体質，活動度合を知り，科学的に，どのような効果を求めているのかによって，食べるもの，食べないもの，さらには食べ方を考えたいところである．世界の飢餓人口が約7億人にのぼる一方で，食べないものを考えるとは，究極の贅沢に感じられる．

身体への直接的な影響の他に，「食」には，満足感や，楽しさ，リフレッシュなど，心の健康に及ぼす効果もある．単に生命活動や成長，運動のための燃料や材料ではなく，心と体の健康のための豊かな「食」を長く楽しむためには，食べるものを選択できることに感謝し，いろいろな食べ物を偏りなく，腹八分目，というのが原点かもしれない．

文　献

1）厚生省・公衆衛生審議会：生活習慣に着目した疾病対策の基本的方向性について（意見具申）（平成8年12月18日）．1996（https://www.mhlw.go.jp/www1/houdou/0812/1217-4.html）

2）健康増進法施行令，平成十四年政令第三百六十一号（https://elaws.e-gov.go.jp/document?lawid=414CO0000000361）

3）国立健康・栄養研究所：健康日本21分析評価事業，別表第二：主要な生活習慣病の発症予防と重症化予防の徹底に関する目標（https://www.nibiohn.go.jp/eiken/kenkounippon21/kenkounippon21/mokuhyou.html#mokuhyou02）

4）厚生労働省：厚生労働省生活習慣病対策室資料（https://www.mhlw.go.jp/bunya/kenkou/seikatsu/pdf/ikk-a20.pdf）

5）厚生労働省：健康日本21（第二次）参考資料スライド集．2013（https://www.mhlw.go.jp/stf/seisakunitsuite/bunya/kenkou_iryou/kenkou/kenkounippon21.html）

6）World Health Organization：Noncommunicable diseases. 2021（https://www.who.int/news-room/fact-sheets/detail/noncommunicable-diseases）

7）Kaplan NM：The deadly quartet. Upper-body obesity, glucose intolerance, hypertriglyceridemia, and hypertension. Arch Intern Med, 149：1514-1520, 1989

8）Nakamura T, et al：Magnitude of sustained multiple risk factors for ischemic heart disease in Japanese employees：a case-control study. Jpn Circ J, 65：11-17, 2001

9）小野容明，太田保也：死の五重奏－危険因子症候群との関連－．Mebio，17：90-93，2000

10）日本循環器学会：2023年改訂版 循環器領域における睡眠呼吸障害の診断・治療に関するガイドライン．2023（https://www.j-circ.or.jp/cms/wp-content/uploads/2023/03/JCS2023_kasai.pdf）

11）Bianconi E, et al：An estimation of the number of cells in the human body. Ann Hum Biol, 40：463-471, 2013

12）文部科学省：「一家に1枚よりヒトゲノムマップ」第4版第1刷について．2021（https://www.mext.go.jp/stw/common/pdf/series/genome_map/genomemap_2021_A3.pdf）

13）「肥満症診療ガイドライン2022」（日本肥満学会／編），ライフサイエンス出版，2022

14）World Health Organization：Obesity and overweight. 2024（https://www.who.int/news-room/fact-sheets/detail/obesity-and-overweight）

15）undefined, et al：New criteria for 'obesity disease' in Japan. Circ J, 66：987-992, 2002

16）Fukushima M, et al：Insulin secretion capacity in the development from normal glucose tolerance to type 2 diabetes. Diabetes Res Clin Pract, 66 Suppl 1：S37-S43, 2004

17）Hiuge-Shimizu A, et al：Absolute value of visceral fat area measured on computed tomography scans and obesity-related cardiovascular risk factors in large-scale Japanese general population（the VACATION-J study）. Ann Med, 44：82-92, 2012

18）「糖尿病治療ガイド2022-2023」（日本糖尿病学会／編），文光堂．2022

19）国立国際医療研究センター・糖尿病情報センター：糖尿病とは．2016（https://dmic.ncgm.go.jp/general/about-dm/010/010/01.html）

20）Odawara M, et al：Prevalence and clinical characterization of Japanese diabetes mellitus with an A-to-G mutation at nucleotide 3243 of the mitochondrial tRNA（Leu（UUR））gene. J Clin Endocrinol Metab, 80：1290-1294, 1995

21）undefined, et al：Global, regional, and national burden of diabetes from 1990 to 2021, with projections of prevalence to 2050：a systematic analysis for the Global Burden of Disease Study 2021. Lancet, 402：203-234, 2023

22）IDF Diabetes Atlas 10th edition. 2021（https://diabetesatlas.org/idfawp/resource-files/2021/07/IDF_Atlas_10th_Edition_2021.pdf）

23）Ross R：The pathogenesis of atherosclerosis：a perspective for the 1990s. Nature, 362：801-809, 1993

24）Ross R：Atherosclerosis--an inflammatory disease. N Engl J Med, 340：115-126, 1999

25）Fearon K, et al：Definition and classification of cancer cachexia：an international consensus. Lancet Oncol, 12：489-495, 2011

26）「すべての診療科で役立つ 栄養学と食事・栄養療法」（曽根博仁／編），羊土社，2018

27）Nブックス「新版 臨床栄養学 第5版」（田中明，加藤昌彦／編），建帛社，2023

28）Nブックス「改訂 食品機能学 第4版」（青柳康夫／編），建帛社，2021

第5章 チェック問題

問 題

☐ ☐ **Q1** 生活習慣病とは何か答えよ.

☐ ☐ **Q2** 内臓脂肪型肥満とは何か答えよ.

☐ ☐ **Q3** 血糖値が気になる方に適した特定保健用食品の関与成分で代表的な成分は何か答えよ.

☐ ☐ **Q4** 血管障害を考えるうえで最も大切な,血管の一番内側にある細胞の名前は何か答えよ.

☐ ☐ **Q5** 免疫とは何か答えよ.

☐ ☐ **Q6** がん細胞とはどのような細胞か答えよ.

解答&解説

A1 生活習慣病とは,日本の死因の約半数を占める,毎日のよくない生活習慣の積み重ねによって引き起こされる病気のことをいう.複数の遺伝的要因ももつが,遺伝的要因以上に環境(生活習慣)要因が大きな割合を占めるとされ,特に食生活が重要であるとされる.

A2 内臓脂肪型肥満は,腸などおなかの臓器の周りにつく脂肪が多くなった状態で,リンゴ型肥満ともいわれる.内臓脂肪型肥満では,善玉アディポサイトカインが減少・効かなくなり,悪玉アディポサイトカインが増大することで,生活習慣病を起こしやすくなる.このため,皮下脂肪型肥満よりも健康障害リスクが高い.

A3 難消化性デキストリン.

A4 血管内皮細胞.

A5 免疫系とよばれる器官や細胞の働きにより,自己と非自己を生物学的に識別し,非自己を異物として認識して排除するしくみ.これらの器官や細胞の働きを維持,向上するためには栄養摂取状態も非常に重要となる.また,本来,異物を排除して健康を維持するためのしくみであるが,さまざまな原因により働きが過剰になると,自己の一部にもかかわらず非自己と認識して排除しようとしてしまう過敏症反応(アレルギー)や自己免疫疾患を発症することもある.

A6 がん細胞は,自身の細胞の遺伝子がさまざまな原因によって傷つくことにより,無制限に増殖し,浸潤や他の臓器への転移を起こす可能性をもつ細胞.紫外線や放射線,ウイルス感染など,遺伝子変異が生じる原因を知ることは,がんの予防対策につながり,がん細胞の増殖に関する分子機構の解明は,がんの治療薬開発につながる.

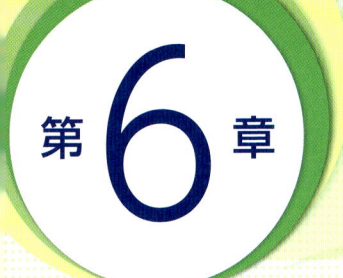

第6章 食品の規格基準と表示

Point

1 食品の規格基準と表示にかかわる4つの法律と食品表示基準を理解する.

2 特別用途食品制度と保健機能食品制度に含まれる食品とそれらの食品表示について理解する.

3 遺伝子組換え食品の表示制度や，一般的な食品表示について理解する.

概略図 **食品の表示にかかわる4つの法律**

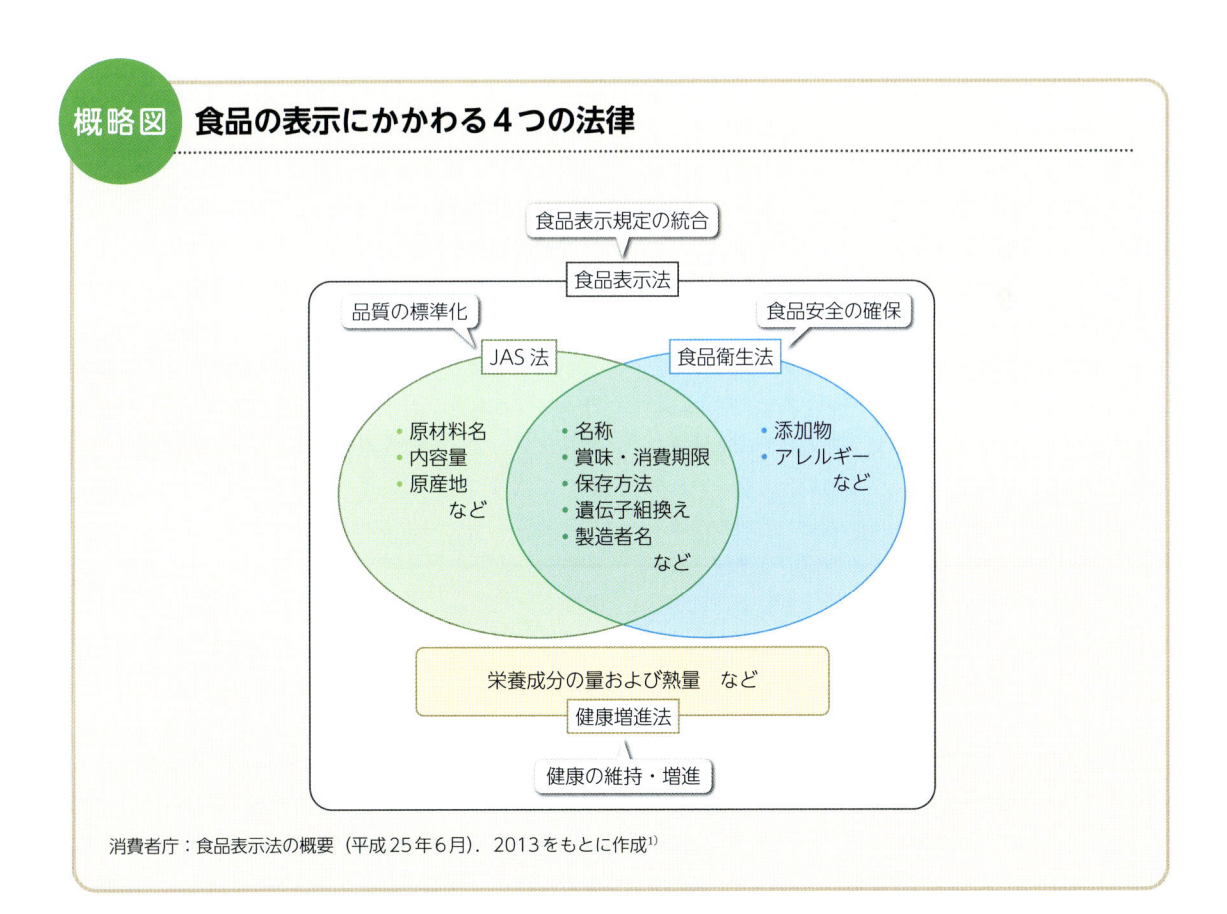

食品表示規定の統合

食品表示法

品質の標準化

食品安全の確保

JAS法　　食品衛生法

・原材料名
・内容量
・原産地
　　など

・名称
・賞味・消費期限
・保存方法
・遺伝子組換え
・製造者名
　　　　など

・添加物
・アレルギー
　　など

栄養成分の量および熱量　など

健康増進法

健康の維持・増進

消費者庁：食品表示法の概要（平成25年6月）．2013をもとに作成[1]

A. 食品にかかわる法律

現在，食品にはさまざまな法律がかかわる（**概略図**）.

1つ目として「**食品衛生法**」は，飲食に起因する衛生上の危害発生を防止することが目的の法律である．この法律では，医薬品，医薬部外品および再生医療等製品を除くすべての飲食物が規制の対象となる．衛生上の危害発生を防止し，食品の安全を確保するため，腐敗したものや病原微生物に汚染されたものなど人に害を及ぼすようなものを販売することや加工することが禁止されている．また，食品添加物の指定と安全性の確保もこの法律の下で行われる.

2つ目として「**日本農林規格等に関する法律（JAS法）**」は，農林物資の品質の改善と品質に関する適正な表示により消費者の選択に資することが目的の法律である．この法律は，粗悪品を市場からとり除くために，各種の食品・農林水産物の品質の標準化を目的として，規格化の制度（JAS制度）に力を入れている．また，最近では食品・農林水産物だけでなく，商品の生産・流通のプロセスや取扱・販売の方法，成分の測定方法にもJAS制度で規格が定められている．これらの規格化によって，消費者の商品選択の一助を担っている.

3つ目として「**健康増進法**」は，栄養の改善と国民の健康増進を図ることが目的の法律である．この法律では，国民等関係者の責務として，「国民は，健康な生活習慣の重要性に対する関心と理解を深め，生涯にわたって，自らの健康状態を自覚するとともに，健康の増進に努めなければならない（健康増進法 第一章総則第二条）」と定められている．このため，国民の健康の維持・増進に向けて，栄養素の摂取量の基準値（日本人の食事摂取基準）の策定や特別用途食品の許可が行われている.

4つ目として「**食品表示法**」は，従来の食品衛生法，JAS法，健康増進法の食品表示にかかわる規定を統合した法律である．食品表示は，私たち消費者が食品選択を行うときに重要な指標となる．食品衛生法においては食品安全の確保に関する事項，JAS法では品質の標準化にかかわる事項，健康増進法においては国民の健康維持・増進にかかわる事項について食品の表示が規定されており，食品表示を複雑にしていた．食品表示に関する包括的かつ一元的な制度を創設することで，食品を摂取する際の安全性や一般消費者のよりよい食品選択が守られることをめざして，食品表示法が制定され，食品表示基準が定められた.

これら4つの法律が私たちの食に関する法律であり，私たちはこの法律に守られることで，安全に食品を選択して摂取することができるのである.

B. 特別用途食品制度と保健機能食品制度の歴史

図1に，特別用途食品および保健機能食品の歴史についてまとめた．食品における栄養成分やその効能の表示については，栄養改善法（1952年施行〜2003年廃止）から現在の健康増進法に引き継がれている．戦後の復興期では，食料不足により十分な栄養状態でない人々が多かったことから，特に食品の一次機能が重視されていた．一方で，現在では，過剰な栄養による生活習慣病が問題になっているため，食品の3つの機能のうち，特に三次機能が重視されるようになった.

名称と内容の変遷はあるものの，「特別用途食品」は栄養改善法の制定当初から存在している．1991年に「**特定保健用食品**」が創設され，2001年の食品衛生法に**保健機能食品制度**ができたことで，特定保健用食品とともに「**栄養機能食品**」が食品衛生法に規定された**保健機能食品**として位置づけられるようになった[2)5)]．2009年9月より食品表示行政は厚生労働省から**消費者庁**へ移管された．さらに，2015年に施行された食品表示法において「**機能性表示食品**」もまた保健機能食品として位置づけられるようになり[4)]，現在の姿となっている（**図1**）．**表1**にそれぞれの食品の分類ごとに，それらの食品の対象者や，事業者と国（消費者庁）の役割などについてまとめた．さらに，**図2**にそれぞれの食品の表示までのプロセスの概念図を示した．これらの食品において事業者は科学的根拠が土台にあって食品を開発していることを忘れてはならない．テレビやSNSなどのメディアには，いわゆる「健康食品」と称して販売されている食品もあるが，これらは販売業者が独自の判断で，「健康食品」と称して販売しているものであり，「健康食品」という名称は法令上で定義さ

1947 年　**食品衛生法**の制定
1950 年　**JAS 法**の制定
1952 年　**栄養改善法**の制定と特殊用途食品（特別用途食品の前身）の新設
1991 年　特定保健用食品の新設
1993 年　栄養表示基準の新設
2001 年　栄養機能食品の新設と保健機能食品の設立
2003 年　栄養改善法から**健康増進法**へ改正
2015 年　**食品表示法**（**食品表示基準**）の制定と機能性表示食品の新設
現在

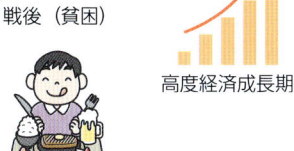
戦後（貧困）
高度経済成長期
飽食の時代
健康による食生活　　運動習慣　　禁煙

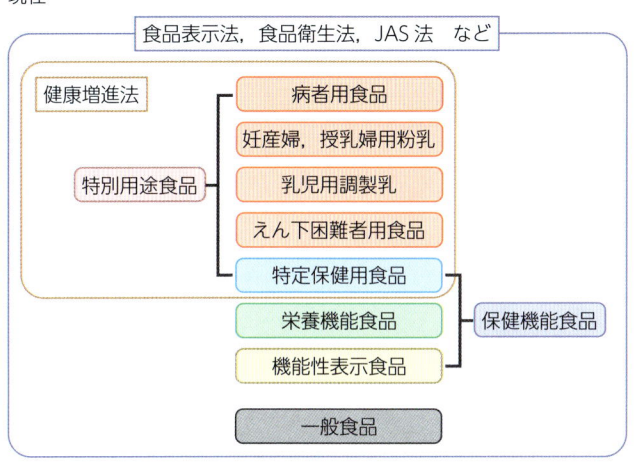

食品表示法，食品衛生法，JAS 法　など

健康増進法

特別用途食品 ─ 病者用食品
妊産婦，授乳婦用粉乳
乳児用調製乳
えん下困難者用食品
特定保健用食品

栄養機能食品
機能性表示食品 ─ 保健機能食品

一般食品

図1　特別用途食品制度と保健機能食品の変遷
以下の文献をもとに作成.
厚生労働省：資料 2-3 特別用途食品制度の変遷．第1回特別用途食品制度のあり方に関する検討会．2007[2]
厚生労働省：保健機能食品制度の創設に伴う取扱い及び改正等について（平成13年3月27日 食新発第17号）．2001[3]
消費者庁：「機能性表示食品」って何？．2015[4]

表1　食品の分類ごとのまとめ

食品の分類		対象者	食品の成分	科学的根拠	事業者の役割	国（消費者庁）の役割	許可証票（マーク）
特別用途食品	個別評価型	乳児・妊産婦・授乳婦・えん下困難者・病者	栄養成分関与成分機能性成分	必要	表示の申請成分分析	審査表示の許可	
	規格基準型					規格基準への適合性の確認表示の許可	
特定保健用食品（再許可等は除く）	個別許可型	消費者（健康が気になる人）	関与成分	必要	表示の申請成分分析	審査表示の許可	
	疾病リスク低減表示						
	規格基準型					規格基準への適合性の確認表示の許可	
条件付き特定保健用食品				必要（表3参照）		審査表示の許可	
栄養機能食品		消費者（栄養成分の補給が必要な人）	栄養成分	必要	規格基準への適合の確認（自己認証）	規格基準の規定	なし
機能性表示食品		消費者（病者，未成年，妊産婦，授乳婦を除く）	機能性成分	必要	科学的な根拠の検証届け出責任を負う	届け出の確認情報公開	なし

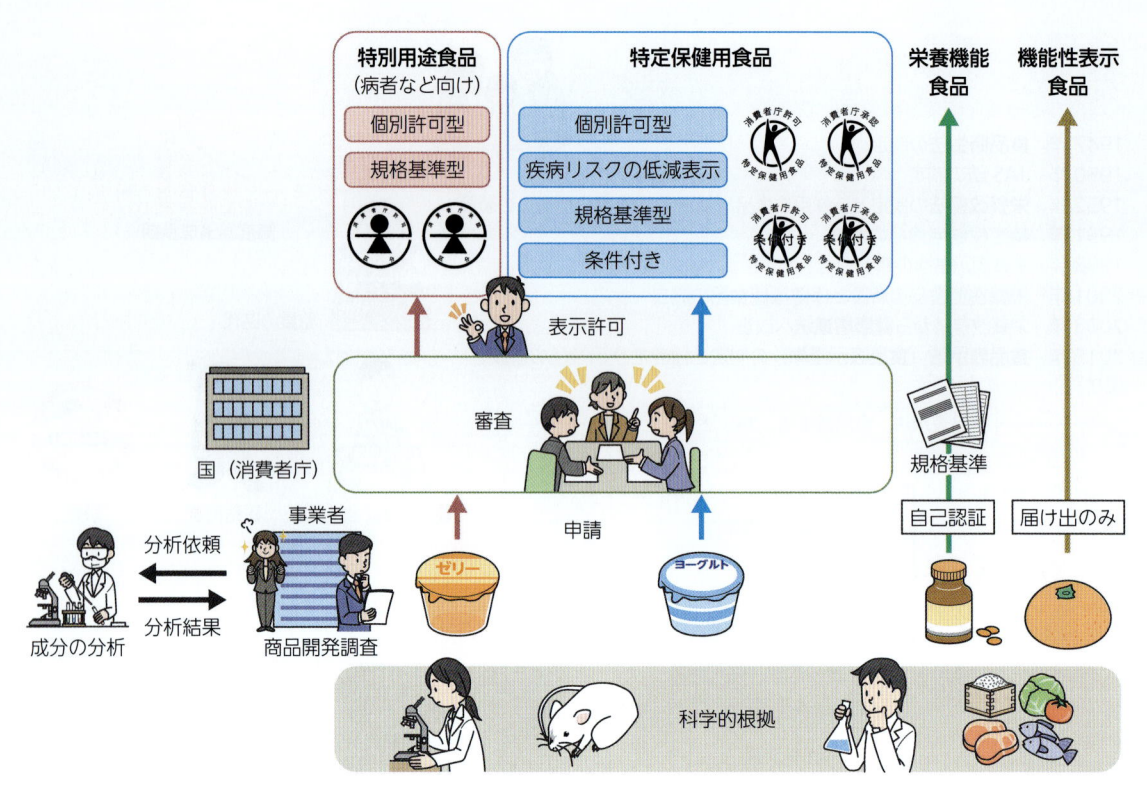

図2　食品の分類ごとの表示までのプロセス

れているものではない．しかし，特別用途食品と特定保健用食品，栄養機能食品は，"科学的根拠とともに国が定めた安全性や有効性に関する基準などに従って食品の機能が表示されている食品"であり，機能性表示食品は"科学的根拠に基づき事業者の責任の下，その機能性を表示して販売・広告できる食品"という位置づけである．

2　特別用途食品制度

A. 特別用途食品の許可・表示

　特別用途食品（特定保健用食品を除く）は，乳児の発育や妊産婦，授乳婦，えん下困難者，病者などの健康の保持・回復などに適するという特別の用途について表示することが許可された食品のことをいう．特別用途食品として食品を販売するには，その表示について消費者庁長官の許可を受けなければならず，また，

表示の許可に当たって，規格または要件への適合性について，国の審査を受ける必要がある[6]．2024年9月17日現在，特別用途食品は98件が表示許可されており[7]，マークとともに特別な用途の表示ができる（図3）．2023年からは感染性胃腸炎による下痢や嘔吐による脱水状態の病者向けに，水と電解質の補給に利用できる「経口補水液」が追加された．特に，近年では，栄養強化したゼリー状やペースト状のえん下困難者用食品や，飲料にとろみをつける食品（増粘剤など）のとろみ調整用食品が増えており，飲み込む（えん下）能力が弱まった高齢者向けの食品に増加がみられる．

B. 特定保健用食品

1）特定保健用食品の歴史と現状

　特定保健用食品は，通称トクホともよばれ，**身体の生理学的機能などに影響を与える保健効能成分（関与成分）を含み，その摂取により，特定の保健の目的が期待できる旨の表示をすることが許可された食品の**ことを指す．特定保健用食品として販売するには，食品

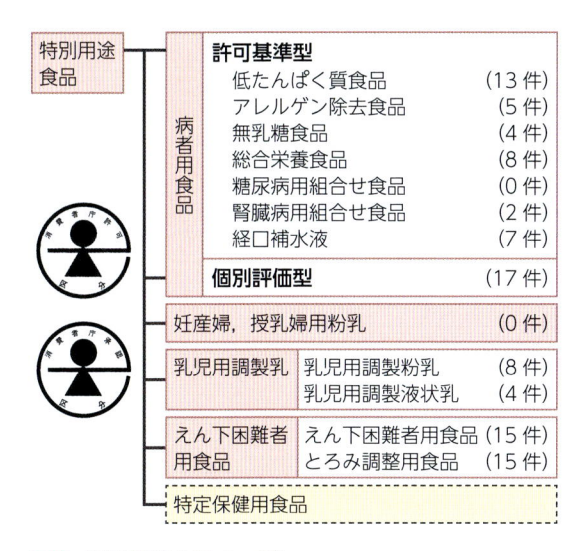

図3　特別用途食品の一覧
以下の文献をもとに作成.（　）内は表示許可件数内訳.
消費者庁：特別用途食品とは. 2023[6)]
消費者庁：特別用途食品表示許可件数内訳（令和6年9月17日現在）. 2024[7)]

ごとに食品有効性や安全性について国の審査を受け，消費者庁長官の許可を得なければならず，そのためには科学的根拠に基づくことが必要になる[8)].

図4に特定保健用食品の表示許可・承認品目の推移について示した．1991年の施行以来，2007年の167件をピークに年間の許可・承認件数を伸ばし，2000年前後までは年で平均して約60件が許可・承認されている．2019年では年間30件程度まで減少し，2020年では10件程度まで減少している[9)]．現在（2024年8月15日）において，1,042件の食品の許可・承認がされている．

特定保健用食品の関与成分と保健用途の表示について図5に示す．食品に含まれる関与成分は，仮にほかの保健効能があったとしても，許可を受けた表示以外ではその表示を行うことはできない．表示できる内容は「健康の保持増進の効果」に限られるため，病気の治療や予防が目的の医薬品とは異なり，これらと間違われるような表示はできない．このため，当初は錠剤やカプセル状のような医薬品と混同するような形状は

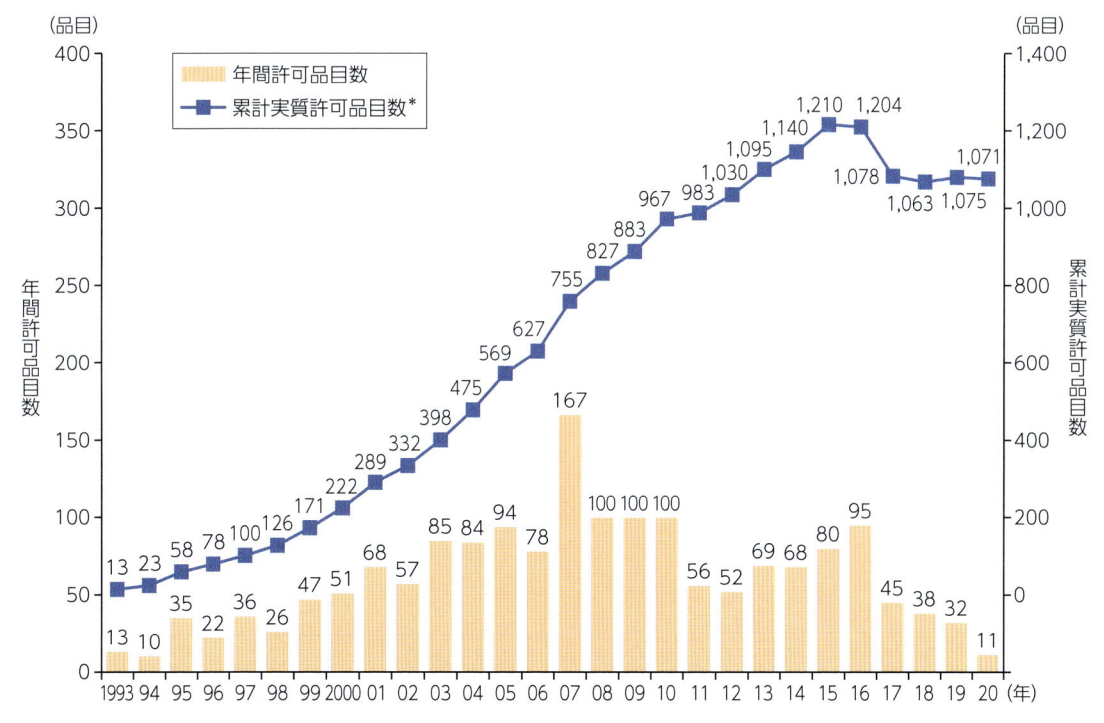

図4　特定保健用食品の表示許可・承認品目の推移
＊累計実質許可品目数＝累計許可品目数－同失効品目数.
日本健康・栄養食品協会：特定保健用食品の市場および表示許可の状況. 2021[9)] より引用

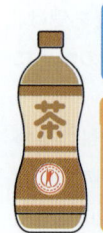

関与成分
難消化性デキストリン

保健用途の表示
脂肪の吸収を抑えます.
糖の吸収をおだやかにします.
内臓脂肪を減らすのを助けます.

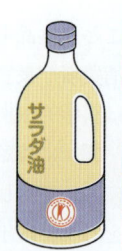

関与成分
植物ステロール

保健用途の表示
LDL コレステロールを
下げます.

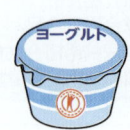

関与成分
乳酸菌○○株
ビフィズス菌△△株

保健用途の表示
腸内環境の改善に
役立ちます.

図5　特定保健用食品の関与成分と保健用途の表示例

表2　特定保健用食品の分類について

	① 特定保健用食品（個別許可型）	食生活において特定の保健の目的で摂取をする者に対し，その摂取により当該保健の目的が期待できる旨の表示をする食品
	② 特定保健用食品（疾病リスク低減表示）	関与成分の疾病リスク低減効果が医学的・栄養学的に確立されている場合，疾病リスク低減表示を認める特定保健用食品
	③ 特定保健用食品（規格基準型）	特定保健用食品としての許可実績が十分であるなど科学的根拠が蓄積されている関与成分について規格基準を定め，消費者委員会の個別審査なく消費者庁において規格基準への適合性を審査し許可する特定保健用食品
	④ 特定保健用食品（再許可等）	すでに許可を受けている食品について，商品名や風味などの軽微な変更などをした特定保健用食品
	⑤ 条件付き特定保健用食品	特定保健用食品の審査で要求している有効性の科学的根拠のレベルには届かないものの，一定の有効性が確認される食品を，限定的な科学的根拠である旨の表示をすることを条件として許可する特定保健用食品

消費者庁：特定保健用食品とは[8] をもとに作成

表3　特定保健用食品制度における科学的根拠の考え方

作用機序　　試験	無作為化比較試験		非無作為化比較試験（有意水準5％以下）	対照群のない介入試験（有意水準5％以下）
	有意水準5％以下	有意水準10％以下		
明確	特定保健用食品	条件付き特定保健用食品	条件付き特定保健用食品	
不明確	条件付き特定保健用食品	条件付き特定保健用食品		

消費者庁：特定保健用食品制度の概要[10] より引用

避けなければならなかったが，保健機能食品制度の実施により錠剤やカプセル状での形態でも認められるようになった．また，「**食生活は，主食，主菜，副菜を基本に，食事のバランスを．**」といったバランスのとれた食生活の普及啓発を促す文書についても記載しなければならない.

2）特定保健用食品の区分

特定保健用食品には，①個別許可型，②疾病リスク低減表示，③規格基準型，④特定保健用食品（再許可等），⑤条件付き特定保健用食品，の5つの区分がある（**表2**）．どの区分でも，**その関与成分を摂取することでの保健の用途の表示を行うことができるが，摂取するうえでの注意事項も明記しなければならない.**

①特定保健用食品（個別許可型）

通常，特定保健用食品は，**有効性・安全性を消費者庁に個別に審査**される．有効性の証明として，**科学的根拠**が条件になっており（**表3**），また，定められた試験機関によって関与成分の含有量の分析試験も行われる．こうした審査を経て，許可された食品は特定保健用食品のマーク（**表2**）と，許可された特定の保健の用途の表示ができる[8)10].

②特定保健用食品（疾病リスク低減表示）

関与成分の疾病リスク低減効果が医学的・栄養学的に確立されている場合，疾病リスクの低減に関する表示が許可されている特定保健用食品である．関与成分として**カルシウム**と**葉酸**（プテロイルモノグルタミン

表4　特定保健用食品（疾病リスク低減表示）の関与成分

関与成分	保健の用途の表示
カルシウム	この食品はカルシウムを豊富に含みます．日頃の運動と適切な量のカルシウムを含む健康的な食事は，若い女性が健全な骨の健康を維持し，歳をとってからの骨粗鬆症になるリスクを低減する可能性があります．
葉酸（プテロイルモノグルタミン酸）	この食品は葉酸を豊富に含みます．適切な量の葉酸を含む健康的な食事は，女性にとって，神経管閉鎖障害＊をもつ子どもが生まれるリスクを低減する可能性があります．
ドコサヘキサエン酸（DHA）・エイコサペンタエン酸（EPA）	この食品はドコサヘキサエン酸（DHA）とエイコサペンタエン酸（EPA）を豊富に含みます．日頃の運動とDHAおよびEPAを含む健康的な食事は，将来，心血管疾患になるリスクを低減する可能性があります．

＊神経管閉鎖障害とは，胎児の発生の際に，神経管がうまく形成されないことで生じる先天性異常の1つである．葉酸の不足とともに遺伝因子が発症の原因になると考えられている．
以下の文献をもとに作成．
消費者庁：特定保健用食品の概要[10]
消費者庁：特定保健用食品の許可について（令和5年10月30日）．2023[11]

表5　特定保健用食品（規格基準型）の規格基準

関与成分	保健の用途の表示
難消化性デキストリン（食物繊維として）	難消化性デキストリンの働きにより， • おなかの調子を整えます． • 糖の吸収を穏やかにするので，食後の血糖値が気になる方に適しています． • 食後の血中中性脂肪の上昇をおだやかにするので，脂肪の多い食事を摂りがちな方，食後の中性脂肪が気になる方の食生活の改善に役立ちます．
ポリデキストロース（食物繊維として） ガアーガム分解物（食物繊維として）	関与成分が含まれいるので，おなかの調子を整えます．
大豆オリゴ糖 フラクトオリゴ糖 乳果オリゴ糖 ガラクトオリゴ糖 キシロオリゴ糖 イソマルトオリゴ糖	関与成分が含まれいるので，ビフィズス菌を増やして腸内の環境を良好に保つので，おなかの調子を整えます．

消費者庁：特定保健用食品制度の概要[10] をもとに作成

酸），DHA・EPAが認められており（表4），マークとともに保健の用途の表示ができる．

③特定保健用食品（規格基準型）

　特定保健用食品としての許可実績が十分にあるなど，科学的根拠が蓄積されている関与成分について規格基準を定め，**消費者庁**において**規格基準**に適合するか否かの審査を行い許可などされるものを特定保健用食品（規格基準型）という．現在において，**9つの関与成分**が制定されており（表5），マークとともに保健の用途の表示ができる．

④特定保健用食品（再許可等）

　すでに許可などが出された特定保健用食品と比較して，許可などを受けた者の変更，商品名の変更，風味の変更など，軽微な変更をしたものをいう．

⑤条件付き特定保健用食品

　特定保健用食品の審査で要求している有効性の科学的根拠のレベルには届かないものの，一定の有効性が確認され，**限定的な科学的根拠である旨を表示することを条件**として，許可対象と認められた食品をいう．条件付きのマークとともに許可された保健の用途の表示の際には，「○○を含んでおり，根拠は必ずしも確立されていませんが，△△に適している可能性がある食品です．」と明記しなければならない[10]．

3）特定保健用食品の許可・表示

　特定保健用食品である旨の表示の際には，食品表示法により定められている食品表示基準に基づき表示するともに，一括して表示するなど，読みやすいように表示しなければならない（表6，図6）．虚偽または誇大な表示，消費者に誤解を与える表示を行うことはできない．

3 栄養機能食品と機能性表示食品

A. 栄養機能食品の表示

　栄養機能食品とは，「**特定の栄養成分の補給のために利用される食品で，栄養成分の機能を表示するもの**」をいう．栄養機能食品は，許可申請や届出を必要とせず，すでに科学的根拠が確認された栄養成分を基準の範囲内で含んでいれば，栄養成分の働きを表示することができる．現在，機能の表示をすることができる栄養成分として脂肪酸1種類，ミネラル6種類，ビタミン13種類が認められている（表7）．これら栄養成分が適切に含まれていることを事業者が検証し表示する自己認証制度をとっているため，栄養機能食品は，個

表6 特定保健用食品の表示事項と留意事項

	表示事項
①	商品名
②	消費期限または賞味期限
③	保存の方法
④	製造所所在地および製造者の氏名（法人にあっては，その名称）
⑤	許可証票または承認証票
⑥	許可を受けた表示の内容
⑦	栄養成分量および熱量
⑧	原材料名および添加物の表示
⑨	特定保健用食品である旨
⑩	内容量
⑪	1日当たりの摂取目安量
⑫	摂取の方法
⑬	摂取する上での注意事項
⑭	バランスの取れた食生活の普及啓発を図る文書
⑮	関与成分について栄養素等表示基準値が示されているものにあっては，1日当たりの摂取目安量に含まれる当該栄養成分の当該栄養素等表示基準値に対する割合
⑯	摂取，調理または保存の方法に関し，特に注意を必要とするものにあっては，その注意事項
⑰	許可を受けたものが製造者以外の者であるときは，その許可等を受けた者の営業所所在地および氏名（法人であってはその名称）

消費者庁：別添1特定保健用食品の審査等取扱い及び指導要領（最終改正：令和6年8月23日，消食表第741号）．2024[12]をもとに作成

《パッケージ表示例》

⑨特定保健用食品 ①商品名：●▲●▲

名称：粉末清涼飲料　⑧原材料名：…，…，…

②賞味期限：○○．△△．××⑩内容量：○○g

⑥許可表示：●▲●▲には△△が含まれているため，便通を改善します．
おなかの調子を整えたい方やお通じの気になる方に適しています．

⑭「食生活は，主食，主菜，副菜を基本に，食事のバランスを.」

⑦栄養成分量および熱量：1袋当たり
エネルギー○kcal，たんぱく質○g，脂質○g，炭水化物○g，食塩相当量○g，関与成分△△○g

⑪1日当たりの摂取目安量：
1日当たり2袋を目安にお召し上がりください．

⑫摂取方法：水に溶かしてお召し上がりください．

⑬摂取をする上での注意事項：
一度に多量に摂りすぎると，おなかがゆるくなることがあります．1日の摂取量を守ってください．

③⑯調理または保存の方法：
直射日光を避け，涼しいところに保存してください．

④⑰製造者：○○○株式会社東京都△△区……
（1日当たりの摂取目安量に含まれる該当栄養成分の量が栄
⑮養素等表示基準値に占める割合：関与成分が栄養素等表示基準値の定められた成分である場合）

⑤消費者庁所可 特定保健用食品

※赤字は特定保健用食品としての義務表示事項

図6 特定保健用食品の食品表示例

図内の数字は，表6の番号に対応．
消費者庁：特定保健用食品とは[8]をもとに作成

表7 栄養機能を表示するための規定がある栄養成分

	栄養成分
脂肪酸（1種類）	n-3系脂肪酸
ミネラル（6種類）	亜鉛，カリウム＊，カルシウム，鉄，銅，マグネシウム
ビタミン（13種類）	ナイアシン，パントテン酸，ビオチン，ビタミンA，B_1，B_2，B_6，B_{12}，C，D，E，K，葉酸

＊カリウムについては，正常な血圧を保つのに必要な栄養成分である一方，腎障害を有する場合などには積極的摂取を避けるべきものである．錠剤，カプセル剤のほか，濃縮加工されている粉末剤や液剤などについては，カリウムの過剰摂取につながる可能性が否定できないことから，これらの形状の加工食品に機能を表示することを認めないこととしている．
消費者庁：食品表示法に基づく栄養成分表示のためのガイドライン第4版（令和4年5月）．2022[13]より引用

別に審査された特別用途食品や特定保健用食品とは異なり，特別なマークはない．一般的な包装された生鮮食品や加工食品とともにサプリメント（粒状やカプセル状）等も対象となる．食品表示基準に定められている栄養機能食品の義務表示事項と表示例を示した（図7，表8）．表示には，1日当たりの摂取目安量当たりで栄養成分表示を行う必要があり，**表示を行う栄養成分が定められた上限値と下限値の範囲内にある必要がある**．また，栄養成分の機能について国が定める定型文で表示するだけなく，摂取する上での注意事項やバランスのとれた食生活の普及啓発を促す文書の記載など，表示のルールに則って表示しなければならない．

B. 機能性表示食品の表示

2015年に新しく創設された**機能性表示食品**は，事業者の責任において機能性を表示して販売することができる食品である．機能性表示食品は，国の定めるルールに基づき，事業者が食品の安全性と機能性に関する科学的根拠などの必要事項を，販売日の60日前までに消費者庁長官に届け出れば，機能性を表示することができる．特定保健用食品とは異なり，国が審査を行わないため，事業者は自らの責任において，科学的根拠

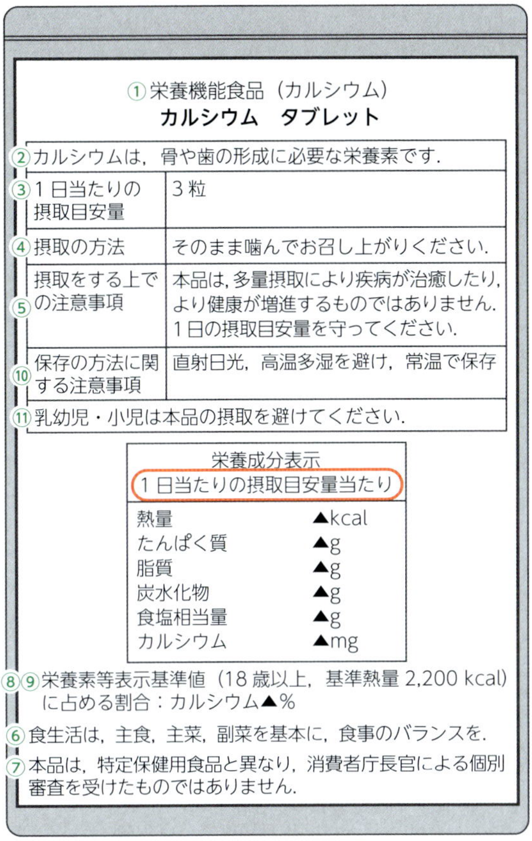

図7 栄養機能食品の食品表示例
図内の数字は，**表8**の番号に対応．
消費者庁：食品表示法に基づく栄養成分表示のためのガイドライン
第4版（令和4年5月）．2022[13] をもとに作成

表8 栄養機能食品における義務表示事項

番号	義務表示事項
①	栄養機能食品である旨および当該栄養成分の名称
②	栄養成分の機能
③	1日当たりの摂取目安量
④	摂取の方法
⑤	摂取をする上での注意事項
⑥	バランスのとれた食生活の普及啓発を図る文言
⑦	消費者庁長官の個別の審査を受けたものではない旨
⑧	1日当たりの摂取目安量に含まれる機能に関する表示を行っている栄養成分の量が栄養素等表示基準値に占める割合
⑨	栄養素等表示基準値の対象年齢および基準熱量に関する文言
⑩	調理または保存の方法に関し特に注意を必要とするものにあっては，当該注意事項
⑪	特定の対象者に対し注意を必要とするものにあっては，当該注意事項

消費者庁：食品表示法に基づく栄養成分表示のためのガイドライン
第4版（令和4年5月）．2022[13] をもとに作成

を基に適正な表示を行わなければならない．消費者は，機能性表示食品が消費者庁長官の個別の許可を受けたものではないことに留意すべきである．消費者庁では機能性表示食品の届出情報検索ができるWebサイトを公開しており，2024年8月28日現在，8,722件の食品が登録されている（https://www.fld.caa.go.jp/caaks/cssc01/）．消費者は，正しく情報を得て，商品を選択する必要がある．

機能性表示食品制度の特徴は以下の通りであり，表示例を**図8**に示した．

- ① 疾病のある人，未成年，妊産婦，および授乳中の人は対象としていない．
- ② 一部を除くすべての食品が対象になっており，生鮮食品も含まれる．
- ③ 商品販売に先立って事業者より必要事項を消費者庁長官に届出が必要である．
- ④ 特定保健用食品とは異なり，国が安全性と機能性の審査を行っていない．
- ⑤ 届け出られた情報は消費者庁のウェブサイトで公開されている（https://www.fld.caa.go.jp/caaks/cssc01/）．

4 遺伝子組換え食品

A. 遺伝子組換え農作物，遺伝子組換え食品

デオキシリボ核酸（DNA）は，細胞の核やミトコンドリア，葉緑体に存在する生体分子であり，遺伝子はこのDNAを構成する核酸塩基上に暗号化（コード化）されている．DNA上の遺伝子からmRNAを経て，たんぱく質が合成され，このたんぱく質が生物に固有の形質を付与する．近年，遺伝子組換え技術やゲノム編集技術の発達により，人工的に他の生物の細胞に別の種類の生物がもつ遺伝子を導入させたり，ある生物がもつ遺伝子のDNA配列を変化させたりすることが可能になっている．このような技術を利用して，もともとはもっていなかった形質をもつように改良した農作

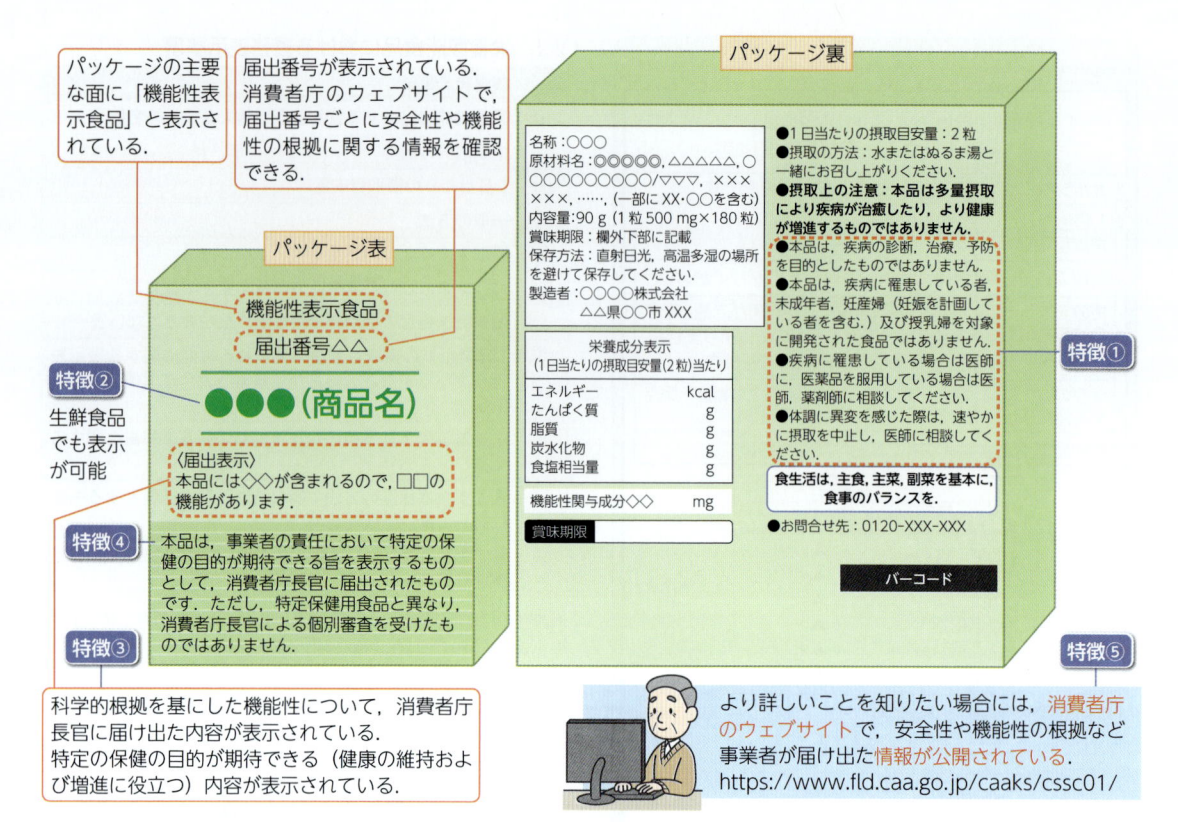

図8　機能性表示食品の食品表示例
消費者庁：「機能性表示食品」って何？．2015[4] をもとに作成

物のことを**遺伝子組換え農作物**という．

　遺伝子組換え技術の利用により，除草剤耐性を獲得した作物を例に挙げて考えてみよう（**図9**）．農作物の生産において，除草剤の散布は雑草の駆除に必要であるが，除草剤は植物を枯らす効果があるため，場合によっては農作物にも影響が出てしまう．このため，雑草に応じて複数の除草剤を使い分ける必要があり，生産者からすると非常に手間と費用がかかる．**図9**に示したように，従来品種では，あるたんぱく質は特定の除草剤を散布すると壊れてしまい農作物は枯れてしまうが，特定の除草剤で壊れないように操作した遺伝子を導入した遺伝子組換え農作物では，除草剤を散布してもたんぱく質は壊れずに働き，農作物は枯れなくなる．このように，遺伝子組換え農作物に付与される形質は，生産・流通性の向上（除草剤耐性，病害虫耐性，耐病性，貯蔵性），嗜好性の向上（色や味，高栄養成分，高機能性成分，低アレルゲン），栽培環境や地球環境への適応性の獲得（温度変化や乾燥，塩害への抵抗

性）などがある．そして，遺伝子組換え農作物をそのまま，または加工してつくられた食品を**遺伝子組換え食品**という．

B. 遺伝子組換え食品の表示

　現在，遺伝子組換え表示制度は，食品表示基準に定められている．安全性審査を経て流通が認められた9農産物およびその原材料とした33加工食品群が義務対象として定められている（**表9**）．しょうゆや植物油など対象農作物を利用して製造された商品では，最新の技術によっても組換えDNAを検出することができないため，表示義務はないが，任意で表示することはできる．2023年4月からの新制度のもとでは，表示方法についてのポイントは**分別生産流通管理**[※1]の有無が重要になってくる（**図10**）．分別生産流通管理をして，

※1　**分別生産流通管理**：遺伝子組換え農作物と非遺伝子組換え農作物を生産，流通および加工の各段階で善良なる管理者の注意をもって分別管理し，それが書類により証明されていることをいう．

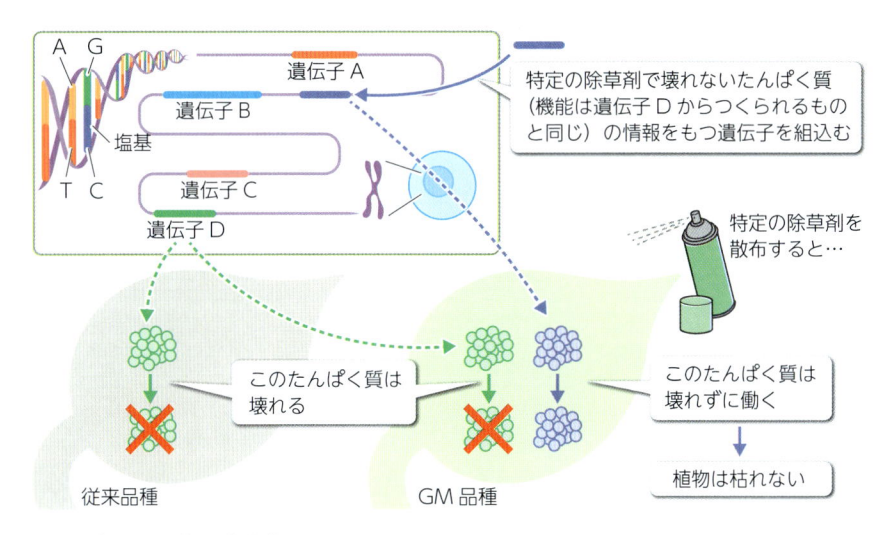

図9　遺伝子組換え農作物について
農林水産省：生物多様性と遺伝子組換え（基礎情報）「遺伝子組換えとは」[14] より引用

表9　遺伝子組換え食品として表示が義務付けられている9農産物及び33加工食品群[*1]

対象農産物	加工食品[*2]
大豆 （枝豆および大豆もやしを含む）	1　豆腐・油揚げ類，2　凍り豆腐，おからおよびゆば，3　納豆，4　豆乳類，5　みそ，6　大豆煮豆，7　大豆缶詰および大豆瓶詰，8　きなこ，9　大豆いり豆，10　1から9までに掲げるものを主な原材料とするもの，11　調理用の大豆を主な原材料とするもの，12　大豆粉を主な原材料とするもの，13　大豆たんぱくを主な原材料とするもの，14　枝豆を主な原材料とするもの，15　大豆もやしを主な原材料とするもの
とうもろこし	1　コーンスナック菓子，2　コーンスターチ，3　ポップコーン，4　冷凍とうもろこし，5　とうもろこし缶詰およびとうもろこし瓶詰，6　コーンフラワーを主な原材料とするもの，7　コーングリッツを主な原材料とするもの（コーンフレークを除く），8　調理用のとうもろこしを主な原材料とするもの，9　1から5までに掲げるものを主な原材料とするもの
ばれいしょ	1　ポテトスナック菓子，2　乾燥ばれいしょ，3　冷凍ばれいしょ，4　ばれいしょでん粉，5　調理用のばれいしょを主な原材料とするもの，6　1から4までに掲げるものを主な原材料とするもの
なたね	
綿実	
アルファルファ	アルファルファを主な原材料とするもの
てん菜	調理用のてん菜を主な原材料とするもの
パパイヤ	パパイヤを主な原材料とするもの
からしな	

（食品表示基準　別表第17）
＊1　組換えDNAなどが残存し，科学的検証が可能と判断された品目．
＊2　表示義務の対象となるのは主な原材料（原材料の重量に占める割合の高い原材料の上位3位までのもので，かつ，原材料および添加物の重量に占める割合が5％以上であるもの）．
消費者庁：知っていますか？ 遺伝子組換え表示制度．2024[15] より引用

意図せざる混入を5％以下に抑えている場合においては，適切に分別生産流通管理された旨として「分別生産流通管理済」や「遺伝子組換え混入防止管理済」という表示が可能になった．一方で，「遺伝子組換えでな

い」や「非遺伝子組換え」などの表示を行う場合では，その食品は，分別生産流通管理をして，遺伝子組換えの混入がないと認められる場合にのみ表示が可能になった（図10）．

現行制度

適切に分別生産流通管理された旨の表示が可能

〈表示例〉
「大豆（遺伝子組換えの混入を防ぐため分別）」
「大豆（遺伝子組換えが混入しないよう分別）」
「大豆（遺伝子組換え混入防止措置済）」　　等

分別生産流通管理をして，意図せざる混入を5％以下に抑えている大豆及びとうもろこし並びにそれらを原材料とする加工食品

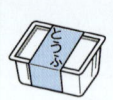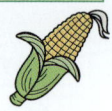

名称：豆腐
原材料名：大豆（アメリカ産）（分別生産流通管理済），
食塩／凝固剤 …

名称：ポップコーン
原材料名：とうもろこし（アメリカ産），パーム油，
食塩 …

原材料に使用しているとうもろこしは，遺伝子組換えの混入を防ぐため分別生産流通管理を行っている．

遺伝子組換え農産物の混入がない非遺伝子組換え農産物である旨の表示が可能

〈表示例〉
「遺伝子組換えでない」
「非遺伝子組換え」　　等

分別生産流通管理をして，遺伝子組換え農産物の混入がないと認められる対象農産物を原材料とする加工食品

名称：豆腐
原材料名：大豆（国産）（遺伝子組換えでない），
食塩／凝固剤 …

原材料に使用している大豆は非遺伝子組換えのもの．

図10　遺伝子組換え食品の任意表示制度
消費者庁：知っていますか？ 遺伝子組換え表示制度. 2024[15] をもとに作成

5　一般的な食品表示について（食品表示基準）

A. 食品表示基準の制定と景品表示法

　食品の表示には，食品衛生法，JAS法，健康増進法がかかわり，現在では食品表示法において食品表示基準が定められている．**表10**の事項について，食品への表示を行わなければならず，「食品関連事業者等は，食品表示基準に従った表示がされていない食品を販売してはならない」と定められている．

B. 原産地・原産国の表示

　消費者に販売されているすべての生鮮食品に，**名称**と**原産地**が表示されている．生鮮食品とは農産物，畜産物，水産物，玄米・精米のことである．さらに，加工食品においても原料原産地表示制度が定められ，2022年3月31日までに輸入品を除くすべての加工食品に一番多く用いられている原材料の産地が表示されて

表10　食品表示法と食品表示基準での商品に義務付けられている表示内容

法律	府令（食品表示基準）
食品表示法：内閣総理大臣は，次に掲げる事項のうち必要と認められる事項を内容とする食品に関する表示の基準を定めなければならない． 一　名称，アレルゲン，保存の方法，消費期限，原材，添加物，栄養成分の量及び熱量，原産地その他販売をする際に表示されるべき事項 二　一に掲げる事項を表示する際に遵守すべき事項（第4条） 食品関連事業者等は，食品表示基準に従った表示がされていない食品の販売をしてはならない．（第5条）	・名称 ・原産地（生鮮食品） ・原材料名 ・アレルゲン ・遺伝子組換え表示（対象品目，表示方法） ・添加物（具体的な記載方法） ・内容量 ・消費期限，賞味期限 ・保存方法 ・原産国（輸入品） ・原料原産地（対象品目） ・事業者の名称及び所在地 ・栄養成分及び熱量（対象成分）並びにその表示方法 ・表示に用いる文字の大きさ　等

消費者庁：資料1食品表示法 説明資料[16] をもとに作成

いる（図11）．原産地を偽ったり，慣例で行っていたことが見直されたりしたことで，原産地表示のルールが厳格化している食品がある[17]．事業者は最新の情報を把握し，食品表示を行わなければならない．例えば，2019年に生じた「アサリ産地偽装問題」がある（図12）．この問題点は，飼育期間の書類を改ざんし，輸入した中国産や韓国産のアサリを短い間だけ熊本県の海で育て，「熊本県産」として表示して販売したことである．現在では，海外から輸入したアサリはその「輸入国」を原産国として表示する規制がより厳しくなっ

た．また，輸入した稚魚・稚貝を養殖して販売する場合は，最も生育期間が長い場所を原産地として記載しなければならない．

C. アレルギー表示の対象品目

食品そのものがアレルゲンの場合や，加工食品の原材料や添加物の中にアレルゲンを含む場合には，その旨の表示が必要になる．表示されるアレルゲンは，必ず表示される8品目（特定原材料）と表示が勧められている20品目（表11）があり，可能性表示（「入って

キャベツ
愛知県産

キャベツやミカンなど一般的な名称が表示されている．

野菜や果物が生産された産地が表示されている．国産品は都道府県名が，輸入品は原産国名が表示されている．
なお，市町村名やその他一般に知られている地名で表示されていることもある．

○国別重量順の表示（原則表示）
◆1番多い原材料が生鮮食品であるもの

名　称　ウインナーソーセージ
原材料名　豚肉（アメリカ産，国産），豚脂肪，…

1番多い原材料が生鮮食品の場合は，その産地が表示されている．2カ国以上の産地の原材料を使用している場合は，使用割合が高い順に国名が表示されている．

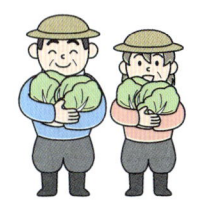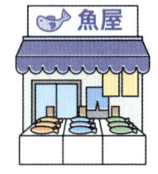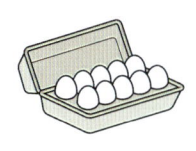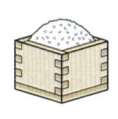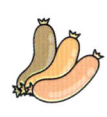

図11　生鮮食品と原産地・原産国の表示
消費者庁：知っておきたい食品の表示（令和6年9月版・消費者向け）．2024[17] をもとに作成

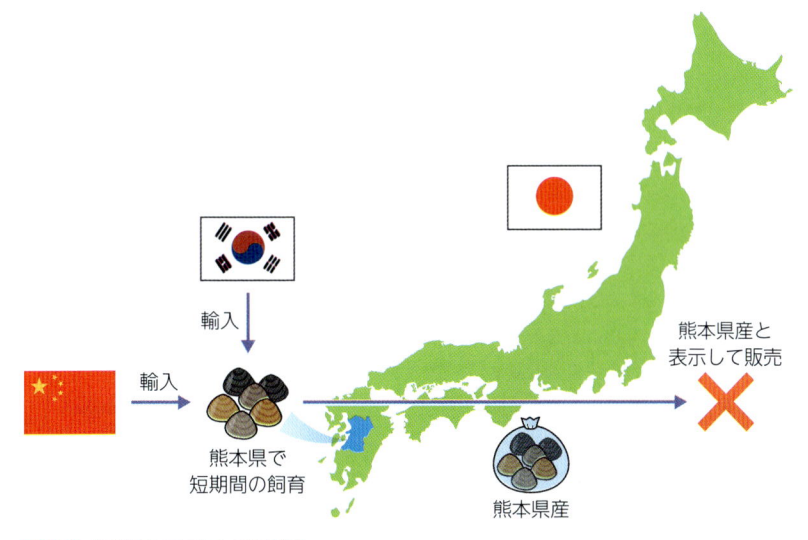

輸入

輸入

熊本県で
短期間の飼育

熊本県産

熊本県産と
表示して販売

図12　原産地の表示の厳格化

表11 表示されるアレルゲン

必ず表示される8品目（特定原材料）	えび，かに，くるみ，小麦，そば，卵，乳，落花生（ピーナッツ）
表示が勧められている20品目（特定原材料に準ずるもの）	アーモンド，あわび，いか，いくら，オレンジ，カシューナッツ，キウイフルーツ，牛肉，ごま，さけ，さば，大豆，鶏肉，バナナ，豚肉，マカダミアナッツ，もも，やまいも，りんご，ゼラチン

消費者庁：知っておきたい食品の表示（令和6年9月版・消費者向け）．2024[17] より引用

いるかもしれない」といった表示）は禁止されている．これら表示されるアレルゲンは，食物アレルギーの実態に応じて見直されることがあり，実際に，2023年3月31日からは，特定原材料として「くるみ」が追加され，2024年3月28日からは，推奨表示対象品目に「マカダミアナッツ」が追加され，「まつたけ」が削除されている．食物アレルギーは，極微量でも発症する場合があることから，加工食品1 kgに対して数mg以上含まれる場合，表示されることになる（図13）．

D. 栄養成分表示

消費者が適切な食生活を行えるように，食品には，熱量（エネルギー），たんぱく質，脂質，炭水化物，食塩相当量（ナトリウム）の栄養成分表示が義務付けられている（図14）．栄養の供給源として寄与の程度が小さい食品は栄養成分表示を省略することができるが，任意の栄養成分や栄養強調表示をする場合には，前述の栄養成分表示はしなければならない．例えば，ミネラルウォーターは栄養の供給源の観点から栄養成分表示を省略できるが，カルシウムやマグネシウム，カリウムのようなミネラルの表示をするためには，栄養成分表示が必要になる（図14）．また，小規模の事業者（街中のケーキ屋やパン屋）が販売する食品もまた栄養

Column

食物アレルギー

身体には体外異物を排除する「免疫」とよばれる防御機構が存在し，白血球がその中心的な役割を担う．アレルギーとは，免疫の過剰応答によって，本来守るべき身体に対して誤って不利益な影響を及ぼしてしまうことをいう．食品中に含まれるたんぱく質などの高分子（アレルゲン）もアレルギーを引き起こす体外異物になり得る．アレルゲンが免疫によって感作される準備期間後，そのアレルゲンが再度身体に侵入することで，アレルギー症状（アナフィラキシー）が，全身の組織で同時多発的に進行する．皮膚ではかゆみ・じんましん・発赤，消化器では嘔吐や下痢，呼吸器では咳やぜん息などが起こる．さらに，血圧が低下することにより，十分な血液が脳に回らなくなった場合には，神経症状として意識低下が起こる．重篤な場合は死にも至るため，アレルゲンの摂取に気づいたら，直ちに処置が必要になる．

食物アレルギーをもつ人は，食事の際，食品表示を必ず視認してアレルゲンが含まれていないことを確認するとともに，個人に合わせて，アレルゲンの除去・低減化した食品を選択することが必要になる．例えば，学校では，アレルギーをもつ子ども本人だけでなく，教師や栄養士（栄養教諭），調理師が細心の注意を払ってアレルゲンの混入・誤飲を未然に防がなければならない．場合によっては，ア

レルギーをもつ子どもは，他の子どもと違う献立を食べることもある．この時，同級生の子どもがはやしたてることがないように，食育を通じて，アレルギーについて教育を行うことも重要だ．保育施設，学校，高齢者施設，医療施設などで，人に対して食事を提供する業務を行う人が食物アレルギーの知識を十分にもつことで，アレルギーをもつ人々も安心して暮らせる世の中になってほしいと願っている．

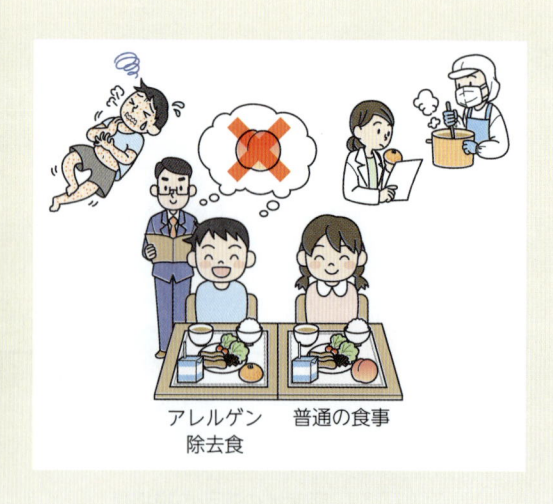

アレルゲン　　普通の食事
除去食

成分表示を省略することができるが，スーパーなどの小規模でない事業者に商品を納品して，販売する場合には栄養成分表示が必要になる．

食品中に含まれる栄養成分を強調するためには，含有量が一定の基準を満たすことが必要である．例えば，栄養強調表示で，「カルシウムたっぷり」のようにその栄養成分を高く含んでいることを強調する場合には，決められた基準値以上の栄養成分を含んでいなければ

ならない（図14）．（カルシウムの場合は，牛乳100 mLあたり102 mgのカルシウムを含んでいなければならない）．

E. 原材料名と添加物

原材料名と添加物は使用された重量の高い割合の順番で表示されている．**原材料名**は最も一般的な名称を用いる必要があり，例えば，イチゴショートケーキで苺の品種である「とちおとめ」を使用した場合には，その品種名ではなく一般的な名称である「いちご」として表示する必要がある．**添加物**は原則として物質名を表示しなければならないが，物質名の簡略名や類別名での表示が可能である．例外として，用途名を併記することが必要な添加物，一括名で表示できる添加物がある（表12）．さらに，表示を省略できる食品添加物として加工助剤[※2]やキャリーオーバー[※3]がある．食

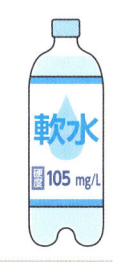

```
名      称：洋菓子
原材料名：小麦粉（国内製造），砂糖，植物油脂（大
          豆を含む），鶏卵，アーモンド，バター，
          異性化液糖，脱脂粉乳，洋酒，でん粉
添 加 物：ソルビトール，膨張剤，香料，乳化剤
          （大豆由来），着色料（カラメル，カロ
          テン），酸化防止剤（ビタミンE，ビ
          タミンC）
```

アレルゲンは添加物にも表示されている．

図13 アレルゲンの食品表示例
消費者庁：知っておきたい食品の表示（令和6年9月版・消費者向け）．2024[17] より引用

[※2] **加工助剤**：加工過程で添加されるが，最終的な商品になる前に除去されるもの．（例）油を抽出する際に使用されるヘキサン
[※3] **キャリーオーバー**：原料に含まれている添加物で，最終的な商品には微量で効果がないもの．（例）せんべいのように，少量のしょうゆを使用してつくられる加工食品において，使用したしょうゆに含まれる保存剤

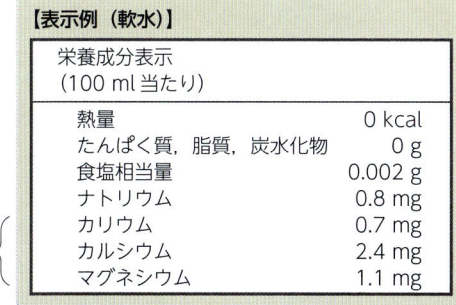

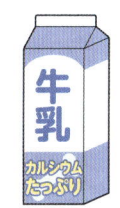

【表示例（軟水）】

栄養成分表示（100 ml 当たり）	
熱量	0 kcal
たんぱく質，脂質，炭水化物	0 g
食塩相当量	0.002 g
ナトリウム	0.8 mg
カリウム	0.7 mg
カルシウム	2.4 mg
マグネシウム	1.1 mg

ミネラル分の表示のためには，例え値が「0」でも栄養成分表示が必要

【表示例（牛乳）】

栄養成分表示1 本（200 ml）当たり	
熱量	140 kcal
たんぱく質	7 g
脂質	8 g
炭水化物	10 g
食塩相当量	0.2 g
カルシウム	227 mg

図14 栄養成分表示の例
消費者庁：知っておきたい食品の表示（令和6年9月版・消費者向け）．2024[17] より引用（右図）
左図のミネラルウォーターの栄養成分表の例示のため，栄養成分表示は「サントリー天然水 550mlペット」の値を参照[18]．「硬度：105 mg/L」は以下HPを参考に著者が計算したもの．
・サントリー：水の硬度（https://www.suntory.co.jp/customer/faq/001891.html）[19]

品にもともと含まれていたミネラルやビタミン，アミノ酸などが加工の過程で減少したのを補充する目的でこれらの栄養素を栄養強化剤として添加した場合にも表示を省略できる．しかし，強化された栄養素を知りたいという消費者の意見が尊重され，食品表示基準を改正する議論が進められている．食品表示基準が改正されたときには，事業者は対応が迫られるので，常に新しい情報をとり逃さないように注意が必要である．

原材料名と添加物名を明確に区別して表示する必要があるが，食品の表示欄は限られているため，「/（スラッシュ）」の記号を使用する方法や改行して表示する方法がよくみられる．表示欄のスペースが十分にあれば，原材料名と添加物名を別々の欄に分けて表示することも可能である（図15，表12）．

F. 消費期限と賞味期限

品質が急速に劣化する食品には**消費期限**，それ以外の食品には**賞味期限**を表示しなければならない（図16）．消費期限や賞味期限は，表示されている保存方法で，かつ，未開封での場合の期限である．このため，開封後では，期限前であっても品質が劣化していることがある．

G. 製造所固有記号

製造所固有記号は，原則として同一製品を2つ以上の製造所で製造する場合に使用することが可能である．なお，この場合は，①製造所に関する情報提供を求め

表12 例外の食品添加物の表示例

添加物の表記	表示例
物質の簡略名	塩化カルシウム：塩化 Ca 亜硝酸ナトリウム：亜硝酸 Na
類別名	チアミン塩酸塩：ビタミン B_1 オレンジ色素：果実色素
用途名の併記	着色料（カラメル，カロテン） 酸化防止剤（ビタミン C，ビタミン E）
一括名で表示 できる添加物	乳化剤[*1] 豆腐凝固剤[*2]

＊1 水と油を均一に混合するために，グリセリン脂肪酸エステルと植物レシチンを添加した場合．
＊2 豆乳を凝固させるために，硫酸カルシウムや塩化マグネシウムを添加した場合．

原材料名と添加物の見方

食品表示基準では，①「原材料名」と「添加物」をそれぞれ事項名を設けて表示するか，②原材料名欄に原材料と添加物を明確に区分して表示されている．

① 「原材料名」と「添加物」をそれぞれ事項名を設けて表示

原材料名	いちご，砂糖
添加物	ゲル化剤（ペクチン），酸化防止剤（ビタミン C）

① と②のパターンが多い（特に②のスラッシュを用いたパターン）

② 原材料名欄に原材料と添加物を区分して表示
区分する方法としては，スラッシュなどの記号の使用や改行する方法などが考えられる．
例1）スラッシュで区分して表示する方法

原材料名	いちご，砂糖／ゲル化剤（ペクチン），酸化防止剤（ビタミン C）

例2）改行して表示する方法

原材料名	いちご，砂糖 ゲル化剤（ペクチン），酸化防止剤（ビタミン C）

例3）別欄に表示する方法

原材料名	いちご，砂糖
	ゲル化剤（ペクチン），酸化防止剤（ビタミン C）

原材料と添加物は，使用した重量の割合の高い順に表示されている．
原材料や添加物の中にアレルゲンを含む食品が使用されている場合には，その旨が表示されている．

図15 原材料名での原材料と添加物の表示方法
消費者庁：知っておきたい食品の表示（令和6年9月版・消費者向け）．2024[17] をもとに作成

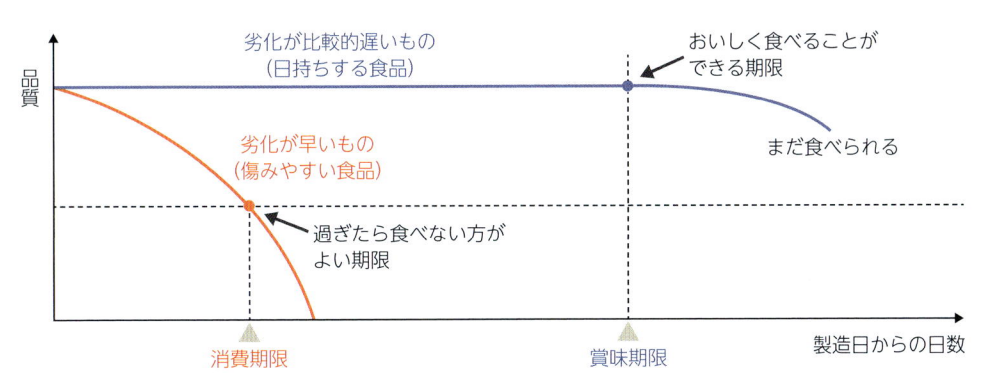

図16 賞味期限と消費期限の考え方
消費者庁：知っておきたい食品の表示（令和6年9月版・消費者向け）．2024[17] より引用

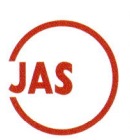

JAS マーク
品位，成分，性能などの品質についての食品・農林水産品の平準化規格を満たす食品に付される

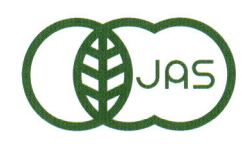

有機 JAS マーク
有機 JAS を満たす農産物などに付される．有機 JAS マークが付されていない農産物，畜産物および加工食品には「有機○○」などと表示することができない

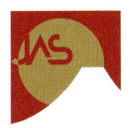

特色 JAS マーク
相当程度明確な特色のある JAS を満たす製品などに付される

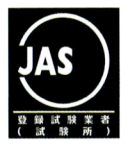

試験方法 JAS マーク
試験方法 JAS を使用した試験の結果などに付される

「規格の内容」

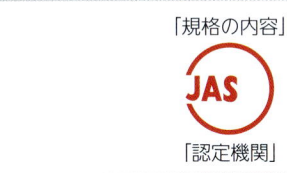

「認定機関」

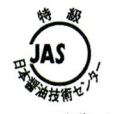 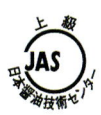 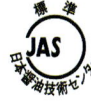

例）しょうゆの JAS マーク

図17 JAS マークの種類
農林水産省：JAS 制度（概要・マーク等）について[20] より引用
日本醤油技術センター：しょうゆの規格とは（https://www.shoyu.or.jp/jas）[21] より転載

られたときに回答する者の連絡先，②製造所の所在地および製造者の氏名または名称を表示したウェブサイトのアドレスなど，③製品の製造を行っているすべての製造所の所在地または製造者の氏名もしくは名称および製造所固有番号，のいずれかが，あわせて表示される．

H. JASマークの表示

　JAS（Japanese agricultural standards）は，農林水産分野における日本の国家規格であり，定められた基準を満たすことを認められた食品・農林水産物に表示できるマークである（図17）．2018年に施行された改正 JAS 法以降では，**JASマーク**，**有機JASマーク**，**特色JASマーク**の3つがあり，それぞれのマークの上に規格の内容が，マークの下には認定機関が付される．さらに，定量試験法の規格に基づいて試験を行った結果であることを示す**試験方法JASマーク**がある．この試験方法JASマークは食品・農林水産物に付される各JASマークとは異なり，マークの下部に表示される登録試験所のみが，試験証明書にマークの表示をすることができる．定量試験法の規格としては，遺伝子組換え農作物に利用されるDNA分析方法や，機能性表

示食品の機能性成分を測定する方法があげられる．例えば，新しく機能性表示食品を開発した際には，JAS登録試験所で機能性成分の含有量の試験を行い，試験方法JASマークが付いた試験証明書を得ることで，製品の信頼性を向上させることができる．

I.　景品表示法

　消費者が自主的かつ合理的に商品やサービスを選べる環境を保護することを目的として制定された「**不当景品類及び不当表示防止法（景品表示法）**」も，食品の表示にかかわっている．景品表示法によって，虚偽，誇大な表示の禁止が規定されているため，食品関連事業者等は文字による表示だけでなく，包装などのデザインにも注意を払う必要がある．例えば，商品のパッケージに複数の果物の写真や絵，名称を表示することは，消費者に対し，それらの果汁を含んでいるかのような錯覚を起こす．もし，どの果物の果汁も使用していないならば，その商品のパッケージには，それらの果物の果汁が入っていないことを明記することが望ましいとされる．このような対応がない場合には，景品表示法において虚偽，誇大な表示となるおそれがある[22]．

"何を" "どのように" 食べるかについて一人ひとりが考える 力を育む教育〜国民健康・栄養調査から考える〜

栄養改善法が制定されてから現在の健康増進法に受け継がれておよそ70年の間，国民健康・栄養調査（栄養改善法の下では国民栄養調査）が実施されており，そのデータは一般に公開されている．そのデータを見てみると，われわれの平均摂取エネルギー量は，1970年代をピークに上昇したが，それ以降低下しており，2019年では約1,900 kcalまで低下している（図18A）．さらに，三大栄養素のエネルギー比の推移を見てみると，炭水化物が減っている一方で，脂肪は上昇している（図18B）．たんぱく質はあまり変化していないように見えるが，たんぱく質源は植物由来から動物由来に変化しているため，脂肪の上昇はそれに応じていることがわかる．食生活も含む生活習慣などの環境要因が大きくかかわる，肥満や高血圧，糖尿病，脂質異常，メタボリックシンドロームが問題になってきたことから，日本では食の欧米化とともに飽食の時代を迎えている．しかし，一方では，経済的な貧困が原因で，おなかいっぱいに食事ができない方もいる．実際に，2019年の国民健康・栄養調査では，BMIが20以下を低栄養傾向にあるものと定義してみると，高齢者において約1〜2割程度は低栄養状態であることもわかってきた．低栄養状態が続くと「フレイルティ（虚弱）」による体の脆弱性が増加することも，現代の栄養学が抱える問題の1つといえる．医療の現場では精密医療（pression medicine）やテーラーメイド医療（tailor-made medicine）が実装されつつあり，患者一人ひとりにあった投薬や治療方針が行われようとしている．栄養学においても，個人一人ひとりが自身の身体を把握し，"何を" "どのように"と，自身に合う食事を考える力を身に着けることが必要だ．そのときに，本書を手にとることで，食品表示や保健機能食品を上手に活用する一助になれば幸いである．

A）摂取エネルギー量の平均（1歳以上，男女計）

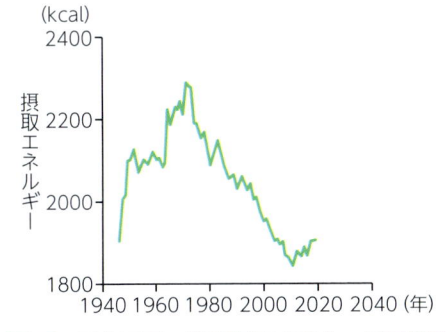

B）摂取栄養素のエネルギー比

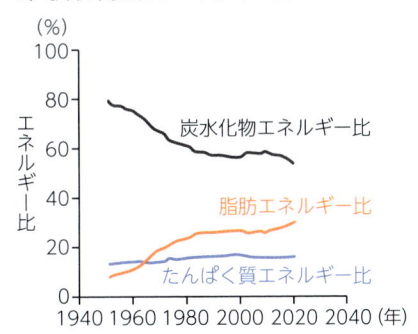

図18 日本国民の栄養摂取の変化〜国民健康・栄養調査のデータから〜

文　献

1）消費者庁：食品表示法の概要（平成25年6月）. 2013（https://www.caa.go.jp/policies/policy/food_labeling/food_labeling_act/pdf/130621_gaiyo.pdf）

2）厚生労働省：資料2-3 特別用途食品制度の変遷. 第1回特別用途食品制度のあり方に関する検討会. 2007

3）厚生労働省：保健機能食品制度の創設に伴う取扱い及び改正等について（平成13年3月27日食新発第17号）. 2001（https://www.mhlw.go.jp/web/t_doc?dataId=00ta6033&dataType=1&pageNo=1）

4）消費者庁：「機能性表示食品」って何？. 2015（https://www.caa.go.jp/policies/policy/food_labeling/about_foods_with_function_claims/pdf/150810_1.pdf）

5）厚生労働省：1. 保健機能食品制度（https://www.mhlw.go.jp/topics/2002/03/dl/tp0313-2a.pdf）

6）消費者庁：特別用途食品とは. 2023（https://www.caa.go.jp/policies/policy/food_labeling/foods_for_special_dietary_uses/assets/food_labeling_cms206_230519_01.pdf）

7）消費者庁：特別用途食品表示許可件数内訳（令和6年9月17日現在）. 2024（https://www.caa.go.jp/policies/policy/food_labeling/about/commemorative/assets/food_labeling_cms206_240917_01.pdf）

8）消費者庁：特定保健用食品とは（https://www.caa.go.jp/policies/policy/food_labeling/health_promotion/pdf/food_labeling_cms206_200602_01.pdf）

9）日本健康・栄養食品協会：特定保健用食品の市場および表示許可の状況. 2021（https://www.jhnfa.org/topic386.pdf）

10）消費者庁：特定保健用食品制度の概要（https://www.caa.go.jp/policies/policy/food_labeling/foods_for_specified_health_uses/assets/food_labeling_cms206_221110_03.pdf）

11）消費者庁：特定保健用食品の許可について（令和5年10月30日）. 2023（https://www.caa.go.jp/notice/assets/food_labeling_cms206_231030_02.pdf）

12）消費者庁：別添1 特定保健用食品の審査等取扱い及び指導要領（最終改正：令和6年8月23日，消食表第741号）. 2024（https://www.caa.go.jp/policies/policy/food_labeling/foods_for_specified_health_uses/notice/assets/food_labeling_cms206_20240823_02.pdf）

13）消費者庁：食品表示法に基づく栄養成分表示のためのガイドライン第4版（令和4年5月）. 2022（https://www.caa.go.jp/policies/policy/food_labeling/nutrient_declearation/business/assets/food_labeling_cms206_20220531_08.pdf）

14）農林水産省：生物多様性と遺伝子組換え（基礎情報）「遺伝子組換えとは」（https://www.maff.go.jp/j/syouan/nouan/carta/pdf/about.pdf）

15）消費者庁：知っていますか？遺伝子組換え表示制度. 2024（https://www.caa.go.jp/policies/policy/food_labeling/quality/genetically_modified/assets/food_labeling_cms201_240401_02.pdf）

16）消費者庁：資料1 食品表示法 説明資料（https://www.caa.go.jp/policies/policy/food_labeling/food_labeling_act/past_presentation/pdf/130924shiryo1.pdf）

17）消費者庁：知っておきたい食品の表示（令和6年9月版・消費者向け）. 2024（https://www.caa.go.jp/policies/policy/food_labeling/information/pamphlets/assets/food_labeling_cms201_240902_01.pdf）

18）サントリー：サントリー天然水 550mlペット（https://products.suntory.co.jp/d/4901777216884/）

19）サントリー：水の硬度（https://www.suntory.co.jp/customer/faq/001891.html）

20）農林水産省：JAS制度（概要・マーク等）について（https://www.maff.go.jp/j/jas/jas_system/）

21）日本醤油技術センター：しょうゆの規格とは（https://www.shoyu.or.jp/jas）

22）公正取引委員会：果汁・果実表示のある加工食品の表示に関する実態調査報告書. 2006（https://www.jftc.go.jp/houdou/pressrelease/cyosa/cyosa-hyoji/h18/06110801_files/06110801-hontai.pdf）

チェック問題

第**6**章

問 題

- □ □ **Q1** 食品の表示に特にかかわる4つの法律をあげよ.

- □ □ **Q2** 特別用途食品に分類される食品を5つあげよ.

- □ □ **Q3** 保健機能食品に分類される3つの食品をあげよ.また,それらの食品に表示される「バランスがとれた食生活の普及啓発を図る文言」を答えよ.

- □ □ **Q4** 遺伝子組換え表示制度において,表示の義務対象になる9農作物を答えよ.また,その表示の際に重要になる「分別生産流通管理」とはどのようなことか答えよ.

- □ □ **Q5** 特定原材料8品目を答えよ.

- □ □ **Q6** 栄養成分表示に表示しなければならない5つの項目とその単位について答えよ.

解答&解説

- **A1** 食品衛生法,日本農林物資の規格化等に関する法律(JAS法),健康増進法,食品表示法

- **A2** 病者用食品,妊産婦・授乳婦用粉乳,乳児用調製乳,えん下困難者用食品,特定保健用食品

- **A3** 特定保健用食品,栄養機能食品,機能性表示食品
「食生活は,主食,主菜,副菜を基本に,食事のバランスを.」

- **A4** 大豆(枝豆および大豆もやしを含む),とうもろこし,ばれいしょ,なたね,綿実,アルファルファ,てん菜,パパイヤ,からしな.
分別生産流通管理とは,遺伝子組換え農作物と非遺伝子組換え農作物を生産,流通および加工の各段階で善良なる管理者の注意をもって分別管理し,それが書類により証明されていることをいう.

- **A5** えび,かに,くるみ,小麦,そば,卵,乳,落花生(ピーナッツ)

- **A6** 熱量(エネルギー)(kcal),たんぱく質(g),脂質(g),炭水化物(g),食塩相当量(g)

索 引

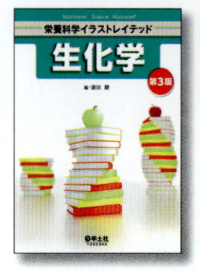
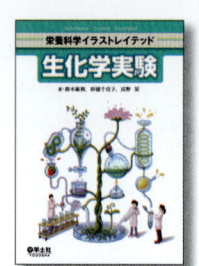
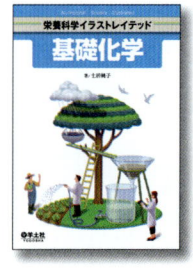
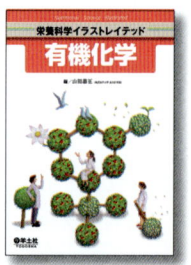
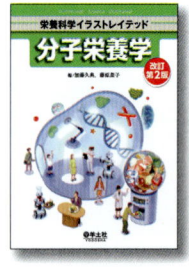
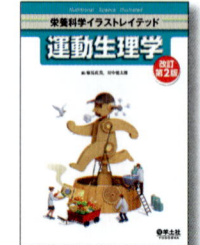
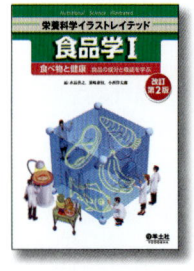
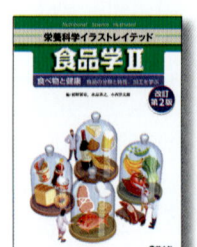

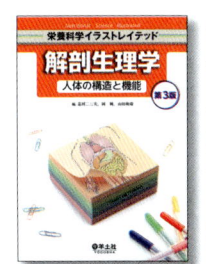

解剖生理学
人体の構造と機能
第3版

志村二三夫, 岡 純, 山田和彦／編

- 定価3,190円（本体2,900円＋税10％）
- 256頁　■ ISBN978-4-7581-1362-5

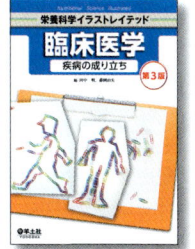

臨床医学
疾病の成り立ち
第3版

田中 明, 藤岡由夫／編

- 定価3,190円（本体2,900円＋税10％）
- 320頁　■ ISBN978-4-7581-1367-0

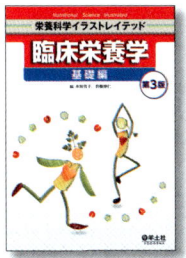

臨床栄養学
基礎編
第3版

本田佳子, 曽根博仁／編

- 定価2,970円（本体2,700円＋税10％）
- 192頁　■ ISBN978-4-7581-1369-4

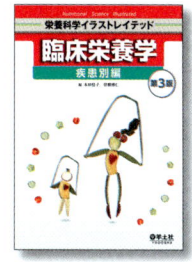

臨床栄養学
疾患別編
第3版

本田佳子, 曽根博仁／編

- 定価3,080円（本体2,800円＋税10％）
- 328頁　■ ISBN978-4-7581-1370-0

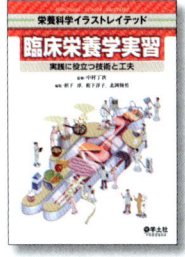

臨床栄養学実習
実践に役立つ技術と工夫

中村丁次／監,
栢下 淳, 栢下淳子, 北岡陸男／編

- 定価3,190円（本体2,900円＋税10％）
- 231頁　■ ISBN978-4-7581-1371-7

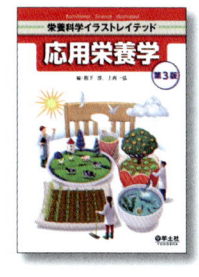

応用栄養学
第3版

栢下 淳, 上西一弘／編

- 定価3,300円（本体3,000円＋税10％）
- 約260頁　■ ISBN978-4-7581-1379-3

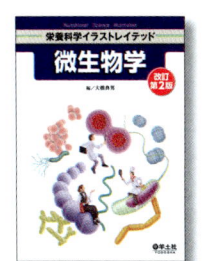

微生物学
改訂第2版

大橋典男／編

- 定価3,190円（本体2,900円＋税10％）
- 256頁　■ ISBN978-4-7581-1373-1

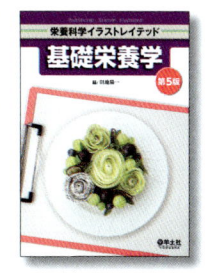

基礎栄養学
第5版

田地陽一／編

- 定価3,190円（本体2,900円＋税10％）
- 224頁　■ ISBN978-4-7581-1377-9

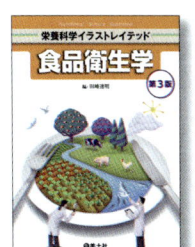

食品衛生学
第3版

田﨑達明／編

- 定価3,190円（本体2,900円＋税10％）
- 288頁　■ ISBN978-4-7581-1372-4

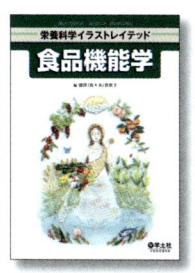

食品機能学

深津（佐々木）佳世子／編

- 定価3,300円（本体3,000円＋税10％）
- 200頁　■ ISBN978-4-7581-1374-8

解剖生理学ノート
人体の構造と機能 第3版

- 定価2,860円（本体2,600円＋税10％）
- 231頁　2色刷り
- ISBN978-4-7581-1363-2

基礎栄養学ノート
第5版

- 定価2,970円（本体2,700円＋税10％）
- 200頁　2色刷り
- ISBN978-4-7581-1378-6

■ 編者プロフィール

深津（佐々木）佳世子〔ふかつ（ささき）かよこ〕

共立女子大学家政学部食物栄養学科栄養学研究室 教授．博士（医学）．薬剤師．

兵庫県出身．茨城県つくば市在住．筑波大学大学院博士課程医学研究科生化系専攻修了．武田薬品工業（株）研究所勤務，茨城県立医療大学人間科学センター助手，日本学術振興会特別研究員DC1，東京慈恵会医科大学医学部助手・PI，戸板女子短期大学食物栄養科助教授，山形大学農学部客員准教授，つくば国際大学保健医療学部，茨城キリスト教大学生活科学部食物健康科学科准教授を経て2018年より現職．
専門分野は「栄養学」「食品機能学」「生化学」．
研究テーマは，アミノ酸によるがん細胞増殖抑制機構の解明，食品成分による培養がん細胞増殖抑制機構の解明，糖尿病性血管障害の発症機構とその防御，等について．25年以上継続的に栄養・食品機能領域で科研費研究にとり組む．
著書は，栄養科学イラストレイテッド「基礎栄養学」「基礎栄養学ノート」初版から第5版（羊土社），「新・分子腎臓病学実験操作法」（文光堂）など．

栄養科学イラストレイテッド

食品機能学

2025年1月1日　第1刷発行

編　集	深津（佐々木）佳世子	
発行人	一戸敦子	
発行所	株式会社　羊　土　社	
	〒101-0052	
	東京都千代田区神田小川町2-5-1	
	TEL	03（5282）1211
	FAX	03（5282）1212
	E-mail	eigyo@yodosha.co.jp
	URL	www.yodosha.co.jp/
表紙イラスト	Marron（刺繍画家）	
印刷所	三報社印刷株式会社	

ⓒ YODOSHA CO., LTD. 2025
Printed in Japan

ISBN978-4-7581-1374-8